PUBLIC HEALTH

국가고시 준비를 위한

공중보건학 핵심정리

강성진 · 김함겸 · 마상철 공저

도서출판 대학서림

머리말 Preface

공중보건학은 안녕한 삶을 추구하는 인간의 기본적 욕구를 위해 고민하고 해결해야 하는 여러 가지 현상과 변수들을 사회과학적으로 접근하고 해석하는 학문이다.

시간과 공간의 변화에 따라 건강과 보건에 대한 기준은 사회적 요구 수준에 맞추어 지속적으로 변화하고 있고, 공중보건학에서 다루어지는 여러 분야들은 학문적 의미와 더불어 생활과학으로서의 의미가 더해져 그 중요성이 더욱 강조되고 있다. 특히 예측할 수 없는 감염병 대유행의 시대를 지내고 있는 지금의 현실에서는 이러한 상황이 초래하는 여러 가지 현상들을 분석하고 이해하는 과정에서 반드시 필요한 학문이라 할 수 있을 것이다. 하지만 이렇게 중요한 의미를 가지고 있는 공중보건학을 학습하기에는 그 안에서 다루어지는 다양한 분야와 방대한 내용으로 하여금 학습자에게 커다란 부담감을 전달하게 된다. 본 학습서는 학습자들에게 부담을 덜어내고 더 쉽게 만족스러운 학습 결과에 도달할 수 있도록 많은 고민을 통하여 편집하였다. 이를 위해 단원별 핵심 내용 정리를 바탕으로 다양한 응용문제를 풀어가는 과정에서 자연스럽게 학습의 효과를 높일 수 있도록 구성하였다. 본 학습서는 보건 및 의료 환경 분야의 국가고시를 준비하거나 보건직 공무원을 준비하는 수험생들에게 매우 유익한 학습서가 될 것이다.

본 학습서의 특징은 다음과 같다.

첫째, 단원별로 핵심 요점을 간결하게 정리하여 필수 학습 내용을 명확히 하였다.
둘째, 문제에 해설을 표시하여 이해도 및 학습 효율을 높이도록 하였다.
셋째, 중요 내용에 대해서는 다양한 응용문제를 적용하여 문제 풀이 과정에서 반복 학습을 통한 실력향상을 유도하였다.
넷째, 단원별로 최신 출제 경향을 반영한 학습문제 및 연습문제를 제시하였다.
다섯째, 국가고시 유형의 모의고사를 수록하여 스스로 학습 수준을 점검할 수 있도록 하였다.

바라건대 저마다의 목표를 위하여 본 학습서를 선택하고 준비를 하시는 모든 분들이 만족할만한 결과를 이루어 내길 기원하며, 그러한 결과가 본 학습서에 대한 끊임없는 사랑과 선택으로 지속되길 희망한다.

마치며, 항상 양서의 출판과 보급을 위해 전사적 노력을 다하는 대학서림과 편집부 관계자분들에게 진심으로 감사의 마음을 전한다.

2022. 3.
저자

머리말 Preface

공중보건학은 건강하게 오래 살려는 인간 집단의 욕구를 달성하기 위한 기본적인 학문이며 생활과학이다. 시대가 변하면서 건강과 보건에 대한 기준이 변하지만, 질병이 걸리기 전에 예방 차원에서 공중의 보건을 다루는 것의 중요성은 과거나 현재나 미래에도 변함이 없을 것이다. 하지만 공중보건이 우리의 삶에 대한 근본적인 학문임에도 불구하고 시험에 대비하는 수험생은 범위가 넓어 어려움을 겪는다. 이 지침서는 이러한 문제점을 감안하여 수험생의 부담감을 줄이고 더욱 쉽게 목표점에 도달하기 위해 단원별로 핵심을 정리하고 그것을 기본으로 다양한 문제를 제시함으로써 문제를 풀어가는 과정에서 자연스럽게 실력을 향상시킬 수 있게 구성하였다. 따라서 보건 및 의료 분야의 국가고시를 준비하는 수험생 및 보건직 공무원 시험에 응시하는 수험생에게 매우 유익한 지침서가 될 것이다.

이 책의 특징은 다음과 같다.

첫째, 단원별로 핵심 요점을 간결하게 정리하여 암기토록 하였다.
둘째, 문제에 해설을 달아 쉽게 이해하도록 함으로써 학습 효율을 높일 수 있게 하였다.
셋째, 중요한 내용과 출제빈도가 높은 것은 다양한 형식으로 문제를 출제하여 문제를 푸는 과정에서 자연스럽게 실력을 향상하도록 하였다.
넷째, 학습문제, 연습문제를 제시하여 출제 경향 및 시험에 대한 적응력을 높이게 하였다.
다섯째, 국가고시와 같은 형태의 모의고사를 수록하여 학업 능력을 테스트 할 수 있게 하였다.

끝으로, 항상 양서의 출판과 보급을 위해 노력을 다하시는 대학서림의 윤진영 회장님과 조기현 이사님, 편집부 선생님들에게 진심으로 감사의 마음을 전한다.

2020. 3.

저자

차 례 Contents

1 공중보건학의 개념

1. 공중보건학의 발전

1) 고대기(기원전~500년) : 개인위생, 장기설
2) 중세기(500~1500년) : 암흑기, 선악설
3) 여명기(1760~1850년) : 요람기, 산업혁명
4) 확립기(1850~1900년) : 공중보건 발전의 기틀
5) 발전기(1900~) : WHO설치, 지역사회 보건학 확립

확립기 이후의 4단계설

1) 장기기(1850~1880년)
2) 질병관리기(1880~1920년)
3) 건강증진기(1920~1960년)
4) 사회적정비기(1960~)

2. 건강의 정의

WHO의 정의: "건강이란 단순한 질병이나 허약의 부재 상태를 말하는 것이 아니고 신체적·정신적·사회적·영적으로 완전히 양호한 상태"이다.

3. 공중보건학의 정의

1) C.E.A. Winslow: "공중보건학은 조직적인 지역사회의 공동 노력을 통하여 질병을 예방하고 생명을 연장하고 신체적·정신적 능률을 증진시키는 기술이요, 과학이다."
2) **영국, 미국:** 공중보건학 – 실천위주, 예방의학적 내용을 기초
사회의학 – 질병외 환경을 포함한 사회전반의 현상을 포함
예방의학 – 학문위주, 치료의학에 대응

3) **독일, 일본:** 위생학(광의) – 공중보건학
(협의) – 환경위생학

4. 개인의학과 사회의학의 차이점

개인의학	사회의학
질병치료	질병예방
개인대상	집단대상
수동적	능동적
개인의 질병	사회집단의 질병
임상의학	보건서비스조직
생물학적 기능회복	생물·사회적 기능회복

1 공중보건의 발전

각 문항을 읽고 가장 올바른 답가지 하나를 고르시오.

01. 공중보건학의 발전과정 순서가 옳은 것은?

1) 고대기 - 중세기 - 확립기 - 여명기 - 발전기
2) 고대기 - 중세기 - 여명기 - 확립기 - 발전기
3) 고대기 - 중세기 - 발전기 - 확립기 - 여명기
4) 고대기 - 확립기 - 중세기 - 여명기 - 발전기
5) 고대기 - 확립기 - 중세기 - 발전기 - 여명기

02. 공중보건이 처음 제정된 시기이며 일명 요람기라고도 하는 시기는?

1) 고대기 2) 중세기 3) 여명기 4) 확립기 5) 발전기

해설 여명기는 일명 요람기이며 산업혁명과 최초로 공중보건법이 제정된 시기이기도 하다.

03. 공중보건학의 발달과정 중 확립기 이후의 4단계설에 대한 설명으로 불결한 공기의 오염이 질병을 발생시킨다고 주장한 시기는?

1) 장기기 2) 질병관리기 3) 건강증진기
4) 사회적정비기 5) 발전기

해설 장기기는 Hippocrates, Galenus에 의해 주장됐으며 불결한 공기에 의해 질병이 걸린다는 설로써 malaria의 mal은 bad, aria는 air의 의미를 갖는다.

04. 건강을 개인의 문제에서 사회의 문제로 인식하기 시작한 시기는?

1) 장기기 2) 고대기 3) 중세기
4) 산업혁명이후 5) WHO설립 이후

해설 산업혁명 이후 일자리를 얻기 위해 도시로 인구가 집중되었으며 이로 인해 주된 보건문제는 빈곤, 작업환경 근로조건 개선 등이었다.

05. 일반적인 건강의 요소에 대한 설명으로 적당한 것은?

1) 과식으로 충분한 포만감 2) 육식 위주 식단 구성
3) 신체능력 한계점까지의 운동 4) 규칙적인 식사
5) 설탕, 소금, 조미료의 3백을 자주 섭취

해설 현대병의 주범은 식사의 잘못이 원인이 된 식인병으로써 과식, 육식, 3백의 섭취, 운동부족, 스트레스 누적 등이다.

해답 ▸ **1.** 2) **2.** 3) **3.** 1) **4.** 4) **5.** 4)

06. "건강이란 외부환경의 변화에도 내부환경의 항상성이 유지되는 상태"라고 주장한 사람은?

1) Parson　2) Wylie　3) Bernard　4) Winslow　5) Galenus

07. 공중보건 사업의 최소단위는?

1) 개인　2) 가임여성전체　3) 지역사회전체
4) 국민전체　5) 인류전체

08. C.E.A Winslow가 정의한 공중보건의 내용은?

1) 질병예방, 생명연장, 신체적·정신적 능률의 증진
2) 질병예방, 사고예방, 신체적·정신적 능률의 증진
3) 질병치료, 생명연장, 신체적·정신적 능률의 증진
4) 질병치료, 사고예방, 신체적·정신적 능률의 증진
5) 질병예방 및 치료, 신체적·정신적 능률의 증진

해설 C.E.A Winslow는 "공중보건학은 조직적인 지역사회의 공동노력을 통하여 질병을 예방하고 생명을 연장하고 신체적·정신적 능률을 증진시키는 기술이요 과학이다"라고 하였다.

09. 공중보건학이 추구하는 목적과 관련이 적은 것은?

1) 질병예방　2) 지역사회　3) 임상의학
4) 사회의학　5) 건설의학

해설 공중보건학은 지역사회의 주민을 대상으로 질병을 예방하고 수명을 연장하며 신체적·정신적 능률을 증진시키는 사회의학이며 환자를 대상으로 하는 임상의학과 구별된다.

10. 구 소련의 Alma-Ata선언의 주요 내용은?

1) 건강보호　2) 환경보호　3) 동물보호
4) 인권보호　5) 여성보호

해설 1978년 구 소련 Alma-Ata회의에서 "2000년대 전 인류의 건강실현"이라는 목표로 WHO가 제시한 것이다.

11. 우리나라 인구의 4대 사망 원인으로 관련이 적은 것은?

1) 암　2) 뇌졸중　3) 고혈압　4) 사고　5) 결핵

해답 ▸ **6.** 3)　**7.** 3)　**8.** 1)　**9.** 3)　**10.** 1)　**11.** 5)

12. 공중보건 사업에서 가장 중요한 요소는?

1) 개인 위생 2) 보건 교육 3) 질병 진단
4) 질병 치료 5) 보건 행정

13. 넓은 의미(광의)의 위생학은?

1) 공중보건학 2) 예방의학 3) 환경위생학
4) 임상의학 5) 식품위생학

해설 위생학은 독일, 일본에서 주로 쓰이며 협의는 환경위생학, 광의는 공중보건학을 의미한다.

14. 위생(Hygiene)이라는 단어를 처음으로 사용한 사람은?

1) Aristotels 2) Galenus 3) Hippocrates
4) Winslow 5) Bernard

15. 역학과 관련된 공중보건학의 영역으로 적당한 것은?

1) 질병관리 2) 인구보건 3) 환경보건
4) 가족계획 5) 산업보건

16. 우리나라의 농촌지역에서 시행해야 할 보건사업은?

1) 만성질환관리 2) 결핵관리 3) 수질관리
4) 직업병관리 5) 가족계획관리

17. 1차 보건의료의 실천과 관련이 있는 것은?

1) 한국 서울, 1974년 2) 미국 뉴욕, 1974년
3) 영국 런던, 1987년 4) 구소련 알마아타, 1978년
5) 독일 빈, 1982년

18. 모자보건, 환경위생 및 영양수준에 민감한 지표는?

1) 조사망률 2) 영아사망률 3) 비례사망률
4) 사인별사망률 5) 조출생률

해답 ▸ **12.** 2) **13.** 1) **14.** 2) **15.** 1) **16.** 3) **17.** 4) **18.** 2)

19. 공중보건법이 최초로 제정된 나라는?

1) 영국 2) 미국 3) 독일 4) 인도 5) 프랑스

해설 1984년 영국에서 처음 공중보건법(Public Health Act)이 제정되었으며 이로 인해 공중보건국이 조직되었다.

20. 공중보건의 의미와 관계가 없는 것은?

1) 보건의학 2) 통계의학 3) 위생의학 4) 임상의학 5) 건설의학

21. 그 지역의 보건수준을 나타내는 대표적인 척도는?

1) 영아사망률 2) 비례사망률 3) 조사망률
4) 유아사망률 5) 인구의 이동

해설 가장 대표적인 보건지표는 영아사망률이며 그 외에 평균수명, 비례 사망률, 모성사망률, 사인별 사망률, 조사망률 등이 있다. 영아사망률은
ⅰ) 일정 연령군으로서 통계학적 유의성이 크며 ⅱ) 비교적 영양상태가 잘 반영되는 이점이 있다.

22. 현대 보건의료가 지향하는 방법으로 옳은 것은?

1) 예방의료 2) 질병치료 3) 재활의료
4) 총괄적 보건의료 5) 암 예방 및 치료

23. 오늘날의 건강의 개념으로 적절한 것은?

1) 신체적 개념 2) 정신적 개념 3) 정서적 개념
4) 육체·정신적 개념 5) 생활 개념

해설 건강은 육체적 · 정신적 · 사회적으로 완전할 때를 말하며 생활의 개념으로 자리잡아가고 있다.

24. 공중보건학과 임상의학의 차이점에 대한 설명으로 옳은 것은?

1) 공중보건학은 수동적이고 임상의학은 능동적인 성격이다.
2) 공중보건학과 임상의학 모두 인간집단을 대상으로 한다.
3) 공중보건학은 질병의 예방차원이고 임상의학은 질병의 치료차원이다.
4) 공중보건학은 개인의 질병을, 임상의학은 사회의 질병을 대상으로 한다.
5) 공중보건학은 생물학적을, 임상의학은 생물·사회적 기능을 회복시킨다.

해설 요점정리 참조

해답 ▸ **19.** 1) **20.** 4) **21.** 1) **22.** 4) **23.** 5) **24.** 3)

25. **보건수준이 가장 높은 α- index 값은?**

1) 1.0 이하　　2) 1.0　　3) 1.0 이상
4) 2.0　　5) 2.0 이상

해설 α-index = 영아사망률 / 신생아사망률로써 1.0에 가까울수록 보건수준이 높다.

26. **우리나라 성인의 주요 사망원인인 것은?**

1) AIDS　　2) 결핵　　3) 심장병
4) 악성신생물　　5) 근골격계질환

27. **공중보건 사업의 적합한 대상은?**

1) 저소득층　　2) 농어촌 주민　　3) 증상 있는 환자
4) 지역사회 주민　　5) 노인인구

해설 공중보건 사업은 그 지역의 전체 주민을 대상으로 질병의 예방, 건강의 증진, 수명의 연장에 있으며 특정 인구군을 대상으로 하지 않는다.

해답 ▸ **25.** 2)　**26.** 4)　**27.** 4)

2 환경위생

1. 기후

1) **기후의 3요소**: 기온, 기습, 기류

2) **온열조건**: 인체의 체온조절에 영향을 주는 인자 – 기온, 기류, 기습, 복사열

(1) 기온

① 일교차: 최고(1~2시), 최저(일출 전)
맑은 날 〉흐린 날, 내륙 〉해안, 고위도 〉저위도

② 연교차: 한 대지방 〉열대지방

③ 건구온도: 수은온도계, 알코올 온도계로 측정

④ 습구온도: 기온, 기류, 기습의 종합작용에 기인 – 생물학적 의의

⑤ 감각온도: 3대 기준 – 기온, 기습, 기류

⑥ 기온역전: 대기오염의 주범, 농작물 생육과 관계

⑦ 인간활동의 대기 표준기온: 18 ± 2℃, 60 ± 10%
보건적 온도(병실온도): 21 ± 2℃
인간순응온도: 10 ~ 40℃

⑧ 불쾌지수(D.I) = (건구온도℃ + 습구온도℃) × 0.72 + 40.6
DI ≧ 70: 10% 불쾌　　DI ≧ 75: 50% 불쾌
DI ≧ 79: 100% 불쾌　　DI ≧ 85: 100% 매우불쾌

(2) 습도: 공기 중에 포함된 수증기의 량

① 절대습도: 수증기량 / 1 cm^3

② 상대습도(비교습도) = f/F × 100
f: 포화 수증기량 / 1 cm^3, F: 현존함유 수증기량 / 1 cm^3

(3) 기류: 온도 변화에 의한 기류발생

무풍: 0.2 m/s 이하, 불감기류: 0.2~0.5 m/s, 최적기류: 1 m/s,

강풍: 10~15 m/s, 태풍: 29 m/s 이상

(4) 복사열: 거리의 제곱에 반비례

① 태양의 복사열

② 물체로부터의 방열

2. 공기

1) 공기의 조성: N_2(78.1%), O_2(20.9%)

① 1일 공기 흡입량: 13 kℓ

② 1일 산소 소비량: 공기 흡입량의 4~5%(520~650 ℓ)

2) 공기의 자정작용

① 희석작용: 바람

② 세정작용: 비, 눈

③ 산화작용: 산소, 오존, 과산화수소

④ 살균작용: 자외선

⑤ 교환작용: 산소와 이산화탄소

3) 군집독

– 원인: 밀폐된 공간에 다수의 군집 – 기온상승, 습도상승, CO_2 증가

– 증상: 두통, 현기증, 구토, 식욕부진, 불쾌감

– 대책: 환기

4) 입자상 물질의 형태

① 에어로졸(aerosol): 기체 매질 내에 고체와 액체의 분산

② 미스트(mist): 부유 액체 비말

③ 연기(smoke): 연소에 의해 생성된 미세한 매연입자

④ 퓸(fume): 금속과 유기물질의 농축증기

⑤ 분진(dust): 고형물질의 기계적 분쇄물

3. 물

1) 음료수의 구비조건

① 무색, 무미, 무취

② pH: 5.8~8.0

③ 대장균: 10 cc 유당발효관 5개의 검수에서 검출되지 않을 것

④ 일반세균: 100 이하 / 1 cc

⑤ 오수성 생물: 수은과 같은 중금속이 검출되지 않을 것

⑥ 경도: 50 ppm

2) 물의 자정작용

① 침전작용: 물리적 작용

② 희석작용: 물리적 작용

③ 산화작용: 폭기 작용

④ 살균·식균작용: 자외선

⑤ 분해작용: 유기물분해

3) 상수의 정수법

① 침전법: 보통침전법, 약품침전법

② 여과법: 완속여과법(영국식여과법), 급속여과법

③ 소독법: 화학적처리

④ 폭기법: 산소제공, 산화 – 철, 망간 제거

4) 오염지표

① 생화학적 산소요구량(BOD): 유기물질이 미생물에 의해 분해되는데 요구되는 산소량

– 검사법: 물 1 ℓ, 20℃, 5일간 저장하여 소비된 산소량 측정

1급수: 1 ppm 이하, 2급수: 3 ppm 이하, 3급수: 6 ppm 이하

5 ppm 이상: 생물 생존 불가능

② 용존산소(DO): 수중에 용해되어 있는 산소의 양

5 ppm 이상: 생물 생존 가능

③ 화학적 산소요구량(COD): 공장폐수와 같이 미생물이 살 수 없는 수질측정의 기준

④ 수소이온농도: pH5.8~8
⑤ 대장균수: 다른 유행성 병원균 오염의 간접시사
⑥ 부유물질량
⑦ 특수유독물질: 검출되지 않을 것

4. 주택

1) 기본조건

① 일조: 최소 4시간 이상
② 채광: 남향, 동남향 6° 이내
③ 실내자연환기: 중성대가 천정 가까이 위치시 최대환기
④ 환기의 좌우요소: 실내외 온도차, 공기의 밀도차, 기체 확산, 외기의 풍력
⑤ 실내·외 적당한 온도차: 5~7°
⑥ 소음: 일반주거지역 (낮) 50 dB 이하, (밤) 40 dB 이하

2) 인공조명

① 직접조명: (장점) 광손실이 적다.
(단점) 눈의 피로, 음영, 빛의 불균일
② 간접조명: (장점) 눈의 보호, 음영의 온화함, 그림자 없음
(단점) 조도효율 저하, 고가, 반사체 먼지
③ 반간접조명

3) 자연채광(자외선)

인체작용: (장점) 비타민D 합성, 신진대사 촉진, 적혈구 생성, 구루병 예방
(단점) 설안염, 색소침착

5. 피복

1) 의복의 체온조절 범위: 10~26℃

2) 이상적 중량: 겨울 – 체중의 10%(6~7 kg), 여름 – 체중의 5%(3~4 kg)

3) **방한력의 단위**: CLO

보통작업복: 1 CLO

방한장갑: 2 CLO

방한구두: 2.5 CLO

방한복: 4.0 CLO

6. 위생해충

1) 위생해충이 매개하는 감염병

(1) 쥐가 매개하는 질병

① 세균성: 페스트, 세균성 소화기질환(장티푸스, 이질, 식중독)

② 리케치아성: 발진열, 발진티푸스

③ 바이러스성: 유행성출혈열

④ 기생충: 아메바성 이질, 선모충증

(2) 모기가 매개하는 질병

① 말라리아: 중국얼룩날개모기

② 일본뇌염: 작은빨간집모기

③ 사상충: 토고숲모기

④ 황열

(3) 파리가 매개하는 질병

① 소화기계: 장티푸스, 이질, 콜레라, 파라티푸스

② 호흡기계: 결핵, 디프테리아

③ 화농성: 피부병

④ 기생충: 회충, 편충, 십이지장충

(4) 바퀴가 매개하는 질병

① 소화기계: 장티푸스, 이질, 콜레라, 파라티푸스

② 바이러스성: 소아마비

③ 기생충: 회충, 편충, 십이지장충

2) 위생해충의 구제방법

(1) **물리적 방법**: 광포집성 장치, 덫, 끈끈이

(2) **환경적 방법**: 발생원 및 서식처 제거, 가장 근본적 방법

(3) 생물학적 방법: 천적이용

(4) 화학적 방법: 화학약품 사용, 생태계 파괴 우려

7. 소독

1) 물리적 소독법

(1) 희석법

(2) 자외선 살균법: 2500~2800 Å

(3) 냉동법

(4) 열처리 멸균법

① 화염멸균법: 불꽃에 20초 이상 접촉. (예) 병원균 금속기구, 유리봉

② 건열멸균법: 170℃에서 2시간 가열. (예) 초자류, 분말류

③ 습열멸균법: 자비소독법, 100℃에서 15~20분 끓임. (예) 식기, 의류

④ 고압증기멸균법: 아포형성균 멸균, 100 psi로 30분간 멸균. (예) 의류, 고무제품, 약물

⑤ 유통증기간헐멸균법: 고압증기멸균법이 곤란한 경우, 100℃증기로 1일 3회 30분씩 시행

⑥ 저온멸균법: 우유(63℃, 30분), 포도주(55℃, 10분), 아이스크림 원료(80℃, 30분)

2) 화학적 방법

(1) 석탄산: 소독약 살균력 측정시험의 지표

석탄산계수 = 어떤 소독약의 희석배수 / 석탄산 희석배수

(석탄산 희석배수는 어떤 균주를 20℃에서 10분 내 살균할 수 있는 석탄산의 희석 배수로써 시험균주는 황색포도상구균이다)

(2) 크레졸: 오물소독, 손세척

(3) 승홍: 살균력이 강함

(4) 생석회: 재래변소, 하수, 토사물

(5) 과산화수소: 입안소독, 상처소독

(6) 알코올: 피부소독, 75%에서 최대 소독력

(7) 역성비누: 식품 소독

(8) 약용비누: 창상, 피부세척

1 기 후

각 문항을 읽고 가장 올바른 답가지 하나를 고르시오.

01. 물리·화학적 환경요소가 아닌 것은?

1) 공기 2) 물 3) 식품 4) 광선 5) 토지

해설 자연적 환경 – 물리·화학적 환경: 빛, 토지, 물, 공기, 소리
– 생물학적 환경: 위생해충, 병원성 미생물
사회적 환경 – 인위적 환경: 의복, 식품, 주택, 산업
– 사회적 환경: 정치, 경제, 문화, 종교

02. 기후인자 중 천문지리적 요인이 아닌 것은?

1) 위도 2) 고도 3) 지형 4) 해류 5) 전선

해설 기후인자의 천문지리적 요인: 위도, 고도, 해류, 지형
기상학적 요인: 고기압, 저기압, 전선

03. 생물의 생육에 밀접한 관계가 있는 기후는?

1) 소기후 2) 미기후 3) 중기후 4) 대기후 5) 이상 모두

해설 미기후는 접지기후라고도 하며 지면에 접한 대기층의 기후로 생물의 생육에 밀접한 관계가 있다.

04. 기후의 3대 요소는?

1) 기온, 강수, 기류 2) 기온, 기류, 일사 3) 기온, 기습, 강수
4) 기온, 기습, 기류 5) 기온, 기습, 일사

05. 온열조건이 아닌 것은?

1) 기온 2) 습도 3) 기류 4) 복사열 5) 기온역전

06. 실내의 쾌적기온과 습도는?

1) 18±2℃, 40±10% 2) 18±2℃, 50±10% 3) 21±2℃, 40±10%
4) 21±2℃, 50±10% 5) 21±2℃, 60±10%

해답 ▸ 1. 3) 2. 5) 3. 2) 4. 4) 5. 5) 6. 2)

07. 냉·난방없이 인간이 순응할 수 있는 온도의 범위는(℃)?

1) 0~10　2) 10~20　3) 10~30　4) 10~40　5) 10~50

08. 일교차를 측정하는 최고, 최저시점은?

1) 오전 11~12시, 일출전　2) 오전 11~12시, 일몰전　3) 오후 1~2시, 일출전
4) 오후 1~2시, 일몰전　5) 오후 1~2시, 자정

09. 병실의 최적온도(보건적온도)는(℃)?

1) 15 ± 2　2) 18 ± 2　3) 21 ± 2　4) 24 ± 2　5) 27 ± 2

10. 다음의 수식이 맞는 것은?

1) ℃ = 5 / 9(℉ − 32)　2) ℃ = 5 / 9(32 − ℉)　3) ℃ = 9 / 5(℉ − 32)
4) ℃ = 9 / 5(32 − ℉)　5) ℃ = 9 / 5(℉ − 42)

해설 ℃ = 5 / 9(℉ − 32), ℉ = 9 / 5(℃ + 32)

11. 생물학적 의의를 갖는 온도는?

1) 건구　2) 습구　3) 감각　4) 대기　5) 대류

해설 습구온도는 기온, 기습, 기류의 종합작용에 기인하며 생물학적 의의를 갖는다.
보통 쾌적 상태에서 건구온도보다 3℃ 낮다.

12. 대기오염의 주범으로 농작물의 생육에 직접적인 영향을 미치는 것은?

1) 기온상승　2) 기온하강　3) 기온역전　4) 습구온도　5) 감각온도

해설 기온역전 현상은 바람 없이 맑은 날, 겨울 밤, 눈·얼음이 지면을 덮을 경우 발생하며 대기오염의 주범이며 농작물의 생육에 밀접하게 관계한다.

13. 불쾌지수와 관계가 있는 것은?

1) 습구온도, 감각온도　2) 습구온도, 기온역전　3) 건구온도, 감각온도
4) 습구온도, 기온역전　5) 건구온도, 습구온도

해설 불쾌지수(DI) = [건구온도(℃) + 습구온도(℃)] × 0.72 + 40.6
DI ≥ 70: 10% 불쾌　　DI ≥ 75: 50% 불쾌
DI ≥ 79: 100% 불쾌　　DI ≥ 85: 모두 매우 불쾌

해답 ▸ **7.** 4)　**8.** 3)　**9.** 3)　**10.** 1)　**11.** 2)　**12.** 3)　**13.** 5)

14. 기온역전 현상에 대한 설명으로 옳은 것은?

1) 대기오염의 주범이지만 농작물의 생육에 영향이 없다.
2) 바람이 많이 부는 날에 주로 발생한다.
3) London smog는 기온역전에 의한 대기오염 형태이다.
4) 기온역전 현상은 지표면의 온도 보다 상부 대기층의 온도가 높다.
5) 주로 낮에 지표면의 열이 대기 중으로 복사하기 때문이다.

15. 기온을 측정하기 위한 올바른 조건은?

1) 지표면에서 복사온도를 측정한다.
2) 지상으로부터 1.5 m 높이에서 복사온도를 배제한다.
3) 지상으로부터 1.5 m 높이에서 복사온도를 포함한다.
4) 지상으로부터 2.5 m 높이에서 복사온도를 배제한다.
5) 지상으로부터 2.5 m 높이에서 복사온도를 포함한다.

16. 불쾌지수의 계산 공식은?

1) DI = [건구온도(℃) + 습구온도(℃)] × 40.6 + 0.72
2) DI = [건구온도(℃) + 습구온도(℃)] × 0.72 + 40.6
3) DI = [건구온도(℃) + 감각온도(℃)] × 40.6 + 0.72
4) DI = [건구온도(℃) + 감각온도(℃)] × 0.72 + 40.6
5) DI = [건구온도(℃) + 절대온도(℃)] × 40.6 + 0.72

17. 습도를 측정할 수 있는 기구는?

1) 수은온도계 2) 아스만통풍습도계 3) 카타온도계
4) 흑구온도계 5) 아네모메터

18. 복사열 측정에 사용되는 온도계는?

1) 수은 2) 톨루엔 3) 카타
4) 아네모메터 5) 흑구온도계

해답 ▸ **14.** 4) **15.** 2) **16.** 2) **17.** 2) **18.** 5)

19. 비교습도에 대한 설명으로 옳은 것은?

1) 연중 최고습도와 최저습도의 차이다.
2) 하루 중 최고습도와 최저습도의 차이다.
3) 단위체적 안에 포함된 수분의 절대량이다.
4) 상대습도라고도 하며 현재의 습도로 생물학적 의의를 갖는다.
5) 일정온도에서 포화증기압에 대한 대기 중에 포함될 수 있는 현재 수분량의 비율이다.

해설 비교습도는 상대습도(RH)라고도 하며 f/F × 100으로 나타낸다.
f: 포화수증기량/1 cm^3 F: 현존함유 수증기량/1 cm^3

20. 기류에 관한 설명으로 옳은 것은?

1) 대기의 확산을 억제
2) 신진대사량 감소
3) 방열작용을 감소
4) 가옥 내 인공환기의 원동력
5) 온도의 변화에 의해 기류가 발생한다.

21. 체온조절에 적합한 온도는?

1) 건구온도 2) 습구온도 3) 감각온도 4) 지적온도 5) 최저온도

해설 생물이 외부의 기온변화에 의해 환경에 적응하기 위한 현상으로 겨울은 여름에 비해 지적온도가 낮아진다.

22. 짝이 잘못 이루어진 것은?

1) 무풍: 0.1 m 이하/초 2) 최적기류: 1 m/초 3) 불감기류: 2~5 m/초
4) 강풍: 10~15 m/초 5) 태풍: 29 m/초

해설 기류는 온도변화에 의한 대기의 수축과 팽창에 의해 발생하며 불감기류는 0.2~0.5 m/초이다.

23. 주로 감각의 온도로 분류되는 외적요인으로 옳은 것은?

1) 기온 2) 기류 3) 기습 4) 기압 5) 복사열

24. 추울 때 체온조절을 위하여 일어나는 생리적 기전은?

1) 식욕부진 2) 근육이완 3) 혈관수축
4) 호흡촉진 5) 갑상선 자극호르몬 분비 감소

해설 추울 때: 피부혈관 수축, 근육긴장, 수의적 운동 증가, 입모, TSH분비 증가
더울 때: 식욕부진, 근육이완, 발한, 혈관이완, 호흡촉진

해답 ▸ **19.** 5) **20.** 5) **21.** 4) **22.** 3) **23.** 3) **24.** 3)

25. 체온상승에 가장 많이 관여하는 장기는?

1) 골격근　2) 간장　3) 신장　4) 심장　5) 호흡

해설 골격근(59.5%) 〉 간장 〉 신장 〉 심장 〉 호흡

26. 열방산에 가장 많이 관여하는 부위는?

1) 소·대변　2) 호기　3) 폐포 증발
4) 피부 증발　5) 피부의 복사, 전도

해설 피부의 복사, 전도(73%) 〉 피부 증발 〉 폐포 증발 〉 호기 〉 소·대변

27. 산지, 하천 분지, 경사지 등과 같은 지역에서 소규모로 이루어지는 기후는?

1) 미기후　2) 소기후　3) 중기후　4) 대기후　5) 접지기후

28. 쾌적한 보건적 습도는?

1) 10~20%　2) 20~30%　3) 30~40%
4) 40~70%　5) 80~90%

해설 요점정리 참조.

29. 그 지역의 기후특성에 의해 그 지역에서 주로 발생하는 질병은?

1) 기상병　2) 감염병　3) 계절병　4) 풍토병　5) 식인병

해설 열대지방의 말라리아, 황열, 이질 등이 이에 속한다.

30. 주로 겨울에 발생하는 계절병인 것은?

1) 일본뇌염　2) 장티푸스　3) 인플루엔자　4) 이질　5) 장염

해설 봄: 결핵, 홍역, 갑상선질환.　여름: 일본뇌염, 장티푸스, 이질, 장염
겨울: 인플루엔자, 뇌출혈, 천식, 순환기질환

31. 기상병에 속하는 질병으로 적당한 것은?

1) 기관지염　2) 진폐증　3) 추간판탈출증
4) 당뇨　5) 뇌종양

해설 기후 상태에 따라 발생, 악화되는 질병을 기상병이라 하며 류마티스 관절염, 뇌출혈, 심근경색, 기관지염, 감기, 정신장애 등이 있다.

해답 ▸ **25.** 1)　**26.** 5)　**27.** 2)　**28.** 4)　**29.** 4)　**30.** 3)　**31.** 1)

32. 여름철보다 겨울철의 지적온도가 낮은 이유는?

1) 기후순화현상　　2) 기압변화현상　　3) 기후조절현상
4) 기류적응현상　　5) 온도순화현상

해설 기후순화는 기후의 변화에 따라 생물이 새로운 환경에 적응하기 위한 변화로 세포, 기관이 새로운 환경에 적응하는 대상성순응과 자극에 의해 저하되었던 기능이 정상으로 회복되는 자극성 순응이 있다.

33. 불쾌지수를 나타내는 공식이다. (　　)의 수치는?

DI = [건구온도(℃) + 습구온도(℃)] × 0.72 + (　　)

1) 0.046　　2) 0.46　　3) 4.0
4) 40.6　　5) 400.6

34. 일교차가 큰 지역은?

1) 해안지역　　2) 산림지역　　3) 내륙지역
4) 호수지역　　5) 구릉지역

해설 일교차는 하루 중 최고온도(오후1~2시)와 최저온도(일출전)의 차이며 내륙지방 〉 해안지역 〉 산림지역의 순이다.

해답 ▸ **32.** 1)　**33.** 4)　**34.** 3)

2 공 기

각 문항을 읽고 가장 올바른 답가지 하나를 고르시오.

01. 공기의 조성 중 가장 많은 것은?

1) CO_2 2) Ar 3) O_2 4) N_2 5) H_2

해설 공기의 조성은 N_2: 78.1%, O_2: 21%, Ar: 0.93%, CO_2: 0.032%의 순이다.

02. 실내오염의 지표로 이용되는 것은?

1) O_2 2) CO_2 3) N_2 4) O_3 5) H_2

해설 CO_2의 농도를 측정함으로써 실내오염의 전반적인 상태를 추측할 수 있으며 허용농도는 0.1% 이하이다.

03. 공기 중 호흡곤란을 일으키는 산소의 농도는?

1) 5% 미만 2) 7% 미만 3) 10% 미만
4) 13% 미만 5) 15% 미만

해설 공기 중 산소의 농도는 10% 이하에서 호흡곤란, 7% 이하에서 질식한다.

04. 공기 중 질식사를 일으키는 이산화탄소의 농도(%)는?

1) 2 2) 4 3) 6 4) 8 5) 10

해설 공기 중 이산화탄소의 농도는 0.032%이며 7% 이상에서 호흡곤란, 10% 이상에서 질식사한다.

05. 성인의 1일 공기 흡입량(kℓ)은?

1) 0.3 2) 3 3) 13 4) 23 5) 33

06. 성인의 1일 산소 소비량(ℓ)은?

1) 260~390 2) 520~560 3) 780~910
4) 1040~1170 5) 1200 이상

해설 성인 1일 공기 흡입량은 13kℓ이며 1일 산소 소비량은 공기 흡입량의 4~5%(520~650ℓ) 정도이다.

해답 ▸ **1.** 4) **2.** 2) **3.** 3) **4.** 5) **5.** 3) **6.** 2)

07. 일산화탄소(CO)에 대한 설명으로 옳은 것은?

1) 비독성이다.
2) 서한도는 1%이다.
3) 백색의 기체이다.
4) O_2에 비해 Hb 결합력이 200~300배이다.
5) 잠함병의 주요 원인이다.

해설 CO는 Hb과의 친화력이 O_2의 250배 정도이며 맹독성으로 인체의 서한도는 0.01%이다.

08. 군집독에 대한 설명으로 옳은 것은?

1) 군집독의 예방은 환기이다.
2) 주증상은 빈혈이다.
3) 기후의 상태에 따라 악화되는 질환이다.
4) 실내의 기온, 습도, 일산화탄소량의 증가에 기인한다.
5) 주로 밤에 발생한다.

해설 군집독은 밀폐된 장소에 다수인이 밀집하면 고온, 고습, 무기류, 산소부족, 유해성가스 발생으로 이화학적 조성의 변화가 일어나며 이로 인해 불쾌감, 두통, 구토, 식욕부진 등의 증상이 나타난다. 따라서 주기적으로 환기를 시켜야 한다.

09. 공기의 자정작용에서 희석과 관련이 있는 것은?

1) 바람
2) 강우, 강설
3) 오존
4) 태양광선
5) 산소와 이산화탄소

10. 일산화탄소(CO)와 관련이 있는 것은?

1) 고기압 환경
2) 온실효과
3) 연탄가스
4) 자외선 차단
5) 살균효과

11. 2차 대기오염 물질은?

1) smog
2) CO
3) HC
4) NOx
5) 입자상 물질

해설 1차 오염물질: CO, HC, NOx, SOx, 입자상 물질 등
2차 오염물질: smog, PAN(peroxyacyl nitrate)

해답 ▸ **7.** 4) **8.** 1) **9.** 1) **10.** 3) **11.** 1)

12. 공기의 자정작용에서 자외선과 관련이 있는 것은?

1) 희석작용 2) 세정작용 3) 증발작용 4) 살균작용 5) 교환작용

해설 희석작용 – 바람, 세정작용 – 강우, 산화작용 – 산소, 오존, 살균작용 – 자외선
교환작용 – 산소와 이산화탄소

13. 공기 중 일산화탄소 중독에 의한 현상인 것은?

1) 후각마비 2) 폐결핵 3) 혈전현상
4) 폐부종 5) 산소결핍증

14. 생육성 입자상물질인 것은?

1) 금속 2) 분진 3) 유기화합물 4) 곰팡이 5) 미스트

해설 생육성: 박테리아, 곰팡이, 포자 비생육성: 유기화합물, 금속, 분진, 미스트

15. 산성비의 원인이 되는 대기 오염물질인 것은?

1) 검댕 2) 황사
3) 연무 4) 황산화물
5) 미세먼지

16. 입자상 대기오염 물질의 배출을 억제할 수 있는 방법인 것은?

1) 화석연료 사용 2) 제진장치의 개발
3) 오염물질 소각처리 4) 법적 규제 완화
5) 대기중 희석

17. 산소부족으로 인해 발생할 수 있는 질병은?

1) 일산화탄소 중독 2) 저산소증 3) 산소중독
4) 군집독 5) 이산화탄소 중독

18. 연탄가스에 의한 중독증상을 일으키는 것은?

1) CO 2) CO_2 3) O_2 4) SO_2 5) CH

해답 ▸ 12. 4) 13. 5) 14. 4) 15. 4) 16. 2) 17. 2) 18. 1)

19. 일산화탄소(CO)에 의한 중독현상의 원인은?

1) 조직세포의 파괴작용
2) 혈중 헤모글로빈의 파괴작용
3) 폐포의 파괴작용
4) 조직세포 내 무산소작용
5) 혈중 산소농도의 증가작용

해설 일산화탄소는 혈중 Hb과 O_2의 부족현상을 일으켜 무산소증(anoxia)을 일으킨다.

20. 군집독 발생의 원인으로 옳은 것은?

1) 실내 CO_2와 CO의 증가
2) 실내공기의 이화학적 조성변화
3) 실내 CO_2증가와 O_2의 감소
4) 실내 CO_2와 O_2의 감소
5) 실내온도, 습도, 기압의 증가

21. 고압산소요법을 이용한 치료와 관련된 물질인 것은?

1) 이산화탄소
2) 일산화탄소
3) 질소
4) 오존
5) 탄화수소

22. 연탄의 연소 시 일산화탄소가 가장 많이 발생하는 시기는?

1) 타기 시작할 때와 꺼질 때
2) 화력이 강할 때
3) 연소가 가장 잘될 때
4) 연소가 진행될 때
5) 산소공급이 잘될 때

23. 일산화탄소 중독 시 환자에게 고압산소요법을 이용하는 이유는?

1) COHb의 반응이완
2) CO의 감소
3) COHb의 가역반응 촉진
4) CO의 증가
5) O_2의 증가

24. 입자상물질의 연소에 의해 생성된 미세한 매연입자의 명칭은?

1) 미스트(mist)
2) 연기(smoke)
3) 분진(dust)
4) 퓸(fume)
5) 에어로졸(aerosol)

해답 ▸ **19.** 4) **20.** 2) **21.** 2) **22.** 1) **23.** 3) **24.** 2)

3 물과 건강

각 문항을 읽고 가장 올바른 답가지 하나를 고르시오.

01. 인체에 생리학적으로 필요한 물의 1일 섭취량(ℓ)은?

1) 0.5~1.0　　2) 1.0~1.5　　3) 2.0~2.5
4) 3.0~4.0　　5) 4.0~5.0

02. 인체에 물이 차지하는 비중(%)은?

1) 35　　2) 45　　3) 55　　4) 65　　5) 75

03. 비나 눈의 형태로 확보되는 상수의 수원으로 적합한 것은?

1) 천수　　2) 지표수　　3) 지하수
4) 복류수　　5) 염수

04. 하천의 지부 또는 측부에서 흐르는 형태의 수원으로 옳은 것은?

1) 천수
2) 지표수
3) 지하수
4) 복류수
5) 염수

05. 상수도의 공급과정으로 옳은 것은?

1) 수원지 – 배수지 – 정수장 – 가정　　2) 수원지 – 정수장 – 배수장 – 가정
3) 정수장 – 수원지 – 배수장 – 가정　　4) 정수장 – 배수지 – 수원지 – 가정
5) 배수장 – 수원지 – 정수장 – 가정

해설
수원지 →(도수로) 정수장 →(송수로) 배수장 →(배수로) 가정

해답 ▸ **1.** 3)　**2.** 4)　**3.** 1)　**4.** 4)　**5.** 2)

06. 음료수의 구비조건으로 옳은 것은?

1) pH8.0 이상일 것
2) 경도는 300 ppm 이상일 것
3) 일반세균이 100/1 cc 이하일 것
4) 대장균은 100/50 cc 이하일 것
5) 오수성 생물의 검출이 적을 것

해설 음료수의 구비조건은
1) 무색, 무미, 무취
2) pH5.8~8.0
3) 대장균이 50 cc에서 검출되지 않을 것
4) 일반세균 100/1 cc 이하일 것
5) 오수성생물이 검출되지 않을 것
6) 경도는 50 ppm 정도일 것
7) 수은, 시안 등이 검출되지 않을 것

07. 공기에 의한 불건강 요인으로 옳은 것은?

1) 수인성 질병
2) 기생충 질병
3) 충치발생
4) 중금속 축적
5) 군집독

08. 생명이 위험한 체내 수분 상실 정도는?

1) 2%
2) 5%
3) 10%
4) 15%
5) 20%

09. 상수의 정수에서 원수의 현탁물질을 우선적으로 제거하는 단계는?

1) 살수
2) 침전
3) 살균
4) 여과
5) 소독

해설 침사: 비중이 큰 모래제거, 침전: 부유물질 제거,
여과: 살균제거, 소독: 화학약품 소독

10. 급속여과법에 대한 설명으로 옳은 것은?

1) 영국식여과법이다.
2) 탁도, 색도, 이끼류가 많을 때 이용한다.
3) 유속이 빠르면 슬러지의 영향을 받는다.
4) 연간 최고 탁도가 30 이상에서는 적용이 곤란하다.
5) 침전지 내의 평균유속은 분당 30 cm 이하로 한다.

해설 상수의 여과법은 완속여과법과 급속여과법이 있다. 급속여과법은 여과속도를 빠르게 하면서 여과시키기 때문에 고도의 기술이 필요하며 탁도, 색도, 이끼류가 많은 물을 여과시키는데 이용한다.

해답 ▸ **6.** 3) **7.** 5) **8.** 5) **9.** 2) **10.** 2)

11. **상수의 정수법에서 철, 망간을 제거하는 방법은?**

1) 침전법　2) 여과법　3) 소독법　4) 폭기법　5) 침사법

12. **탁도 1의 혼탁 정도(mg/ℓ)는?**

1) 백토 0.1　2) 백토 1.0　3) 백토 10
4) 백토 100　5) 백토 1000

13. **색도 1의 희석정도(mg/ℓ)는?**

1) 염화백금 0.1　2) 염화백금 1.0　3) 염화백금 10
4) 염화백금 100　5) 염화백금 1000

해설 색도 1이란 1ℓ의 물에 염화백금 1mg을 희석시켰을 때 색의 분포에 해당된다.

14. **우리나라 상수의 pH는?**

1) 4.3~5.8　2) 5.8~8.0　3) 7.0~8.5
4) 7.6~10.5　5) 10.5 이상

15. **우리나라 상수에서 규정하고 있는 색도와 탁도의 기준은?**

1) 색도 1도, 탁도 1도　2) 색도 2도, 탁도 1도　3) 색도 1도, 탁도 2도
4) 색도 2도, 탁도 2도　5) 색도 3도, 탁도 3도

16. **우리나라 상수의 불소량(mg/ℓ)은?**

1) 0.01　2) 0.1　3) 1
4) 10　5) 100

17. **상수의 불소량이 많을 경우 나타나는 증상은?**

1) 반상치　2) 우치　3) 치주염
4) 치석　5) 구순염

해설 상수의 불소량이 많으면 반상치, 적으면 우치에 걸릴 수 있다.

해답 ▸ **11.** 4)　**12.** 2)　**13.** 2)　**14.** 2)　**15.** 4)　**16.** 3)　**17.** 1)

18. **상수에서 검출 불가로 되어 있는 항목은?**

1) 아연, 크롬　　2) 불소, 납　　3) 철, 망간
4) 시안, 수은　　5) 비소, 규산

19. **평상시 수도꼭지에서의 유리잔류염소량(mg/ℓ)은?**

1) 0.1　　2) 0.2　　3) 0.4
4) 0.6　　5) 0.8

해설 상수의 잔류염소량은 0.1 mg/ℓ, 수인성감염병 유행시는 0.4 mg/ℓ로 한다.

20. **물을 소독시키는 이유는?**

1) 병원균 제거　　2) 병원균사멸　　3) 중금속 제거
4) 경도 유지　　5) 탁도 유지

해설 여과 과정을 거치면 수중세균의 99%가 제거되지만 병원균의 완전 사멸을 위해 소독하여야 한다.

21. **자비소독의 온도와 시간은?**

1) 60℃, 20분　　2) 80℃, 20분　　3) 100℃, 20분
4) 150℃, 20분　　5) 200℃, 20분

해설 자비소독은 100℃, 15~20분간 끓여서 소독하는 방법으로 아포를 형성한 세균은 사멸시킬 수 없다.

22. **자외선의 살균력이 가장 큰 범위는?**

1) 1500~1800Å　　2) 1800~2300Å　　3) 2500~2800Å
4) 2800~3200Å　　5) 3500~4000Å

해설 자외선의 파장범위는 10~4000Å이며 2500~2800Å에서 살균력이 크며 2900~3200Å은 인체에 유익한 Dorno선(생명선)이다.

23. **상수의 염소 소독법에 대한 단점으로 옳은 것은?**

1) 소독력이 약하다.　　2) 잔류 효과가 적다.　　3) 조작이 어렵다.
4) 소요비용이 크다.　　5) 냄새가 강하다.

해설 염소 소독의 (장점) 소독력이 강하다. 잔류효과가 높다. 조작이 간편하다. 염가이다.
(단점) 독성과 냄새가 난다.

해답 ▸ **18.** 4)　**19.** 1)　**20.** 2)　**21.** 3)　**22.** 3)　**23.** 5)

24. 수영장의 수온으로 알맞은 것은(℃)?

1) 14 2) 18 3) 22 4) 26 5) 30

25. 수영장의 유리잔류염소량과 일반세균수의 허용범위는?

1) 0.2~0.4 mg/ℓ, 100/mℓ 이하
2) 0.2~0.4 mg/ℓ, 200/mℓ 이하
3) 0.4~0.6 mg/ℓ, 100/mℓ 이하
4) 0.4~0.5 mg/ℓ, 200/mℓ 이하
5) 0.6~0.8 mg/ℓ, 100/mℓ 이하

해설 수영장 수질의 유리잔류염소량: 0.4~0.6 mg/ℓ,
일반 세균수 200/mℓ 이하, 탁도: 5도 이하, pH: 6.8~8.6, 과망간산칼륨: 12 mg/ℓ

26. 수질검사의 항목에서 대장균검사의 의의는?

1) 독성이 크기 때문이다.
2) 번식성이 크기 때문이다.
3) 대장균은 우리 몸에 존재하기 때문이다.
4) 질병발생의 직접원인이 되기 때문이다.
5) 병원성 세균의 존재를 간접시사하기 때문이다.

해설 대장균검사의 의의: 검사방법이 간편하고 검출하기 쉽다.
오염원과 공존하여 다른 병원성미생물의 존재를 간접시사 한다.
물속에서 병원균에 비해 생존력과 저항력이 강하다.
인축의 분변오염을 추측할 수 있다.

27. 염소 소독법의 불연속점 염소처리에 대한 설명으로 옳은 것은?

1) 일정간격을 두고 주입하는 염소처리
2) 일정량을 정하여 주입하는 염소량의 주입
3) 잔류염소의 최저점 이상으로 주입되는 염소처리
4) 대장균을 사멸할 수 있는 만큼 주입하는 염소량의 처리
5) 잔류 염소량이 검출되지 않는 만큼 주입하는 염소량의 처리

28. 상수의 여과법을 최초로 실시한 나라는?

1) 독일 2) 미국 3) 영국
4) 프랑스 5) 러시아

해답 ▸ **24.** 3) **25.** 4) **26.** 5) **27.** 3) **28.** 3)

29. 급속여과법에 대한 설명으로 옳은 것은?

1) 영국식 여과법으로 비용이 적게 든다.
2) 전처리가 필요하며 좁은 면적에 유리하다.
3) 여과속도는 120 m/일이다.
4) 자연침전법을 사용한다.
5) 여과막(생물막)이 형성된다.

해설

완속여과법	급속여과법
영국식(테임즈강) 보통침전 3 m/일 넓은 장소 전처리 불필요 여과막 형성	미국식 약품침전 120 m/일 좁은 장소 전처리 필요 원수의 오염이 심할 경우

30. Mills－Reinke 현상과 관계가 있는 것은?

1) 대기오염
2) 물의 여과
3) 물의 소독
4) 잔류염소량
5) 도시소음

해설 Mills와 Reinke는 물의 여과를 통해 수인성 감염병인 장티푸스 등의 환자가 감소하는 것을 발견했다.

31. 대장균지수란?

1) 대장균검출의 최대 검수량
2) 대장균검출의 최대 검수량의 역수
3) 대장균검출의 최소 검수량
4) 대장균검출의 최소 검수량의 역수
5) 대장균검출의 검수량 수

해설 대장균지수란 수질에서 최소한 대장균에 대한 최소량의 역수를 일컫는다.

32. 상수의 부활현상에 대한 설명으로 옳지 <u>않은</u> 것은?

1) 염소처리 후 세균이 정상시보다 증가하는 현상
2) 식균세균은 사멸하고 잔멸세균이 급증하는 현상
3) 염소성분이 소실되고 아포형성균이 발아증식하는 현상
4) 조류는 사멸하고 세균이 이를 영양원으로 번식하는 현상
5) 불연속점이상 염소량을 주입하여 잔류염소가 존재하는 현상

해설 부활현상은 불연속점 이하로 염소량을 주입하여 유기물의 산화에 의해 염소성분이 소실되고 세균이 평상시보다 일시적으로 증가하는 현상을 말한다.

해답 ▸ **29.** 2) **30.** 2) **31.** 4) **32.** 5)

33. BOD의 설명으로 옳은 것은?

1) 생화학적 산소 요구량이다.
2) 오염된 물은 생화학적 산소요구량이 적다.
3) 500ppm 이상에서는 생물의 생존이 불가능하다.
4) 유기물이 미생물에 의해 분해되는데 필요한 산소량이다.
5) 공장폐수 등에 의한 오염의 측정 기준이다.

해설 BOD(biochemical oxygen demand)는 생물화학적 산소요구량으로 미생물이 유기물을 분해하는데 필요한 산소의 량으로 측정할 수 있다. 어족보호를 위한 권장허용량은 5ppm 이하이다.

34. 공장 폐수와 같이 미생물이 살 수 없는 수질을 측정하는 기준은?

1) COD　2) BOD　3) DO
4) pH　5) 대장균수

해설 COD(chemical oxygen demand)는 공장 폐수의 측정 기준이 되며 소비된 $KMnO_3$로 소비된 산소량을 간접 측정한다.

35. BOD의 측정법으로 옳은 것은?

1) 1ℓ, 10℃, 3일간 저장한다.　2) 1ℓ, 20℃, 3일간 저장한다.
3) 1ℓ, 10℃, 5일간 저장한다.　4) 1ℓ, 20℃, 5일간 저장한다.
5) 2ℓ, 20℃, 3일간 저장한다.

해설 BOD측정법은 1ℓ의 물을 20℃ 상온에서 5일간 소비된 산소의 량으로 측정한다.

36. 최확수(MPN)의 측정은?

1) 대장균수/1 mℓ　2) 대장균수/10 mℓ　3) 대장균수/100 mℓ
4) 대장균수/1000 mℓ　5) 대장균수/10 ℓ

해설 최확수측정법은 검수 100 mℓ 중 이론상 있을 수 있는 대장균수를 의미한다.
MPN(most probable number) = $100 \times \text{양성수} / \sqrt{\text{음성(mℓ)} \times \text{전시료(mℓ)}}$

37. 도시 하수의 오염발생 시 그 지표에 대한 설명으로 옳은 것은?

1) BOD가 감소한다.　2) COD가 감소한다.　3) pH가 감소한다.
4) DO가 감소한다.　5) 부유물질량이 감소한다.

해설 하수의 오염은 수중의 산소를 소비함으로 용존산소(DO)가 감소한다.

해답 ▸ **33.** 4)　**34.** 1)　**35.** 4)　**36.** 3)　**37.** 4)

38. **수생식물의 과잉번식이 가져오는 현상은?**

1) 호기성균 분해 2) 부영양화 3) 혐기성균 분해
4) 지속성 기포 5) 유화작용

해설 가정폐수와 농업폐수의 영양물로 수생식물의 과잉 번식을 초래하여 부영양화(과영양화, eutrophication)를 발생시킨다.

39. **이따이이따이병과 미나마타병의 원인 유독물질이 맞게 짝지어진 것은?**

1) 메틸수은 - 비소 2) 메틸수은 - 카드뮴 3) 카드뮴 - 구리
4) 카드뮴 - 메틸수은 5) 구리 - 카드뮴

해설 이따이이따이병: 공장폐수 - 카드뮴 - 하천 - 어폐류 농축 - 섭취, 감염
미나마타병: 공장폐수 - 메틸수은 - 어폐류 농축 - 섭취, 감염

40. **미강유 PCB의 혼입이 문제가 된 사건은?**

1) 뮤즈벨리사건 2) 가네미사건 3) 이따이이따이병
4) 미나마타병 5) 런던스모그

41. **수인성 감염병의 특징으로 옳은 것은?**

1) 사망률이 높다. 2) 주로 성별과 관계있다.
3) 환자발생수가 점진적이다. 4) 2차감염으로 이어진다.
5) 환자발생이 급수지역에 제한된다.

해설 수인성감염병의 특징은 환자의 발생이 동일 급수 지역에 제한되고 폭발적이며, 성별, 연령별과 무관하고, 유병률과 치사율이 낮다.

42. **상수의 화학적 소독에 주로 사용되는 물질은?**

1) 자외선 2) 액체산소 3) 염소
4) 석탄산 5) 가열

43. **여과막의 역할과 가장 관계가 있는 것으로 적합한 것은?**

1) 이끼 제거 2) 중금속 제거 3) 염소 제거
4) 세균 제거 5) 부유물질 제거

해답 ▸ **38.** 2) **39.** 4) **40.** 2) **41.** 5) **42.** 3) **43.** 4)

44. 경수의 원인이 되는 물질로 적당한 것은?

1) 인 2) 마그네슘 3) 질소
4) 나트륨 5) 염소

해설 경수는 Ca, Mg, Mn 등이 이온물질이 포함된 것으로 일시경수와 영구경수가 있다.
일시경수는 끓이면 불용성물질이 침전되어 연수로 되며 영구경수는 끓여도 불변한다.

45. 우유계 감염병의 특징으로 적당한 것은?

1) 발병률이 낮다.
2) 치명률이 수인성보다 낮다.
3) 수인성보다 잠복기가 짧다.
4) 우유배달 지역과 일치한다.
5) 환자의 발생이 폭발적이지 않다.

46. 수영장의 표백분 표면살포법의 적당한 실시 간격(분)은?

1) 30 2) 60 3) 90
4) 120 5) 180

해답 ▸ **44.** 2) **45.** 4) **46.** 3)

4 주택 및 의복조건

각 문항을 읽고 가장 올바른 답가지 하나를 고르시오.

01. 주택의 보건학적 구비조건으로 옳은 것은?

1) 언덕의 꼭대기에 위치할 것
2) 지하수위 1.5 m 이상일 것
3) 일조가 1시간 이상일 것
4) 폐기물 매립지의 이용은 3년 이상일 것
5) 북향인 곳

해설 폐기물 매립지는 최소 30년 이후에 택지로 활용이 가능하다.

02. 주택의 생리적 요소의 충족을 위한 최소 일조시간은?

1) 2 2) 4 3) 6 4) 8 5) 10

03. 주택의 바람직한 채광방향은?

1) 동향, 동남향 6°
2) 서향, 동서향 6°
3) 남향, 동남향 6°
4) 북향, 동북향 6°
5) 서향, 남서향 6°

04. 실내·외의 가장 적당한 온도차(℃)는?

1) 0~2 2) 2~4 3) 5~7 4) 7~9 5) 10 이상

해설 실내 · 외 이상적인 온도차는 5~7℃이며 7℃ 이상은 불쾌감, 10℃ 이상은 인체에 유해하다.

05. 실내 자연환기의 최대 원동력은?

1) 온도차 2) 습도차 3) 압력차 4) 기류차 5) 일조차

해설 실내 자연환기는 실내외 온도차, 공기의 밀도차, 기체확산, 외기의 풍력에 의해 좌우되며 이중 온도차에 의한 영향이 제일 크다.

06. 실내 최대 자연환기를 위한 중성대 위치는?

1) 바닥 가까이
2) 바닥 1/3지점
3) 중간지점
4) 천정 가까이
5) 관계없음

해답 ▸ **1.** 2) **2.** 2) **3.** 3) **4.** 3) **5.** 1) **6.** 4)

07. 실내의 온도차로 이루어지는 자연환기의 방법은?

1) 송기식 환기　2) 배기식 환기　3) 평형식 환기
4) 공기조절 환기　5) 중력 환기

08. 환기, 채광, 냉·난방의 불량으로 발생할 수 있는 질병으로 적당한 것은?

1) 유행성 출혈열　2) 간흡충증　3) 보툴리늄독소증
4) 호흡기질환　5) 일본뇌염

09. 일반주거지역에서 낮 시간의 소음의 한계(dB)는?

1) 20 dB　2) 30 dB　3) 40 dB
4) 50 dB　5) 60 dB

해설 주택가의 소음은 낮: 50 dB 이하, 밤: 40 dB 이하이다.

10. 자외선이 인체에 미치는 영향으로 옳은 것은?

1) 비타민 D 합성　2) 신진대사 감소　3) 구루병 발생
4) 백혈구 감소　5) 적혈구 파괴 촉진

해설 자외선이 인체에 미치는 영향은 비타민D 합성, 신진대사 촉진, 적혈구 생성 촉진에 의한 호흡능력 증가, 구루병 예방, 창상치료 등이 있으며 과도한 조사로 인해 설안염, 색소침착을 일으키기도 한다.

11. 자연채광의 경우 실평 면적에 대한 창의 유효 면적은?

1) 1/1~1/3　2) 1/4~1/6　3) 1/7~1/9
4) 1/8~1/12　5) 1/13~1/15

12. 자연채광을 위한 최소한의 입사각과 개각은?

1) 입사각 17°, 개각 4°　2) 입사각 17°, 개각 8°
3) 입사각 27°, 개각 4°　4) 입사각 27°, 개각 8°
5) 입사각 27°, 개각 17°

해설 자연채광 시 입사각도는 27° 이상, 개각은 최소한 4° 이상이어야 한다.

해답 ▸ **7.** 5)　**8.** 4)　**9.** 4)　**10.** 1)　**11.** 2)　**12.** 3)

13. 자연채광 시 실내조도를 증가시키기 위한 방법으로 옳은 것은?

1) 창이 높으면 창가는 밝다.
2) 창을 높게 하면 평균 조도가 감소한다.
3) 창의 폭을 증가시키면 수평조도가 감소한다.
4) 동일 면적의 창이면 폭이 좁고 상하가 긴 창이 밝다.
5) 창의 유효면적은 실 평면적의 1/8~1/10이 적당하다.

해설 창의 폭이 고정된 상태에서 창을 높게 하면 창가는 어둡지만 실내 평균조도가 증가한다. 동일면적의 창이면 창을 세로로 설치하는 것이 조도가 증가하며 창의 유효 면적은 1/4~1/6이 적당하다.

14. 인공조명의 고려사항으로 옳은 것은?

1) 가능한 직접조명이어야 한다.
2) 열 발생이 많아야 한다.
3) 유해가스 발생이 없어야 한다.
4) 조도의 변동이 커야 한다.
5) 빛이 하방에서 상방으로 비춰야 한다.

15. 인공조명이 부적절할 때 나타나는 장해로 적당한 것은?

1) 결막염
2) 안구종양
3) 녹내장
4) 가성근시
5) 색맹

해설 인공조명이 부적절하면 눈의 피로, 시력저하, 백내장, 안구진탕증, 가성근시, 작업능률 저하 등이 발생한다.

16. 간접조명의 단점은?

1) 눈의 피로
2) 빛의 불균형
3) 음영
4) 조도 효율의 저하
5) 저가

해설 간접조명의 단점: 조도효율의 저하, 고가, 반사체의 주기적인 청소
직접조명의 단점: 광손실이 크다.

17. 사무실, 도서실의 평균조도(Lux)는?

1) 30~80
2) 50~100
3) 80~120
4) 150~200
5) 200~250

해설 강당, 실내체조장, 대합실: 30~80 Lux, 사무실, 도서실, 교실: 80~120 Lux, 백화점, 지하층, 정밀작업장: 100~200 Lux

해답 ▸ **13.** 4) **14.** 2) **15.** 5) **16.** 4) **17.** 3)

18. 눈의 보호에 좋은 조명방법은?

1) 직접조명 2) 반직접조명 3) 반간접조명
4) 간접조명 5) 측면조명

19. 공부방의 조명원의 양호한 위치는?

1) 우측상단 2) 정면 3) 좌측상단 4) 등 뒤 5) 측면

20. 눈의 보호를 위해 이상적인 조명색은?

1) 적색 2) 형광색 3) 청색 4) 주광색 5) 황색

21. 조도의 균등성 한계치(%)는?

1) 20 2) 30 3) 40 4) 50 5) 60

해설 조도의 균등성 = {(평균조도 − 최저조도)/평균조도} × 100으로 30% 이하가 이상적이다.

22. 피복의 목적과 관계가 없는 것은?

1) 체온조절 2) 신체보호 3) 사회생활 표시
4) 호흡촉진 5) 신체청결

23. 외기에 대한 의복의 체온조절 범위(℃)는?

1) 5~16 2) 10~26 3) 15~36 4) 20~36 5) 25~46

24. 의복의 위생학적 구비조건으로 적당한 것은?

1) 예의
2) 품격
3) 취향
4) 체온 조절
5) 직무 표식

해설 의복의 위생학적 기능으로는 신체 청결과 체온조절 등이 있다.

해답 ▸ **18.** 4) **19.** 3) **20.** 4) **21.** 2) **22.** 4) **23.** 2) **24.** 4)

25. 의복의 이상적인 공기 함유량(ℓ)은?

1) 0~10　2) 10~20　3) 20~30　4) 30~40　5) 40~50

해설 의복내 공기 함유량은 20~30ℓ, 환기량은 400~500 mℓ/hr 정도이다.

26. 안정시 쾌감을 느낄 수 있는 피부온도는?

1) 25℃, 50 ± 10%　2) 28℃, 50 ± 10%　3) 30℃, 50 ± 10%
4) 32℃, 50 ± 10%　5) 34℃, 50 ± 10%

해설 안정시 피부온도는 온도 32℃, 기습 50±10%, 기류 10 cm/sec 이하에서 쾌감을 느낀다.

27. 함기성이 큰 피복재료는?

1) 마직　2) 견직　3) 무명　4) 모직　5) 모피

해설 함기성: 모피(58%) 〉 모직(90%) 〉 무명(70~80%) 〉 마직(50%)

28. 열전도성이 큰 피복재료는?

1) 마직　2) 견직　3) 무명　4) 모직　5) 모피

해설 열전도성과 함기성은 반비례한다. 열전도성은 복사, 전도, 대류의 총합으로 섬유에 열이 전도되어 함기 중에 열이 대류되고 일부 열은 섬유에서 섬유로 복사한다.
열전도율(기준: 대기 100%): 마직(29.5%) 〉 견직(19.2%) 〉 동물털(6.1%)

29. 흡열성에 대한 설명으로 옳은 것은?

1) 백색은 흡열성이 높다
2) 염색된 것이 흡열성이 낮다
3) 표면상태가 복잡하면 흡열성이 낮다
4) 흰색의 반사율은 90%, 흡수율은 10%이다
5) 표면상태의 광택이 없는 것이 흡열성이 낮다

해설 피복의 흡열성은 표면상태가 복잡하고, 광택이 없는 것이 높으며, 색상은 검은색, 염색된 것이 높다. 검은색의 반사율은 10%, 흰색의 반사율은 90%이다.

30. 피복재료의 섬유와 섬유 사이의 공기 함유능력이란?

1) 흡수성　2) 함기량　3) 연소성　4) 흡열성　5) 통기성

해답 ▸ 25. 3)　26. 4)　27. 5)　28. 1)　29. 4)　30. 2)

31. CLO란?

1) 방수력의 단위 2) 흡수력의 단위 3) 보온력의 단위
4) 방한력의 단위 5) 연소력의 단위

해설 1 CLO: 기온 21℃, 기습 50%, 기류 10 cm/sec에서 기초대사 50 kcal/m^2/h로 피부온도 32℃로 유지될 때의 의복 방한력

32. 방한복의 이상적인 CLO는?

1) 1 2) 2 3) 2.5 4) 3 5) 4

해설 보통 작업복: 1 CLO, 방한장갑: 2 CLO, 방한구두: 2.5 CLO, 방한복: 4 CLO

33. 방한 작업복의 구비 조건으로 옳은 것은?

1) 통기성이 클 것 2) 열전도율이 높을 것
3) 함기량이 클 것 4) 피복의 개구부가 넓을 것
5) 보온성이 낮을 것

34. 나체 시(0 CLO) 적당한 기온은?

1) 27±1℃ 2) 30±1℃ 3) 33±1℃ 4) 36±1℃ 5) 39±1℃

35. 침구에서 신체 부위별 온도가 높은 부위는?

1) 요복부 2) 족부 3) 흉부 4) 견부 5) 둔부

해설 침구의 신체 부위별 온도는 요복부 〉 족부 〉 흉부 〉 견부의 순이다.

36. 남성의 경우 이상적인 베개의 높이(cm)는?

1) 5이하 2) 7~9 3) 12~14 4) 16~18 5) 20~22

37. 1CLO의 방한력 범위는?

1) 3℃ 2) 6℃ 3) 9℃ 4) 12℃ 5) 15℃

해설 외기온도 30℃ – 나체, 21℃ – 1 CLO, 12℃ – 2 CLO, 3℃ – 3 CLO일 때 쾌감을 느낀다. 따라서 1 CLO는 9℃이다.

해답 ▸ **31.** 4) **32.** 5) **33.** 3) **34.** 2) **35.** 1) **36.** 2) **37.** 3)

38. 방한구두의 이상적인 CLO는?

1) 1.5 2) 2.5 3) 3.5
4) 4.0 5) 4.0 이상

해설 문32 참조

39. 임신부 구두의 이상적인 높이(cm)는?

1) 3 이하 2) 5 이하 3) 7 이하
4) 9 이하 5) 12 이하

40. 겨울철 의복에 대한 설명으로 옳은 것은?

1) 함기량이 낮을 것 2) 두껍고 무거울 것 3) CLO가 낮을 것
4) 흡수성이 높을 것 5) 열전도율이 낮을 것

해설 겨울철 의복의 열전도성이 높으면 함기량이 낮아지며 의복내 기온이 낮아진다.

41. 가장 좋은 방한복의 방한력(CLO)은?

1) 2 2) 3 3) 4
4) 5 5) 6

42. 여름철 의복에 풀을 먹이면 시원한 이유는?

1) 전도 2) 대류 3) 방습
4) 열차단 5) 방열

해설 의복에 풀을 먹여 경도를 높이면 강제 대류현상이 생겨 시원함을 느낀다.

43. 의복 내 기류와 관계가 있는 것은?

1) 방열작용 2) 호흡작용 3) 신진대사
4) 보온작용 5) 흡수작용

44. 난방이 요구되는 실내의 온도(℃)는?

1) −5 2) 0 3) 5
4) 10 5) 15

해답 ▸ **38.** 2) **39.** 1) **40.** 5) **41.** 3) **42.** 2) **43.** 4) **44.** 4)

5 위생해충과 소독

각 문항을 읽고 가장 올바른 답가지 하나를 고르시오.

01. 위생해충의 일반적인 구제방법에서 발생원 및 서식처를 제거하는 방법은?

1) 환경적 방법
2) 화학적 방법
3) 물리적 방법
4) 생물학적 방법
5) 유전학적 방법

02. 모기, 세균과 같이 병원균의 전파에 특이적 역할을 하는 전파는?

1) 직접
2) 기계적
3) 생물학적
4) 환경적
5) 화학적

해설 생물학적 전파는 모기, 세균과 같은 매개충이 그들의 몸속에서 생활사의 일부를 보내면서 전파시키는 방법이며, 기계적 전파는 파리와 바퀴 같이 단지 병원균을 몸에 묻혀서 질병을 유발시키는 방법이다.

03. 일본뇌염의 전파와 관계 있는 것은?

1) 중국얼룩날개모기(Anopheles)
2) 작은빨간집모기(Culex triaeniorhynchus)
3) 토고숲모기(Aedes togoi)
4) 이집트숲모기(Aedes aegypti)
5) 체체파리(Tsetse fly)

해설 중국얼룩날개모기: 말라리아. 토고숲모기: 사상충, 이집트숲모기: 황열, 뎅구열

04. LD_{50}이란?

1) 사망률
2) 치사량
3) 반수발생률
4) 반수치사량
5) 반수이환율

해설 LD_{50}(Lethal Dose 50)은 실험대상 동물의 50%를 치사시키는 양으로 반수치사량 또는 중앙 치사량이라고 한다.

05. 리케치아성 질환은?

1) 페스트
2) 발진열
3) 유행성출혈열
4) 장티푸스
5) 일본뇌염

해답 ▸ 1. 1) 2. 3) 3. 2) 4. 4) 5. 2)

06. 모기가 매개하는 감염병으로 옳은 것은?

1) 장티푸스 2) 이질 3) 콜레라
4) 사상충병 5) 파라티푸스

해설 말라리아, 일본뇌염, 사상충병, 황열, 뎅기열 등은 모기가 매개하는 감염병이다.

07. 바퀴가 매개하는 감염병으로 옳은 것은?

1) 장티푸스 2) 콜레라 3) 살모넬라
4) 세균성 이질 5) 발진티푸스

해설 발진티푸스는 이가 매개하는 감염병이다.

08. 위생해충의 구제 방법 중 근본적인 방법은?

1) 물리적 2) 환경적 3) 생물학적
4) 화학적 5) 생화학적

해설 환경적 방법은 하수시설, 음식물 찌꺼기, 주방환경 개선을 통해 발생률과 서식처를 제거하는 가장 근본적인 방법이다.

09. 위생해충에 대한 화학적 구제방법의 구비 조건으로 옳은 것은?

1) 인축에 대한 독성이 강해야 한다. 2) 환경오염이 적어야 한다.
3) 잔류효과가 없어야 한다. 4) 살충작용의 범위가 넓어야 한다.
5) 효과의 발생이 충분히 지연되어야 한다.

해설 화학약품은 대상해충의 살충효과가 높고 범위는 좁아야 하며 인축에 대한 독성이 적어야 한다.

10. 천적을 이용한 위생해충의 구제방법은?

1) 물리적 2) 환경적 3) 생물학적
4) 화학적 5) 성충구제

해설 생물학적 방법: 천적이용, 물리적 방법: 광포집성장치, 덫
화학적 방법: 화학약품, 환경적 방법: 환경개선

11. 불임웅충 방사법을 사용하는 위생해충 구제방법은?

1) 환경적 2) 물리적 3) 생물학적
4) 화학적 5) 기계적

해답 ▸ **6.** 4) **7.** 5) **8.** 2) **9.** 2) **10.** 3) **11.** 3)

12. **불임제 살포를 이용하는 위생해충 구제방법은?**

1) 환경적 2) 물리적 3) 생물학적
4) 화학적 5) 기계적

13. **쥐에 특성에 관한 설명으로 옳은 것은?**

1) 채식성이다.
2) 감각기가 발달되어 있다.
3) 수명은 10년 이상이다.
4) 야외에서만 생활한다.
5) 1회에 1마리만 분만한다.

해설 쥐는 잡식성으로 수명은 1년 정도이다. 1회에 8~12마리 정도 분만하며, 주로 가주성 쥐로 인한 질병 감염 사례가 많다.

14. **위생해충의 장기적인 구제방법은?**

1) 환경적 2) 물리적 3) 생물학적
4) 화학적 5) 기계적

15. **작은빨간집모기의 매개 감염병으로 옳은 것은?**

1) 말라리아
2) 일본뇌염
3) 황열
4) 사상충병
5) 뎅기열

16. **바퀴가 매개하는 바이러스성 감염병으로 옳은 것은?**

1) 장티푸스 2) 결핵 3) 파상풍
4) 세균성이질 5) 폴리오

17. **중국얼룩날개모기가 매개하는 감염병으로 옳은 것은?**

1) 일본뇌염 2) 황열 3) 말라리아
4) 발진티푸스 5) 사상충증

해답 ▸ **12.** 4) **13.** 2) **14.** 1) **15.** 2) **16.** 5) **17.** 3)

18. 위생해충과 매개질환의 연결이 옳은 것은?

1) 모기: 발진열, 페스트
2) 이: 발진티푸스, 재귀열
3) 벼룩: 일본뇌염
4) 파리: 사상충, 황열
5) 바퀴: 유행성출혈열, 쯔쯔가무시병

해설 모기: 일본뇌염, 말라리아, 사상충, 황열, 뎅기열
파리: 장티푸스, 콜레라, 이질, 디프테리아, 파라티푸스.
벼룩: 발진열, 페스트
진드기: 유행성출혈열, 쯔쯔가무시병

19. 구서작업의 이상적인 시기는?

1) 봄
2) 여름
3) 가을
4) 늦가을
5) 겨울

해설 쥐의 개체군 밀도가 가장 낮은 시기가 구서의 적당한 시기이다.

20. 쥐가 매개하는 질병과 연결이 옳은 것은?

1) 세균성 – 페스트
2) 리케치아 – 유행성출혈열
3) 바이러스성 – 쯔쯔가무시증
4) 기생충 – 발진열
5) 세균성 – 선모충증

해설 세균성: 페스트, 서교열, 렙토스피라증, 살모넬라 등 세균성 소화기 질환
리케치아성: 발진열, 쯔쯔가무시명
바이러스성: 유행성 출혈열
기생충: 선모충증, 아메바성이질, 리슈마니아증

21. 생물학적 전파와 해당 질병의 연결이 옳은 것은?

1) 발육형 – 발진티푸스, 발진열
2) 증식형 – 페스트, 황열
3) 발육, 증식형 – 재귀열, 록키산 황반열
4) 배설형 – 말라리아
5) 경란형 – 사상충증, 로아로아(Loa Loa)

해설 발육형: 사상충증, 로아로아(Loa Loa)
증식형: 페스트, 뎅기열, 황열, 발진티푸스, 재귀열, 발진열
발육증식형: 말라리아, 수면병
배설형: 발진티푸스, 발진열, 페스트
경란형: 재귀형, 록키산 홍반열

22. 쯔쯔가무시병의 매개 곤충은?

1) 파리
2) 모기
3) 진드기
4) 이
5) 바퀴

해설 쯔쯔가무시증의 매개체는 참진드기이다.

해답 ▸ **18.** 2) **19.** 5) **20.** 1) **21.** 2) **22.** 3)

23. 파리, 모기의 근본적인 구제 방법은?

1) 유충의 제거　2) 성충의 제거　3) 서식처 제거
4) 살충제 분무　5) 천적이용

24. 이가 전파하는 질병은?

1) 일본뇌염　2) 장티푸스　3) 파상풍
4) 발진티푸스　5) 유행성출혈열

25. 자외선 량에 대한 설명으로 옳은 것은?

1) 여름보다 겨울에 많다.　2) 고지대보다 저지대가 많다.
3) 북극보다 적도지역에 많다.　4) 주택가보다 공장지에 많다.
5) 농촌보다 도시에 많다.

26. 화학적 소독법으로 옳은 것은?

1) 희석　2) 석탄산 소독법　3) 자외선 살균법
4) 냉동법　5) 열처리법

해설 석탄산소독은 화학적 소독법이다.

27. 생명선의 파장은?

1) 2500 ~ 2800Å　2) 2900 ~ 3200Å　3) 3200 ~ 3600Å
4) 3600 ~ 4000Å　5) 4000 ~ 4400Å

28. 자외선 살균법에 이용하는 파장 범위(Å)는?

1) 2000 ~ 2300　2) 2500~2800　3) 3000 ~ 3300
4) 3500 ~ 3800　5) 4000~4400

해설 자외선의 파장범위는 20~4000Å으로 이중 2500~2800Å에서 가장 살균력이 높다.

해답 ▸ **23.** 3)　**24.** 4)　**25.** 3)　**26.** 2)　**27.** 2)　**28.** 2)

29. 자외선이 인체에 미치는 영향으로 옳은 것은?

1) 비타민 K 형성
2) 괴혈병 예방
3) 살균작용
4) 피부암 예방
5) 적혈구 감소

해설 장점: 살균작용, 적혈구 증가, 신진대사 촉진, 비타민 형성, 세포감염 저항력 증가.
단점: 설안염, 피부암, 피부색소 침착

30. 냉동법의 목적은?

1) 살균작용
2) 미생물의 멸균
3) 미생물의 증식억제
4) 아포형성균 파괴
5) 소독효과

해설 냉동법은 0℃ 이하에서 음식물을 저장하여 균의 번식활동을 억제하는데 있다.

31. 자외선살균법으로 물을 소독하는 파장범위(Å)는?

1) 0~900
2) 900~1800
3) 1800~2000
4) 2500~2800
5) 3000~4000

32. 아포를 형성한 미생물을 완전 사멸시키는 방법은?

1) 고압증기 멸균법
2) 화염 멸균법
3) 습열 멸균법
4) 저온 멸균법
5) 자외선 멸균법

해설 고압증기 멸균법은 100 psi(115℃, 1690기압)에서 30분간 처리함으로써 미생물을 완전 사멸시킨다.

33. 우유, 포도주의 멸균처리법은?

1) 습열 멸균법
2) 저온 멸균법
3) 건열 멸균법
4) 화염 멸균법
5) 고압증기 멸균법

해설 우유: 63℃, 30분, 포도주: 55℃, 10분

34. 100℃끓는 물에 15~20분간 처리하는 멸균방법은?

1) 화염 멸균법
2) 건열 멸균법
3) 습열 멸균법
4) 저온 멸균법
5) 고압증기 멸균법

해설 습열멸균법은 자비소독이라도고 하며 100℃, 15~20분간 끓이는 방법으로 식기류, 주사기 등에 이용한다.

해답 ▸ **29.** 3) **30.** 3) **31.** 4) **32.** 1) **33.** 2) **34.** 3)

35. 자외선 조사의 적용대상으로 적당한 질환은?

1) 골절　　2) 피부암　　3) 폐결핵
4) 창상　　5) 구루병

36. 소독에 관한 설명으로 옳은 것은?

1) 소독력의 강도는 멸균보다 살균이 높다.
2) 저온멸균은 가구, 의류, 약물처리에 이용된다.
3) 멸균은 아포를 형성하는 모든 균을 제거하는 것이다.
4) 수시소독은 퇴원, 격리, 사망시 완전히 소독하는 것을 말한다.
5) 종말소독은 환자의 물건, 음식물 등을 지속적으로 소독하는 것을 말한다.

해설 저온멸균은 우유, 포도주, 아이스크림 원료 등의 아포를 형성하지 않은 세균을 멸균하는데 이용한다.

37. 소독약의 살균력 측정 시험의 지표로 사용하는 것은?

1) 승홍　　2) 석탄산　　3) 크레졸
4) 알코올　　5) 과산화수소

해설 석탄산계수 = 소독약의 희석배수/석탄산 희석배수

38. 석탄산 희석 배수란?

1) 어떤 균주를 20℃에서 5분에 살균할 수 있는 석탄산의 희석 배수
2) 어떤 균주를 20℃에서 10분에 살균할 수 있는 석탄산의 희석 배수
3) 어떤 균주를 20℃에서 5분에 살균할 수 있는 알코올 희석 배수
4) 어떤 균주를 20℃에서 10분에 살균할 수 있는 알코올의 희석 배수
5) 어떤 균주를 20℃에서 5분에 살균할 수 있는 승홍의 희석 배수

해설 어떤 균주를 20℃에서 10분에 살균할 수 있는 석탄산의 희석배수이며 이때 시험균주는 황색포도상구균 또는 장티푸스균을 이용한다.

39. 석탄산 계수란?

1) 소독약의 희석배수 / 승홍의 희석배수
2) 소독약의 희석배수 / 크레졸의 희석배수
3) 소독약의 희석배수 / 알코올의 희석배수
4) 소독약의 희석배수 / 석탄산의 희석배수
5) 소독약의 희석배수 / 과산화수소의 희석배수

해답 ▸ **35.** 5)　**36.** 3)　**37.** 2)　**38.** 2)　**39.** 4)

40. 화학적 소독법에 사용하는 화학약품의 구비 조건으로 옳은 것은?

1) 높은 살균력　2) 높은 독성　3) 낮은 안정성
4) 낮은 용해성　5) 높은 부식성

해설 살균력, 용해성, 안정성이 높고, 독성 부식성, 표백성이 낮거나 없어야 한다.

41. 손세척, 오물소독에 이용하는 소독약품은?

1) 석탄산　2) 크레졸　3) 승홍
4) 알코올　5) 과산화수소

42. 구내염, 인두염, 상처소독에 사용하는 소독약품은?

1) 석탄산　2) 크레졸　3) 승홍
4) 알코올　5) 과산화수소

43. 알코올의 최대 살균력을 나타내는 농도(%)는?

1) 55　2) 65　3) 75　4) 85　5) 95

44. 하수, 오물, 변소 소독에 이용하는 소독약품은?

1) 석탄산　2) 크레졸　3) 승홍
4) 생석회　5) 알코올

해설 생석회를 이용해 변소 소독을 이용하면 결핵균, 아포형성균에 효과가 있다.

45. 강한 냄새가 나고 독성이 있으며 금속 부식성을 갖고 있는 소독약품은?

1) 크레졸　2) 석탄산　3) 과산화수소　4) 알코올　5) 역성비누

해설 석탄산의 단점: 독성, 취기, 금속부식성, 피부점막 자극성

46. 석탄산 계수가 2, 석탄산 희석배수가 25일 때 실제 소독약의 희석배수는?

1) 20　2) 30　3) 40　4) 50　5) 60

해설 석탄산 계수 = 소독약의 희석배수/석탄산의 희석배수

해답 ▸ **40.** 1)　**41.** 2)　**42.** 5)　**43.** 3)　**44.** 4)　**45.** 2)　**46.** 4)

47. 맹독성으로 치사량이 1 g인 소독약품은?

1) 크레졸 2) 승홍 3) 과산화수소 4) 알코올 5) 석탄산

48. 소독약품과 연결이 옳은 것은?

1) 석탄산 – 피부소독 2) 크레졸 – 분변 3) 생석회 – 손세척
4) 과산화수소 – 상처소독 5) 알코올 – 오물

해설 과산화수소는 입안세척과 상처소독에 사용한다.

49. 채소 및 과실류에 사용하는 소독법은?

1) 크레졸 2) 알코올 3) 열탕 4) 승홍 5) 크로르칼키

해설 채소, 과일을 크로르칼키 100 ppm에 30분간 담근다.

50. 자비소독에 대한 설명으로 옳은 것은?

1) 아포형성균에 효과가 있다.
2) 건열멸균법이라고도 한다.
3) 식기, 도자기, 의류 등을 소독한다.
4) 200℃에서 5분간 처리한다.
5) 영양물질 파괴를 감소시킨다.

51. 유통증기간헐 멸균법의 처리 시간과 회수는?

1) 10분, 2회/일 2) 10분, 3회/일 3) 30분, 2회/일
4) 30분, 3회/일 5) 50분, 3회/일

52. 식품소독에 이용되는 소독제는?

1) 석탄산 2) 승홍 3) 약용비누 4) 역성비누 5) 알코올

해설 역성비누 0.01~0.1% 용액을 사용하며 독성과 자극성이 없어 식품소독에 이용한다.

53. 소독약품과 사용농도의 연결이 옳은 것은?

1) 석탄산 – 10% 2) 크레졸 – 30% 3) 과산화수소 – 30%
4) 승홍 – 3% 5) 에틸알코올 – 75%

해설 석탄산: 3%, 크레졸: 3%, 과산화수소: 3%, 승홍 : 0.1%, 알코올류: 70~75%

해답 ▸ **47.** 2) **48.** 4) **49.** 5) **50.** 3) **51.** 4) **52.** 4) **53.** 5)

54. 살균작용에 따른 소독제의 연결이 옳은 것은?

1) 산화작용 – 강산, 강알칼리
2) 단백응고작용 – 알코올
3) 효소의 불활성화작용 – 석탄산, 알코올
4) 가수분해작용 – 석탄산, 크레졸
5) 복합작용 – 크레졸

해설 산화작용: 석탄산, 크레졸, 알코올
균체 단백응고작용: 석탄산, 크레졸, 알코올
가수분해작용: 강산, 강알칼리
균체효소의 불활성화작용: 석탄산, 알코올
복합작용: 석탄산, 알코올

55. 방역에 사용되는 소독제는?

1) 석탄산
2) 역성비누
3) 과산화수소
4) 알코올
5) 약용비누

해설 석탄산(phenol)은 방역용으로 3% 수용액을 사용한다.

56. 크레졸에 대한 설명으로 옳은 것은?

1) 3% 용액으로 사용한다.
2) 상처소독에 사용한다.
3) 구강세척제로 이용된다.
4) 석탄산계수는 10이다.
5) 크레졸은 비누액으로 사용할 수 없다.

해설 물과 크레졸 비누액을 97 : 3으로 섞어 사용, 석탄산계수는 2, 손, 오물, 객담의 소독에 사용

57. 포자형성균의 효과적인 소독법은?

1) 자비소독
2) 건열소독
3) 고압증기멸균
4) 저온멸균
5) 알코올소독

58. 자비멸균법보다 고압증기멸균법으로 효과를 볼 수 있는 세균은?

1) 살모넬라균
2) 포자형성균
3) 장티푸스균
4) 결핵균
5) 폴리오바이러스

59. 우유의 초고온 순간 멸균법으로 옳은 것은?

1) 100℃, 2초
2) 100℃, 5초
3) 100℃, 10초
4) 135℃, 2초
5) 135℃, 5초

해답 ▸ **54.** 3) **55.** 1) **56.** 1) **57.** 3) **58.** 1) **59.** 4)

60. 초음파 멸균법에 사용하는 파장은?

1) 1,000 Hz 이상 2) 3,000 Hz 이상 3) 5,000 Hz 이상
4) 7,000 Hz 이상 5) 9,000 Hz 이상

해설 8,800 Hz 이상에서 살균력이 있으며 20,000 Hz 이상에서 강력한 살균력이 있다.

61. 물리적 소독방법인 것은?

1) 석탄산 2) 알코올 3) 승홍
4) 자외선 5) 과산화수소

62. 감염병 환자의 퇴원, 격리, 사망시 시행하는 소독은?

1) 간헐소독 2) 임시소독 3) 수시소독
4) 지속소독 5) 종말소독

해설 수시소독(지속소독): 환자물건, 음식물, 접촉자에 대한 소독
종말소독: 퇴원, 격리, 사망시 완전히 소독

63. 소독력이 가장 좋은 순서대로 나열된 것은?

1) 멸균 〉 소독 〉 방부 2) 멸균 〉 방부 〉 소독 3) 소독 〉 방부 〉 멸균
4) 소독 〉 멸균 〉 방부 5) 방부 〉 소독 〉 멸균

해설 멸균(sterilization): 아포를 형성한 모든 균의 파괴
소독(disinfection): 병원균을 파괴해 감염력을 없애는 것
방부(anticeptic): 미생물의 성장을 억제하여 음식물의 부패와 발효를 방지하는 것

64. Dorno선에 대한 설명으로 옳은 것은?

1) 파장은 3800~4200Å이다. 2) 일명 건강선이다.
3) 고지대보다 저지대에 많다. 4) 자외선의 범위 중 살균력이 가장 낮다.
5) 신진대사를 억제시킨다.

해설 자외선의 살균력이 가장 큰 범위는 2500~2800Å이다.

해답 ▸ **60.** 5) **61.** 4) **62.** 5) **63.** 1) **64.** 2)

3 환경관리

1. 환경기준

1) 대기

(1) 세계의 3대 과제(3ps): 인구(population), 빈곤(poverty), 오염(pollution)

(2) 대기환경기준

① SO_2, NO_2: 연간평균치 0.05 ppm 이하

② CO: 1개월 평균치 8 ppm 이하

③ 부유분진: 연간 평균치 150 g/m^3 이하

④ 옥시단트(oxidant): 연간 평균치 0.02 ppm 이하

⑤ 탄화수소: 연간 평균치 3 ppm 이하

(3) 주요 대기오염의 형태

① London Smog(1952.12.5~9): 겨울아침, 무풍, 황화물, 4000명 사망

② Meuse Vally Smog: 1930년 Belgium의 Meuse vally, 유황 금속산화물, 기온역전, 63명 사망

③ Donora Smog: 1948년 10월 Pensilvenia 북서부, 무풍, 기온역전, 17명 사망

④ O_3 Layer파괴: plankton 멸종, 피부암

⑤ Acid rain: pH 5.6 이하, 식물의 수분흡수 억제, 토양의 유기물 분해 방지, 건물, 교량 등의 부식

(4) 대기오염의 3대 측정지표: SO_2, 분진, 매연

(5) 대기오염의 피해

① 인체에 대한 피해: 호흡기질환, 시야 방해, 불쾌감

② 식물에 대한 피해: 농작물 생장 억제, 조직파괴

③ 재산상의 피해: 건물수명 단축, 세탁물 오염

④ 자연환경의 악화: 쾌적한 생활 저해

(6) 대기 측정방법

① 매연(검댕) 농도측정: Ringelmann Smoke Chart(0~5°)

- 검댕량 = 도수 × 20%
- 기준초과: 3° 이상

② 강하먼지법: ton/km^2/month

③ 부유먼지법: g/m^3 of air

2) 수질

(1) 수질기준

카드뮴(Cd): 0.1 mg/l 이하

비소(As): 0.05 mg/l 이하

연(Pb): 0.1 mg/l 이하

6가크롬(Cr + 6): 0.05 mg/l 이하

수은, 유기인, 시안, PCB: 검출되서는 안됨

(2) 수질오염지표

용존산소량(DO): 5 ppm 이하 - 생물 생존 불가능

생화학적 산소요구량(BOD): 5 ppm 이상 - 생물 생존 불가능

화학적 산소요구량(COD): 미생물이 살 수 없는 수질 측정기준 - $KMnO_3$ 이용

대장균검사: 50 cc 중 미검출. 다른 병원성 미생물의 존재를 간접시사.

MPN(최적확수): 대장균수/100 ml - 일반적으로 이것을 사용함.

부유물질검사(ss): 부상질, 침전질, colloid성 물질, 부상성막

(3) 주요 수질오염 사건

이따이이따이병: 카드뮴

미나마타병: 유기수은

가네미사건: PCB(poly chlorinated biphenyl)

해양적조: 부영양화

(4) 수질오염의 피해

① 인체 피해: 유독물질에 의한 사망, 질병

② 생태적 파괴

③ 물의 이용저해: 상수오염

④ 경제적 손실

3) 소음

(1) 소음의 기준(dB)

	낮	밤
일반지역(주거·준주거지역)	50	40
도로변지역(주거·준주거지역)	65	55

(2) 피해

① 도시공해 중 가장 빈도가 높다.

② 청력장해: 90 dB 이상 – 내이변화, 100 dB – 청력손실,
140 dB 이상 – 통각, 90~120 dB – 직업성 난청

③ 생체기능장해: 소화기능 저하, 혈압상승, 호흡억제, 불면, 신경과민

④ 작업능률저하: 통신기능 저하, 기록력 저하

2. 하수처리

1) 분뇨처리방식

(1) 자가정화처리

① 부패조: 고형물 침점 – 침전물의 혐기성분해 – 소화작용

② 여과조: 고형물질 여과 – 여과재 표면에 호기성 세균 발육시킴

③ 산화조: 공기, 물의 접촉, 호기성 세균의 의한 정화

④ 소독조: 염소제 사용

(2) 종말처리: 물리, 화학, 생물학적 처리, 현대식 위생처리 방법

(3) 소화처리: 28~35℃, 30일간 처리, 혐기성균에 의한 분해

(4) 화학처리: 황산염, 황산동, 석회 등의 사용

(5) 비료처리: 분뇨의 농촌환원

(6) 해양투기: 해수의 자정작용 이용

2) 하수처리 방법

(1) 예비처리: 스크린 – 침사 – 침전

(2) 본처리

① 호기성 처리: 살수 여과법, 활성오니법, 접촉여상법, 산화지법

② 혐기성 처리: septic tank, Imhoff tank

(3) 오니처리: 소각, 매몰, 해양투기, 육상투기, 사상건조법

3. 폐기물처리

1) 폐기물의 분류

(1) 일반 폐기물: 주개, 가연성 진개, 불연성 진개

(2) 특정 폐기물: 사람이나 환경에 유해한 물질

2) 폐기물 처리 방법

(1) 일반 폐기물 처리 방법

① 소각법: (장) 처리 장소가 적다, 위생적이다, 기후의 영향을 안 받는다. 운송비가 적다, 소각열의 이용

(단) 분리수거식이 선행, 초기건설비용이 많다, 소각장소의 선정애로, 대기오염

② 매립법 : 매립경사 30°, 매립높이 2 m 이상과 20 cm 복토. 최종 복토는 0.6~ 1.0 m

수심 1 m 이상 소택지는 토사 매립후 쓰레기매립

(장) 처리용이, 저렴

(단) 지하수 오염, 악취, 위생해충

③ 퇴비화처리

④ 마쇄법

⑤ 투기법

(2) 특정 폐기물 처리 방법

① 매립법

② 소각법

③ 물리·화학처리법: 에멀젼, 중화처리, 독성제거처리

④ 플라즈마처리법

1 환경기준

각 문항을 읽고 가장 올바른 답가지 하나를 고르시오.

01. 환경문제에서 세계의 당면과제로 일컫는 3P가 의미하는 것은?

1) 인구, 빈곤, 평화　2) 인구, 빈곤, 환자　3) 인구, 빈곤, 오염
4) 인구, 오염, 만족　5) 인구, 오염, 원칙

02. 국제인간환경회의의 내용과 관계가 있는 것은?

1) 습지 보호에 대한 구체적인 선언이다.
2) 개도국은 선진국보다 경제개발을 우선하여야 한다.
3) 도시의 발전을 위해 경제개발 계획이 우선되어야 한다.
4) 유해배출물질이 생태계의 회복에 영향을 주어서는 안된다.
5) 자연 생태계를 활용하여 천연자원을 최대한 확보하여야 한다.

03. UN의 환경전문기구는?

1) IMF　2) ILO　3) WHO
4) WMO　5) UNEP

해설 UNEP(UN Environment Planning): 유엔환경계획기구

04. 주로 플라스틱 등 도시 쓰레기의 소각 시 발생하는 대기오염물질인 것은?

1) 질소산화물　2) 황산화물　3) 알데하이드
4) 오존　5) 다이옥신

해설 다이옥신은 쓰레기의 소각, 섬유화학제품 제조, 농약관련, 산업폐수 등에서 많이 발생하는 내분비계교란물질이다.

05. 대기오염물질의 하나로 성층권에 존재하며 자외선 흡수역할을 하는 물질은?

1) 헬륨　2) 이산화질소　3) 오존
4) 벤젠　5) 일산화탄소

해답 ▸ **1.** 3)　**2.** 2)　**3.** 5)　**4.** 2)　**5.** 5)

06. 링겔만 비탁표의 도수 분포는?

1) 0~4도 2) 0~5도 3) 1~4도
4) 1~5도 5) 1~6도

해설 링겔만 매연농도측정표(비탁표)는 0~5도로 나뉘며 검댕은 2도 이하로 규정한다.

07. 링겔만 매연농도측정표에서 매연농도 2도란?

1) 0% 2) 20% 3) 40%
4) 60% 5) 80%

해설 링겔만 비탁표

	백색부분	매연농도
0도	100%	0%
1도	80%	20%
2도	60%	40%
3도	40%	60%
4도	20%	80%
5도	0%	100%

08. 환경정책기본법상 아황산가스(SO_2)의 년간 평균치(ppm)는?

1) 0.01 2) 0.02 3) 0.03
4) 0.04 5) 0.05

09. 수질오염과 관련된 형태로 옳은 것은?

1) 런던 스모그 2) 뮤즈벨리 사건 3) 가네미 사건
4) 도노라 사건 5) 베이징 스모그

해설 가네미 사건은 1986년 일본 기타 규슈시에서 PCB에 의해 발생한 수질오염사건이다.

10. 대기오염의 3대 측정지표는?

1) SO_2, NO_2, 분진 2) SO_2, NO_2, 매연 3) SO_2, 분진, 매연
4) SO_2, NO_2, CO 5) SO_2, Ne, CO

11. 도시의 오염물질이 먼지지붕을 형성하여 기온이 높아지는 현상은?

1) 산성비 2) 황사 현상 3) 열섬 현상
4) 스모그 현상 5) 사막화 현상

해답 ▸ 6. 2) 7. 3) 8. 5) 9. 3) 10. 3) 11. 3)

12. 대기의 2차 오염물질인 것은?

1) PAN 2) NO_x 3) SO_x 4) CO 5) HC

해설 PAN, Smog 등은 1차 오염물질이 광화학적 반응에 의해 생성되는 2차 오염물질이다.

13. 스모그(smog)에 관한 설명으로 옳은 것은?

1) 1차 오염물질이다.
2) smoke와 fog의 합성어이다.
3) 오존층 파괴에 의해 발생한다.
4) 해수면의 온도 상승에 의해 발생한다.
5) 미나마타사건이 대표적인 스모그에 의한 대기오염이다.

14. 대기오염에 의한 건강장애로 적당한 것은?

1) 말라리아 2) 식도염 3) 인후두염
4) 간염 5) 관절염

15. 식물에 큰 피해를 주는 물질은?

1) CO 2) CO_2 3) CH 4) NO_2 5) SO_2

16. 경유를 사용하는 자동차의 배기가스에서 문제가 되는 물질은?

1) CH 2) CO 3) CO_2 4) 분진 5) SO_2

17. 지구 온난화 현상과 관계가 깊은 물질은?

1) NO_2 2) CO 3) CO_2 4) 분진 5) SO_2

18. 산성비의 효과에 대한 설명으로 옳은 것은?

1) pH 7 이상이다. 2) NO_x, SO_x가 원인이다.
3) 하천의 오염물질을 희석한다. 4) 식물의 수분흡수를 감소시킨다.
5) 토양의 유기물 분해를 촉진한다.

해설 산성비는 식물의 수분흡수를 억제하고 토양의 유기물 분해를 방해하여 식물의 생장을 저해한다.

해답 ▸ 12. 1) 13. 4) 14. 3) 15. 5) 16. 5) 17. 3) 18. 2)

19. 오존층 파괴의 주요 물질은?

1) CO 2) SO_x 3) NO_x
4) CFC 5) Smog

20. 링겔만 비탁측정의 목적은?

1) 분진량 2) 매연량 3) 오존량
4) SO_x량 5) NO_x량

21. 링겔만 비탁도에 의한 매연 배출 허용기준은?

1) 1도 2) 2도 3) 3도
4) 4도 5) 5도

22. 적도 부근 태평양의 해수면 온도상승으로 인한 환경변화 현상은?

1) 황사현상 2) 엘니뇨 현상 3) 라니냐 현상
4) 온실 효과 5) 쯔나미 발생

해설 공해 요인은 대기오탁, 수질오탁, 소음, 산업체 폐기물 오염, 방사선 오염, 악취 등이 있다.

23. 실내공기 오염의 지표로 사용하는 것은?

1) SO_2 2) NO_2 3) CO_2 4) 분진 5) 매연

해설 CO_2는 실내오탁의 지표로 사용한다.

24. 대기오염을 유발하는 주요 원인은?

1) 저기압 2) 고기압 3) 기온역전
4) 저온·저습 5) 고온·고습

25. 대기오염 사건과 관계 있는 것은?

1) 미나마타병 2) 이따이이따이병 3) 가네미 사건
4) 뮤즈벨리 사건 5) 해양 적조 현상

해설 Meuse Valley 사건은 1930년 Belgium의 Meuse계곡에서 발생한 대기오염의 한 형태이다.

해답 ▸ **19.** 4) **20.** 2) **21.** 2) **22.** 2) **23.** 3) **24.** 3) **25.** 4)

26. 이따이이따이병의 원인 물질은?

1) 유기수은 2) 카드뮴 3) PCB
4) 납 5) 비소

해설 이따이이따이: 카드뮴(Cd), 미나마타병: 유기수은(Hg), 가네미사건: PCB

27. 해양 적조 현상과 관계가 있는 것은?

1) 부영양화 현상과 관련이 있다.
2) 해수면의 온도 상승에 의해 발생한다.
3) 해수면의 온도 하강에 의해 발생한다.
4) 양식 어패류의 생장이 과도하게 촉진된다.
5) 플랑크톤의 수가 급속히 감소하여 수중산소가 포화된다.

28. 링겔만 농도표와 관련이 있는 것은?

1) 가정 폐수 2) 산업 폐수
3) 축산 폐수 4) 매연 배출
5) 적조 현상

29. 도시하수가 하천으로 유입되어 발생하는 현상으로 옳은 것은?

1) 오염도가 감소한다. 2) 부유물질이 감소한다.
3) COD가 감소한다. 4) BOD가 감소한다.
5) DO가 감소한다.

해설 용존산소(DO)는 유기물의 부패성물질의 유입 시 감소한다.

30. 과망간산칼륨($KMnO_3$)을 이용하는 수질오염 지표는?

1) COD 2) BOD 3) DO
4) 대장균검사 5) 부유물질검사

해답 ▸ 26. 2) 27. 1) 28. 4) 29. 5) 30. 1)

31. 생화학적 산소요구량(BOD)에 대한 설명으로 옳은 것은?

1) 수질이 오염되면 BOD는 감소한다.
2) BOD는 대기오염의 측정지표이다.
3) 5 ppm 이하에서 생물의 생존이 가능하다.
4) 미생물이 살 수 없는 수질 측정의 기준이 된다.
5) 1 ℓ의 물을 20℃에서 10일간 저장하여 소비된 산소의 량을 측정한다.

해설 BOD는 1 ℓ, 20℃, 5일간 저장하여 측정하며 소비된 산소량이 5 ppm 이상이면 생물의 생존이 불가능하다.

32. 수질검사에 대한 설명으로 옳은 것은?

1) 대장균 검사는 수질 오염을 간접 시사한다.
2) 하천의 오염 측정은 COD를 이용한다.
3) BOD가 낮으면 수질오염이 심하다는 의미이다.
4) DO가 높으면 수질 오염이 심하다는 의미이다.
5) 공장폐수에 의한 수질의 측정은 BOD를 이용한다.

해설 용존산소(DO)가 5 ppm 이하에서는 생물생존이 불가능하다. DO가 높다는 것은 수중에 포함되어 있는 산소의 량이 많다는 것을 의미한다.

33. 1등급 하천수의 MPN은?

1) 1 이하
2) 50 이하
3) 100 이하
4) 1,000 이하
5) 5,000 이하

해설 MPN(most probable number) = 대장균수/100 mℓ 이며 1등급: 50 이하, 2등급: 1,000 이하, 3등급: 5,000 이하이다.

34. 부영양화를 일으키는 유기성 물질은?

1) 칼슘, 칼륨
2) 수은, 탄소
3) 질산염, 인산염
4) 인, 농약
5) 황산1, 2철

해설 플랑크톤의 증식을 일으키는 유기성 영양물은 질산염, 인산염, 탄산염, 암모늄염 등이 있다.

35. 대장균의 수질 판정 기준은?

1) 1 cc 중 100을 넘지 않는다.
2) 10 cc 중 100을 넘지 않는다.
3) 50 cc 중 검출되지 않는다.
4) 50 cc 중 100을 넘지 않는다.
5) 100 cc 중 100을 넘지 않는다.

해설 일반 세균수는 1 cc 중 100을 넘지 않아야 하며, 대장균은 50 cc에서 검출되지 않아야 한다.

해답 ▸ **31.** 3) **32.** 1) **33.** 2) **34.** 3) **35.** 3)

36. 1ppm이란?

1) 1/1,000　2) 1/10,000　3) 1/100,000
4) 1/1,000,000　5) 1/100,000,000

해설 ppm은 part per million, 즉 1/1,000,000

37. 도시 공해 중 발생빈도가 높은 것은?

1) 수질오염　2) 토양오염　3) 대기오염
4) 악취　5) 소음

38. 일반주거 지역의 낮과 밤의 소음기준은(dB)?

1) 40과 50　2) 50과 40　3) 50과 50
4) 60과 50　5) 50과 60

39. 음의 강도 단위는?

1) phone　2) dB　3) Hz
4) cycle　5) mg/cm^3

40. "소음의 허용기준은 90dB에서 ( )시간을 기준으로 ( )dB 증가할 때마다 허용시간이 1/2로 감소되는 법칙을 적용한다." 빈 칸에 맞는 조합을 고르시오.

1) 2 시간, 5 dB　2) 4 시간, 5 dB
3) 4 시간, 10 dB　4) 8 시간, 5 dB
5) 8 시간, 10 dB

41. 청력장해에 대한 설명으로 옳은 것은?

1) 개인의 감수성과 관련이 없다.
2) 30 dB 이상에서 내이변화가 생긴다.
3) 200 dB 이상에서 청력손실이 생긴다.
4) 폭로 시간이 길면 장해의 빈도가 높다.
5) 일시적 난청은 비가역적 장해를 발생시킨다.

해설 90 dB 이상: 내이변화, 90~120 dB: 직업성난청

해답 ▸ **36.** 4)　**37.** 5)　**38.** 2)　**39.** 2)　**40.** 4)　**41.** 4)

42. 소음의 허용기준에서 소음강도가 100dB 일 때 1일 노출 허용시간은?

1) 8시간　　2) 4시간　　3) 2시간
4) 1시간　　5) 30분

43. 직업성 난청을 일으키는 소음의 강도(dB)는?

1) 60~90　　2) 90~120　　3) 120~150
4) 150~180　　5) 180 이상

44. 소음의 평가지수 단위는?

1) dB　　2) sone　　3) phone
4) NRN　　5) Hz

해설 NRN(noise rating number)은 소리의 시끄러운 정도를 종합적으로 평가한다.

해답 ▸ **42.** 3)　**43.** 2)　**44.** 4)

2 하수처리

각 문항을 읽고 가장 올바른 답가지 하나를 고르시오.

01. 강우 등의 영향으로 오염원의 배출 확인이 어려운 것은?

1) 공장폐수 2) 생활하수 3) 축산폐수
4) 광산폐수 5) 비점오염원

02. 하수처리의 대상으로 옳은 것은?

1) 지표수 2) 천수 3) 복류수 4) 농업폐수 5) 지하수

03. 발생량을 기준으로 할 때, 우리나라 수질오염의 가장 큰 원인인 것은?

1) 산업폐수 2) 축산폐수 3) 농약오염
4) 생활하수 5) 페놀오염

04. 자가 식물성 플랑크톤이 대량 발생하여 물의 색깔이 현저히 녹색으로 변화되는 현상은?

1) 부영영화 현상
2) 전도 현상
3) 성층 현상
4) 녹조 현상
5) 적조 현상

05. 자가 정화 처리의 올바른 순서는?

1) 부패 – 여과 – 소독 – 산화 2) 부패 – 소독 – 여과 – 산화
3) 부패 – 산화 – 소독 – 여과 4) 부패 – 여과 – 산화 – 소독
5) 소독 – 부패 – 여과 – 산화

06. 하수의 현대식 위생처리 방법은?

1) 소화처리 2) 화학처리 3) 종말처리
4) 비료이용 5) 해양투기

해답 ▸ **1.** 5) **2.** 4) **3.** 4) **4.** 4) **5.** 4) **6.** 3)

07. 분뇨를 수집하여 28~35℃에서 30일간 처리하는 방법은?

1) 종말처리 2) 소화처리 3) 화학처리
4) 비료이용 5) 해양투기

08. 비위생적인 분뇨처리 방법은?

1) 종말처리 2) 소화처리 3) 화학처리
4) 해양투기 5) 정화조처리

09. 여름철 분뇨의 완전부숙 기간은?

1) 1개월 2) 2개월 3) 3개월 4) 4개월 5) 5개월

10. 합류식 하수구의 특징으로 옳은 것은?

1) 시설비용이 적다. 2) 청소가 까다롭다.
3) 우기에 처리용량이 많다. 4) 비에 의해 오염이 심화된다.
5) 검사 및 수리비용이 크다.

11. 하수처리의 예비처리 방법으로 옳은 것은?

1) 살수여과법 2) 침전법 3) 산화지법
4) 활성오니법 5) 접촉여상법

12. 토사를 제거하는 하수의 예비처리 방법은?

1) 산화지법 2) 침전법 3) 침사법
4) 살수여과법 5) 부패조

해설 예비처리법 1) screening: 제진망설치 2) 침사법: 토사제거 3) 침전법: 작은 부유물 제거

13. 생물학적 자정작용을 이용하는 하수의 본처리 방법은?

1) 접촉여상법 2) 활성오니법 3) 살수 여과법
4) 임호프탱크 5) 산화지법

해답 ▸ **7.** 2) **8.** 4) **9.** 1) **10.** 1) **11.** 2) **12.** 3) **13.** 5)

14. 혐기성처리 방법의 단점은?

1) 관리비가 적게 든다.
2) 기생충이 사멸한다.
3) 오니 발생량이 적다.
4) 유기물질 제거율이 낮다.
5) 산소공급이 불필요하다.

해설 혐기성처리 방법의 단점: 1) 소화속도가 낮다, 메탄가스 발생, 유기물질의 제거율이 낮다

15. 하수의 오니처리 중 현대적인 방법은?

1) 해양투기
2) 매몰
3) 소각
4) 육상투기
5) 사상건조

16. 하수처리의 본처리 방법 중 현대적인 방법은?

1) 활성오니법
2) 접촉여상법
3) 산화지법
4) 살수여과법
5) 침전법

17. 활성오니법의 처리작용은?

1) 부패작용
2) 희석작용
3) 여과작용
4) 산화작용
5) 침전작용

해설 25%의 활성오니를 주입하여 호기성균에 의한 분해, 산화 처리를 이용한 방법이다.

18. 탄소계 물질의 하수가 분해되면서 발생되는 가스는?

1) 아황산가스
2) 메탄가스
3) 일산화탄소
4) 이산화탄소
5) 암모니아가스

19. 호기성 처리방법 중 하수처리의 2대 방법은?

1) 활성오니법, 산화지법
2) 활성오니법, 접촉여상법
3) 활성오니법, 살수여과법
4) 활성오니법, septic tank
5) 활성오니법, imhoff tank

20. Imhoff tank의 역할은?

1) 상층액과 소화오니의 분리와 산화작용
2) 상층액과 소화오니의 분리와 부패작용
3) 단순 tank와 산화작용
4) 단순 tank와 부패작용
5) 상층액의 부패와 하층의 산화작용

해답 ▸ **14.** 4) **15.** 3) **16.** 1) **17.** 4) **18.** 2) **19.** 3) **20.** 2)

21. Imhoff tank에서 서식하는 세균은?

1) 박테리아 2) 호기성 세균 3) 혐기성 세균
4) 일반세균 5) 통성세균

22. 부패조를 이용하여 처리하는 것은?

1) 상수도 처리 2) 하수 및 분뇨처리 3) 혐기성세균
4) 일반세균 5) 통성세균

23. 하수의 본처리 방법인 것은?

1) 산화지법 2) 매물법 3) 소각법
4) 해양투기법 5) 사상건조법

해설 산화지법은 하수의 본처리 방법 중 호기성처리 방법의 하나이다.

24. 하수방류의 BOD 허용량은?

1) 10 mg/ℓ 이하 2) 20 mg/ℓ 이하 3) 30 mg/ℓ 이하
4) 40 mg/ℓ 이하 5) 50 mg/ℓ 이하

25. 기생충을 관리하기 위한 재래식변소의 형태는?

1) 메탄가스발생식 2) 분뇨처리식 3) 물통식
4) 수조식 5) 수세식

해설 분뇨분리식은 분뇨를 분리해 소변을 비료화한다.

26. 선진국형 하수구조는?

1) 합류식 2) 분류식 3) 혼합식 4) 침전식 5) 침사식

해설 분류식은 사용수와 천수를 분리함으로써 천수를 효율적으로 이용하는 방법이다.

27. 기생충을 사멸시키는데 적당한 부식기간은?

1) 여름 1개월, 겨울 1개월 2) 여름 1개월, 겨울 2개월
3) 여름 1개월, 겨울 3개월 4) 여름 2개월, 겨울 2개월
5) 여름 2개월, 겨울 3개월

해답 ▸ **21.** 3) **22.** 2) **23.** 1) **24.** 3) **25.** 2) **26.** 2) **27.** 3)

28. 분뇨를 위생처리함으로써 발생을 감소시킬 수 있는 질병은?

1) 일본뇌염, 요충 2) 폐흡충, 이질 3) 사상충, 콜레라
4) 장티푸스, 회충 5) 간염, 이질

29. 하수의 본처리에서 혐기성 처리로 옳은 것은?

1) 제진 처리 2) 살수 여상 처리 3) 활성오니 처리
4) 임호프(Imhoff) 탱크 5) 사상 건조 처리

30. 도시 분뇨처리의 적합한 처리법은?

1) 산화지법 2) 접촉여상법 3) 활성오니법
4) 임호프탱크법 5) 사상건조법

31. 하수의 호기성 분해시 많이 발생하는 가스는?

1) CO 2) CO_2 3) O_3 4) CH_2 5) CH_4

해설 탄소계 물질의 혐기성 분해시: 메탄가스
단백질 물질의 혐기성 분해시: 암모니아가스

32. 하수처리의 2대 방법은?

1) 살수여과법, 접촉여상법 2) 산화지법, 활성오니법
3) 접촉여상법, 활성오니법 4) 살수여과법, 임호프탱크법
5) 활성오니법, 살수여과법

33. 하수의 본처리에서 호기성 처리로 옳은 것은?

1) 제진 처리 2) 살수 여상 처리 3) 부패조 처리
4) 임호프(Imhoff) 탱크 5) 사상 건조 처리

34. 하수도 복개로 인한 문제점은?

1) 대장균 증가 2) 메탄가스 증가 3) 도로의 활용도 증가
4) pH증가 5) 이산화탄소 증가

해답 ▸ **28.** 4) **29.** 4) **30.** 3) **31.** 2) **32.** 5) **33.** 2) **34.** 2)

3 폐기물처리

각 문항을 읽고 가장 올바른 답가지 하나를 고르시오.

01. 폐기물의 처리에서 다이옥신 등의 유해물질 발생 가능성이 있는 것은?

1) 소각법
2) 투기법
3) 퇴비법
4) 매립법
5) 재활용법

02. 불연성 진개로 올바른 것은?

1) 나무　2) 피혁　3) 초자류
4) 고무　5) 플라스틱

03. 주개(1류)에 해당되는 것은?

1) 금속　2) 주방쓰레기　3) 나무
4) 플라스틱　5) 고무

해설 주개(1류): 가정, 쓰레기, Garbage
가연성진개(2류): 나무, 플라스틱, 피혁, 고무 등
불연성진개(3류): 금속, 석기, 초자

04. 우리나라에 쓰레기 종량제가 시행된 연도는?

1) 1989　2) 1992　3) 1993　4) 1995　5) 1997

05. 지하수 오염의 가능성이 있는 일반폐기물의 처리 방법은?

1) 소각처리　2) 매립처리　3) 퇴비화처리
4) 마쇄법　5) 투기법

해답 ▸ 1. 1)　2. 3)　3. 2)　4. 4)　5. 2)

06. 폐기물의 양을 감소시킴으로써 처리비용을 절감하고 자원을 절약할 수 있는 처리방법은?

1) 소각법 2) 투기법 3) 위생적 매립법
4) 퇴비법 5) 재활용법

07. 소각폐기물의 장점은?

1) 분리수거식이 선행 2) 소각열 이용 3) 건설비용
4) 대기오염 5) 운송비용

해설 소각법의 단점은 대기오염, 초기 건설비용 과다, 소각장 선정의 애로, 분리수거식의 선행 등이 있다.

08. 위생적인 일반폐기물 처리 방법은?

1) 소각법 2) 매립법 3) 퇴비화방법 4) 투기법 5) 마쇄법

해설 가장 비위생적인 방법은 투기법이다.

09. 쓰레기 매립법에 대한 설명으로 옳지 않은 것은?

1) 매립경사는 30° 정도이다.
2) 최종 복토는 1.0 m로 한다.
3) 매립 후 주책은 5년 경과 후 가능하다.
4) 매립높이가 1/2로 줄 때 복토 후 다시 매립한다.
5) 혼합진개, Gabage(음식찌꺼기)는 매립하지 않는다.

해설 매립 후 도로, 운동장, 농장의 사용이 가능하며 주택은 10년 경과 후 가능하다.

10. 쓰레기 소각처리의 장점이 아닌 것은?

1) 처리가 용이하다. 2) 소각열을 이용한다. 3) 위생적이다.
4) 기후영향을 안 받는다. 5) 운송비가 적게 든다.

해설 매립처리의 장점: 저렴, 처리용이

11. 쓰레기를 농촌퇴비화 할 때의 조건은?

1) 40~50℃, 1~2개월 발효 2) 40~50℃, 4~5개월 발효
3) 60~70℃, 1~2개월 발효 4) 60~70℃, 4~5개월 발효
5) 70~90℃, 1~2개월 발효

해답 ▸ **6.** 5) **7.** 2) **8.** 1) **9.** 3) **10.** 1) **11.** 4)

12. 폐기물의 감소 대책으로 적당한 것은?

1) 혼합 수거　2) 일회용품 권장　3) 재활용
4) 약품 처리　5) 해양 투기

13. 특정폐기물 처리시 이용률이 높은 것은?

1) 소각　2) 매립　3) 중화처리
4) 독성제거처리　5) 에멜젼분리처리

14. 쓰레기 매립처리시 문제점은?

1) 악취　2) 위생해충　3) 대기오염
4) 수질오염　5) 처리비용

해설 매립법의 단점: 지하수의 오염가능성, 악취 위생해충

15. 위생적인 쓰레기 매립법의 진개(먼지, 쓰레기) 및 최종복토는?

1) 진개 1 m, 복토 1 m　2) 진개 2 m, 복토 1 m
3) 진개 1 m, 복토 2 m　4) 진개 2 m, 복토 2 m
5) 진개 3 m, 복토 1 m

해설 진개의 두께는 2 m 이하, 표면복토는 20 cm로 하여 매립높이가 1/2로 줄 때 다시 매립하여 최종복토는 0.6~1.0 m로 한다.

16. 위생적인 병원 쓰레기 처리 방법은?

1) 매립법　2) 투기법　3) 소각법
4) 마쇄법　5) 퇴비화법

17. 폐기물 관리법에 의한 폐기물의 분류로 옳은 것은?

1) 일반폐기물, 유해폐기물　2) 일반폐기물, 산업폐기물
3) 가정폐기물, 산업폐기물　4) 일반폐기물, 특정폐기물
5) 가연성폐기물, 비가연성폐기물

해설 폐기물 관리법개정(1991): 일반폐기물과 특정폐기물로 분류된다.
일반폐기물: 특정폐기물 외의 물질, 특정폐기물: 사람, 환경에 유해한 물질

해답 ▸ **12.** 3)　**13.** 2)　**14.** 4)　**15.** 2)　**16.** 3)　**17.** 4)

18. 3류 진개로 옳은 것은?

1) 나무, 금속　　2) 피혁, 석기　　3) 석기, 초자
4) 고무, 초자　　5) 프라스틱, 금속

해설 불연성진개를 3류로 분류하며 금속, 석기, 초자류 등이 속한다.

19. 특정폐기물에 혼합된 기름과 물을 처리하는 방법은?

1) 소각처리　　2) 에멀젼처리　　3) 중화처리
4) 독성제거처리　　5) 매립처리

해설 에멀젼 분리처리는 원심분리에 의해 혼합된 기름과 물을 분리 처리한다.

해답 ▸ **18.** 3)　　**19.** 2)

4 식품위생

1. 식품보전

1) **목적**: 안전성 – 위해방지, 유익성 – 영양학적 관점, 건강성 – 변질방지

2) 변질: 식품의 외관과 내용이 변하여 식용에 부적합한 상태
변패: 식품에 미생물이 증식하여 당질, 지질을 분해하는 것. ex) 주류, 과실류
부패: 식품에 미생물이 증식하여 단백질을 분해하는 것. ex) 육류, 두류, 어류
발효: 단백질, 지방, 탄수화물이 분해되어 그 생산물이 일상생활에 유용하게 이용되는 경우

3) **변패, 부패의 원인**

① 유해한 미생물의 번식
② 식품 중의 효소작용
③ 식품성분의 화학작용
④ 수분량 변화
⑤ 위해곤충의 의한 손상

4) **미생물 증식의 기본요소**: 온도, 습도, 영양, pH

5) **식품보존법**

(1) 물리적 보존법

① 건조법: 탈수 15% 이하, 생선, 곡류, 과일, 야채 등 응용범위가 넓다.
② 냉동·저장법
 – 움저장법: 감자, 고구마, 채소(10℃)
 – 냉장법: 야채, 과일(1~4℃)
 – 냉동법: 육류, 어류(0℃ 이하)
③ 가열법: 80℃, 30분, 아포형성균 사멸안됨
④ 밀봉법: 공기와의 접촉차단

⑤ 자외선이용법: 2500~2800Å 단) 식품의 본질적 변화 초래

(2) 화학적 보존법

① 염장법: 소금농도 10~20%

② 당장점: 설탕농도 40~50%

③ 산장법: 식초절임

④ 방부제 첨가법

(3) 물리·화학적 방법

① 훈연법: 베이컨, 햄, 소시지

2. 우유위생

1) 정상우유

① pH: 6.5~6.8

② 산도: 0.01~0.14%

③ 비중: 1.027~1.035

2) 우유살균법

① 저온살균법: 63℃, 30분

② 고온살균법: 71℃, 15초

③ 초고온살균법: 136℃, 순간가열

3. 식중독

1) 세균성 식중독

(1) 살모넬라 식중독

① 병원체: Salmonella – 60℃, 20분 사멸

② 감염원: 닭, 오리, 소, 돼지, 사람

③ 잠복기: 평균 20시간

④ 발병률이 높다(75%)

(2) 장염 Vibrio 식중독

① 병원체: Vibrio parahaemolyticus

② 감염원: 어패류

③ 잠복기: 평균 12시간

④ 특징: 식염농도 3~5%에서 번식
간기능 장애가 치명적
paracholera(복통, 구토, 장염)

(3) 포도상구균 식중독

① 병원체: 포도상구균의 장독소 – Enterotoxin

② 감염원: 떡, 김밥, 도시락

③ 잠복기: 1~3시간

④ 특징: 보건상 문제 안됨
화농환자의 조리삼가
균이 식품오염 – 균증식 – 독소배출(enterotoxin)

(4) 보툴리누스균 식중독(botulism)

① 병원체: Clostridium botulinum Neurotoxin

② 감염원: 밀봉 통조림, 성장하는 완두콩

③ 잠복기: 2시간~8일

④ 특징: 신경독소 – Neurotoxin
신경장애, 시력장애
치명률이 높다(65~80%)
혐기성 아포형성 세균

(5) 웰치균 식중독

① 병원체: Clostrium의 exotoxin

② 감염원: 육류

③ 잠복기: 12시간

④ 특징: 단백질 식품에서 호발, 당질 식품에서 발생안함
심한 설사

2) 자연독 식중독

(1) 식물독 식중독

① 버섯중독: muscarine, choline, neurine, phalin, amanitatoxin

② 감자: solanine

③ 맥각: ergotoxin

④ 청매: amygdaline
⑤ 은행: cyan배당체
⑥ 독보리: temuline
⑦ 독미나리: cicutoxin
⑧ 피마자: ricinine

(2) 동물독 식중독

① 복어: tetradotoxin(치사율 50%)
② 홍합: mytilotoxin(치사율 15%)
③ 바지락: venerupin

3) 화학물질 식중독

(1) 식품첨가물

(2) 금속류

(3) 잔류농약

1 식품보존

각 문항을 읽고 가장 올바른 답가지 하나를 고르시오.

01. 보건의 3대악은?

1) 부정보건, 부정의약품, 부정의료
2) 부정식품, 부정의약품, 부정의료
3) 부정식품, 부정행정, 부정의료
4) 부정식품, 부정의료, 과잉진료
5) 부정식품, 부정진료청구, 부정의료

02. 식품위생의 3대 요소는?

1) 안정성, 효과성, 무독성
2) 안전성, 건전성, 완전 무결성
3) 안정성, 영양성, 완전 무결성
4) 무독성, 영양성, 효과성
5) 무독성, 건전성, 효과성

03. 식품에 미생물이 증식하여 당질과 지질을 분해하는 것은?

1) 부패 2) 발효 3) 부식 4) 변패 5) 연화

04. 변패·부패의 원인은?

1) 유해 미생물의 번식
2) 식품성분의 화학작용
3) 자기소화작용
4) 곤충, 쥐에 의한 손상
5) 이상모두

05. 초기 부패의 세균수는?

1) 10^4 2) 10^6 3) 10^8 4) 10^{10} 5) 10^{12}

06. 육류, 두류, 어류의 변질은?

1) 변패 2) 부패 3) 발효 4) 부식 5) 융해

07. 단백질, 지방, 탄수화물이 분해되어 그 생산물이 일상에 유용하게 이용되는 경우는?

1) 변질 2) 변패 3) 부패 4) 발효 5) 부식

해답 ▸ **1.** 2) **2.** 2) **3.** 4) **4.** 5) **5.** 3) **6.** 2) **7.** 4)

08. 식품보존법 중 간단한 방법은?

1) 급냉법　2) 가열법　3) 밀봉법
4) 자외선 이용법　5) 건조법

해설 건조법은 간단하며 응용범위가 넓다.

09. 식품의 화학적 보존법인 것은?

1) 건조법　2) 가열법　3) 염장법
4) 밀봉법　5) 자외선 이용법

해설 화학적 보존법: 염장법, 당장법, 산장법, 방부제 첨가법

10. 식품냉동과 냉장법의 온도가 옳은 것은?

1) 10℃ 이하, 0℃ 이하　2) −4℃ 이하, 0℃ 이하
3) −2℃ 이하, 0~5℃　4) 0℃ 이하, 0~10℃ 이하
5) 2℃ 이하, 4~10℃ 이하

11. 모든 미생물의 발육이 억제되는 온도는?

1) −10℃ 이하　2) −20℃ 이하　3) −30℃ 이하
4) −40℃ 이하　5) −50℃ 이하

12. 움저장방법을 이용하는 것은?

1) 채소　2) 육류　3) 어류　4) 곡류　5) 두류

해설 움저장법은 10℃를 유지하여 감자, 고구마, 야채 등을 저장한다.

13. 야채 저장에 알맞은 온도는?

1) −2℃ 이하　2) 0℃　3) 1~4℃　4) 4~8℃　5) 10~12℃

14. 육류, 어류의 장기적인 냉동보관에 알맞은 온도는?

1) 10℃　2) 5℃　3) 0℃　4) −5℃ 이하　5) −10℃ 이하

해답 ▸ **8.** 5)　**9.** 3)　**10.** 4)　**11.** 5)　**12.** 1)　**13.** 3)　**14.** 5)

15. 식품의 보관법 중 자외선이용법에 대한 설명으로 적당한 것은?

1) 위해해충의 접촉을 방지한다.
2) 공기와의 접촉을 방지한다.
3) 식품의 본질적인 변화를 초래한다.
4) 곡류, 건조식품을 보관한다.
5) 공기중의 흡습을 방지한다.

해설 자외선이용법의 단점은 식품의 본질적인 변화를 초래한다.

16. 식품의 변패에 대한 설명으로 옳은 것은?

1) 단백질의 분해 2) 암모니아 생성 3) 악취 발생
4) 유지의 산화 5) 당질, 지질의 분해

17. 훈연법의 대상식품으로 적당한 것은?

1) 어패류 2) 곡류 3) 과일 4) 베이컨 5) 야채

해설 훈연법: 베이컨, 햄, 소세지

18. 식품을 보존하는 데 이용하는 파장(Å)은?

1) 2100~2400 2) 2500~2800 3) 2900~3200
4) 3300~3700 5) 3500 이상

19. 식품 호기성균을 억제하는 방법으로 적당한 것은?

1) 밀봉법 2) 건조법 3) 훈연법
4) 냉장법 5) 방사선조사법

20. 염장법의 소금농도(%)는?

1) 0~10 2) 10~20 3) 20~30 4) 30~40 5) 40~50

21. 당장법의 이용식품은?

1) 생선 2) 육류 3) 채소 4) 과일 5) 햄

해답 ▸ **15.** 3) **16.** 5) **17.** 4) **18.** 2) **19.** 1) **20.** 2) **21.** 4)

22. 당장법의 설탕농도(%)는?

1) 0~10 2) 10~20 3) 20~30 4) 30~40 5) 40~50

23. 산장법이란?

1) 소금 절임법 2) 설탕 절임법 3) 식초 절임법
4) 방부제 첨가법 5) 훈연법

24. 당장법에 적합한 설탕의 농도는?

1) 10% 2) 20%
3) 30% 4) 40%
5) 50%

25. 당장법 이용에 적합한 식품은?

1) 베이컨 2) 과일잼 3) 과자 4) 곡류 5) 주류

26. 식품의 물리적 보관법인 것은?

1) 염장법 2) 자외선 조사법 3) 당장법
4) 산장법 5) 방부제 첨가법

해설 훈연법은 물리·화학적 방법이다.

27. 공기 중 수분과 접촉을 차단하기 위한 식품의 보존방법은?

1) 건조법 2) 냉동법 3) 훈연법 4) 밀봉법 5) 염장법

해설 밀봉법은 공기중의 수분(12~14%)과의 접촉을 차단하여 식품의 변질을 방지한다.

28. 식품위해 중점관리요소는?

1) KS 2) CE 3) GMP 4) IEC 5) HACCP

해답 ▸ **22.** 5) **23.** 3) **24.** 5) **25.** 2) **26.** 2) **27.** 4) **28.** 5)

29. 염장법에 적합한 설탕의 농도는?

1) 10% 2) 20% 3) 30% 4) 40% 5) 50%

30. WHO에서 규정한 식품위생의 목적인 것은?

1) 안정성 2) 효과성 3) 사회성 4) 무독성 5) 영양성

31. 식품의 외관, 색, 냄새, 맛 등을 이용한 초기부패의 판별법인 것은?

1) 관능검사
2) 알코올검사
3) 휘발성 염기질소의 정량측정
4) histamine의 정량측정
5) pH측정

해설 초기부패 판별법: 관능검사(시각, 후각, 촉각), 세균수 측정, 휘발성 염기질소의 정량측정, pH측정, histamine의 정량측정

32. 탄수화물, 단백질, 지방이 분해되어 일상생활에 유용하게 이용하는 것은?

1) 부패 2) 변패 3) 염장
4) 산패 5) 발효

33. 정상우유의 pH는?

1) 4.5~4.8 2) 5.5~5.8 3) 6.5~6.8 4) 7.5~7.8 5) 8.5~8.8

34. 모유와 우유에 관한 설명으로 옳은 것은?

1) 모유가 우유보다 소화속도가 느리다.
2) 모유가 우유보다 단백질량이 많다.
3) 모유와 우유의 단백질 성분이 같다.
4) 모유가 우유보다 출산아의 항체를 증가시킨다.
5) 모유는 우유보다 출산아의 뇌성장이 느리다.

해답 ▸ 29. 2) 30. 1) 31. 1) 32. 5) 33. 3) 34. 4)

35. **우유의 저온살균의 목적 균은?**

1) 살모넬라 2) 장티푸스 3) 콜레라
4) 간염 5) 인플루엔자

해설 63℃, 30분에서 살모넬라균, 결핵균은 사멸한다.

36. **우유의 초고온순간멸균법의 온도는?**

1) 105℃, 2초 2) 115℃, 2초 3) 125℃, 2초
4) 135℃, 2초 5) 145℃, 2초

해답 ▸ **35.** 1) **36.** 4)

2 식중독

각 문항을 읽고 가장 올바른 답가지 하나를 고르시오.

01. 식중독의 역학적 특성에 관한 설명으로 옳은 것은?

1) 연령 특성이 있다.
2) 발생지역이 광범위하다.
3) 주로 겨울에 발생한다.
4) 발병집단 특성이 없다.
5) 살모넬라균 등에 의해 발생한다.

해설 식중독은 주로 여름에 발생하며 최적온도는 25~37℃이다.

02. 세균성 식중독과 관련이 있는 것은?

1) 노로바이러스
2) 복어
3) 감미료
4) 보툴리누스
5) 독버섯

03. 감자에 의한 식중독의 원인 물질은?

1) 아미그달린
2) 고씨폴
3) 솔라닌
4) 시큐톡신
5) 무스카린

04. 소화기계 감염병과 비교하여 세균성 식중독의 특성인 것은?

1) 잠복기가 길다.
2) 면역성이 있다.
3) 2차감염이 많다.
4) 원인식품의 섭취로 발병한다.
5) 미량의 세균으로 발병한다.

해설 식중독은 면역성이 없다.

05. 곰팡이독 식중독을 일으키는 것은?

1) 맥각
2) 미나리
3) 복어
4) 황변미
5) 버섯

해설 공기 중 수분함량이 10% 이상에서 쌀에 페니실리움 곰팡이의 증식으로 황변미 식중독을 일으킨다.

06. 발생빈도가 많은 식중독은?

1) 살모넬라
2) 장염비브리오
3) 포도상구균
4) 보툴리누스
5) 웰치균

해답 ▸ **1.** 5) **2.** 4) **3.** 3) **4.** 4) **5.** 4) **6.** 1)

07. 살모넬라 식중독에 대한 설명으로 옳은 것은?

1) 발병률이 75%이다.
2) 가열처리해도 발병한다.
3) 잠복기는 보통 2시간 정도이다.
4) 주된 증상은 중추신경마비이다.
5) 주로 겨울에 많이 발생한다.

해설 주된 증상은 급성위장염, 고열, 설사이다.

08. 포도상구균에 의한 식중독의 예방대책은?

1) 예방접종
2) 식품의 가열
3) 식품의 세척
4) 손 세척
5) 식품의 저온저장

해설 살모넬라 발병률: 75%

09. 병원체가 해수세균인 것은?

1) 살모넬라
2) 장염비브리오
3) 포도상구균
4) 보툴리누스
5) 웰치균

해설 장염비브리오는 식염농도 3~5%에서 잘 번식한다.

10. 보건상 관리 문제가 경미한 식중독은?

1) 살모넬라
2) 장염비브리오
3) 포도상구균
4) 보툴리누스
5) 웰치균

해설 포도상구균식중독(장구균식중독)은 복통, 설사의 미세한 증상을 보이다 1~2일 후에 회복되기 때문에 보건상 문제가 되지 않는다.

11. 장염비브리오 식중독의 특징인 것은?

1) 내열성이 강한 균이다.
2) 호염균으로 해수 등에서 잘 번식한다.
3) 가금류에서 주로 발병한다.
4) 채소의 생식이 주된 감염원이다.
5) 잠복기는 1시간 이내이다.

해설 장염비브리오는 해수균으로 3~5% 식염농도에서 잘 번식하며 수돗물에 세정효과가 있다.

12. 치명률이 높은 식중독은?

1) 살모넬라
2) 장염비브리오
3) 포도상구균
4) 보툴리누스
5) 웰치균

해설 보툴리누스균 식중독(botulism)의 치명률은 65~80%이다.

해답 ▸ **7.** 1) **8.** 5) **9.** 2) **10.** 3) **11.** 2) **12.** 4)

13. 장독소 Enterotoxin에 의한 식중독은?

1) 살모넬라 2) 장염비브리오 3) 포도상구균
4) 보툴리누스 5) 웰치균

해설 보툴리누스 – Neurotoxin, 웰치균 – Exotoxin

14. 부패통조림이 원인식품인 식중독은?

1) 살모넬라 2) 장염비브리오 3) 포도상구균
4) 보툴리누스 5) 웰치균

115. 식중독과 잠복기의 연결이 옳은 것은?

1) 포도상구균: 30시간 2) 웰치균: 1시간 3) 살모넬라: 2시간
4) 장염비브리오: 12시간 5) 보툴리누스: 72시간

해설 포도상구균: 3시간, 웰치균: 12시간, 살모넬라: 20시간,
장염비브리오: 12시간, 보툴리누스: 12~36시간

16. 보툴리누스에 대한 설명으로 옳은 것은?

1) 치명률이 매우 낮다 2) 간장독소형태이다.
3) 가열로 독성이 상실된다. 4) 소화기계 증상이 나타난다.
5) 바이러스성 식중독이다.

해설 주증상은 중추신경과 호흡중추마비로 사망한다.

17. 냉장보관의 특징인 것은?

1) 음식물의 자기소화 증가 2) 미생물 번식 증가 3) 식품의 변질 억제
4) 비타민 파괴 5) 효소분해작용 촉진

18. 웰치균 식중독의 특징인 것은?

1) 장독소이다. 2) 식물성 식품의 조리후 발생한다.
3) 열에 강한 특성이 있다. 4) 신경계 증상이 나타난다.
5) 생식을 통해 예방할수 있다.

해설 웰치균 식중독은 단백질 식품(수육)에서 발생하고 당질식품에서 발생하지 않는다.

해답 ▸ **13.** 3) **14.** 4) **15.** 4) **16.** 3) **17.** 3) **18.** 1)

19. **포도상구균의 원인균은?**

1) Neurotoxin 2) Exotoxin 3) Cicutoxin
4) Enterotoxin 5) Ergotozin

해설 보툴리누스 – Neurotoxin, 웰치균 – Exotoxin, 독미나리 – Cicutoxin, 맥각 – Ergotozin

20. **독소형 식중독은?**

1) 살모넬라 2) 장염비브리오 3) 병원성대장균
4) 알러지성 5) 포도상구균

해설 독소형: 포도상구균, 보툴리누스, 웰치균

21. **화농환자의 음식조리에 의해 발생할 수 있는 식중독은?**

1) 살모넬라 2) 포도상구균 3) 장염비브리오
4) 보툴리누스 5) 복어중독

해설 포도상구균은 화농의 원인균이다.

22. **야채소금절이에 의해 감염될 수 있는 식중독은?**

1) 살모넬라 2) 장염비브리오 3) 포도상구균
4) 보툴리누스 5) 웰치균

23. **화학물질 식중독의 주증상은?**

1) 구토 2) 설사 3) 신경증상 4) 발열 5) 체온저하

24. **식품의 제조에서 발생하는 거품을 억제하는 첨가물은?**

1) 방부제 2) 감미료 3) 유화제 4) 소포제 5) 팽창제

25. **모시조개류에 의한 식중독 물질은?**

1) 베네루핀 2) 테트로도톡신 3) 무스카린
4) 시큐톡신 5) 아미그달린

해설 독버섯은 불규칙하게 찢어지며 매운맛, 쓴맛이 난다.

해답 ▸ **19.** 4) **20.** 5) **21.** 2) **22.** 2) **23.** 1) **24.** 4) **25.** 1)

26. **버섯 중독과 관계가 없는 독소는?**

1) muscarine 2) choline 3) neurine
4) solanine 5) agaricic acid

해설 감자 중독: solanine

27. **맥각 중독의 원인 물질은?**

1) ergotoxin 2) solanine 3) neurotoxin
4) exotoxin 5) muscairne

28. **식품과 독소의 연결이 옳은 것은?**

1) 버섯 – 무스카린 2) 감자 – 시큐톡신 3) 은행 – 테뮬린
4) 복어 – 솔라닌 5) 독미나리 – 시안(cyan)배당체

해설 감자: 솔라닌, 은행: 시안배당체, 복어:테트로도톡신, 독미나리: 시큐톡신, 독보리: 테뮬린

29. **맥각균에 의한 독소 성분인 것은?**

1) 무스카린 2) 무스카리딘 3) 뉴린
4) 팔린 5) 에르고타민

30. **복어중독에 대한 설명으로 옳은 것은?**

1) 알카리성에 강하다. 2) 치사율이 5% 이하이다.
3) 원인독소는 테트로도톡신이다. 4) 장독소이다.
5) 내열성이 약하여 가열처리 한다.

해설 치사율이 50% 이상이다.

31. **바지락의 독소물질로 옳은 것은?**

1) Tetradotoxin 2) Solanine 3) Muscarine
4) Venerupin 5) Temuline

해설 바지락 – Venerupim, 맥각 – Ergotoxin

해답 ▸ **26.** 4) **27.** 1) **28.** 1) **29.** 5) **30.** 3) **31.** 4)

32. 동물성 식중독은?

1) muscarine　2) solanine　3) venerupin
4) ergotoxin　5) cicutoxin

해설 바지락 – Venerupim

33. 피하출혈 또는 토혈을 일으키는 식중독은?

1) 보툴리누스　2) venerupin　3) cicutoxin
4) solanine　5) 살모넬라

34. 복어 중독의 주증상으로 적합한 것은?

1) 탈수　2) 빈혈　3) 두드러기　4) 근육마비　5) 소화장애

35. 복어 중독의 독성분이 많이 분포되어 있는 장기는?

1) 피부　2) 간장　3) 비장　4) 난소·고환　5) 머리

36. 식품소독에 사용되는 방사선은?

1) α선　2) β선　3) γ선　4) X-선　5) 중성자선

37. 무해감미료는?

1) Saccharin　2) Dulcin　3) Toluidine
4) Cyclamate　5) Ethlene glycol

38. 산소에 의하여 일어나는 변질을 방지하기 위해 사용되는 첨가물은?

1) 살균제　2) 보존제　3) 산화방지제　4) 피막제　5) 발색제

39. 살모넬라의 전염원은?

1) 소　2) 쥐　3) 사람　4) 오리　5) 닭

40. 식중독이 많이 발생하는 계절은?

1) 봄　2) 여름　3) 가을　4) 겨울　5) 계절무관

해설 주로 여름에 발생하며 균의 증식하는 최적온도는 25~37℃이며 연령은 관계없으나 활동성이 많은 20~25세, 남자가 많이 발생한다.

해답 ▸ **32.** 3)　**33.** 2)　**34.** 4)　**35.** 4)　**36.** 3)　**37.** 1)　**38.** 3)　**39.** 5)　**40.** 2)

41. 식중독 발생 시 신고는?

1) 보건소장　2) 구청장　3) 서울특별시장
4) 동장　5) 담당의사

42. 맥각균의 주증상은?

1) 소화장애　2) 피부발진　3) 급성폐혈증
4) 교감신경마비　5) 출혈

43. 잠복기가 짧은 식중독은?

1) 포도상구균　2) 장염비브리오　3) 살모넬라
4) 보툴리누스　5) 웰치균

해설 포도상구균: 1~3시간, 장염비브리오: 12시간, 살모넬라: 20시간
보툴리누스: 18~98시간, 웰치균: 12시간

44. 주로 여름에 발생하는 식중독은?

1) 살모넬라　2) 장염비브리오　3) 포도상구균
4) 보툴리누스　5) 웰치균

45. 발열이 거의 없는 식중독 원인균은?

1) 살모넬라　2) 장염비브리오　3) 포도상구균
4) 보툴리누스　5) 웰치균

해설 포도상구균은 열이 없고 구토, 설사, 복통이 주증상으로 보건상 문제가 되지 않는다.
살모넬라의 주증상은 (38~40℃)이다.

46. 곡류에 기생하는 곰팡이에 의해 생성되는 발암물질인 것은?

1) Histamin　2) Methanol　3) Aflatoxin　4) Ethanol　5) Formalin

47. 식품첨가물의 사용목적에 대한 설명으로 옳은 것은?

1) 착색제 – 관능의 향상　2) 칼슘제 – 피막강화　3) 방부제 – 색상보호
4) 살균제 – 산화 방지　5) 용해제 – 거품제거

해설 방부제, 살균제 – 보존성 향상

해답 ▸ 41. 1)　42. 4)　43. 1)　44. 2)　45. 3)　46. 3)　47. 1)

5 산업보건

1. 허용기준

1) 13세 이하: 고용금지

2) 18세 이하: 도덕적, 보건상 유해, 위험사업 고용금지

3) 13~18세: 보호연령

4) 여성 근로자 보호

(1) 주작업근로강도 RMR: 2.0 이하

RMR(relative metabolic rate) = 근로대사량/기초대사량

(2) 생휴: 월 1회, 산전·산후 휴가: 6~8주

(3) 중량물제한

(4) 서서하는 작업의 시간조정, 휴식시간 조정

(5) 작업조건과 냉·난방 고려

2. 유해인자

1) 조명

(1) 직접조명: 국부적 채광시, 천정이 높고 암색인 경우

(장) 조도의 효율증가. (단) 눈의 피로, 그림자, 천정부가 어둡다

(2) 간접조명: 천정 높이가 적당하고 천정과 벽체가 밝은색일 경우

(장) 눈의 안정, 그림자 방지, 균등조명, (단) 조도효율 저하

(3) 반직접조명

2) 소음

(1) 직업성 난청: 90~120 dB

(2) 초기난청: 4,000 Hz

(3) 통각: 140 dB 이상

(4) 증상: 소음성 난청, 혈압상승, 발한, 근육수축.

3) 진동: 자연재해 – 지진, 작업재해 – 굴진작업, 전기톱

4) 고열

5) 한냉: 1도 동상 – 발적, 종창

2도 동상 – 수포형성

3도 동상 – 국소조직괴사

참호족(trench foot): 모세혈관손상, 산소결핍

6) 화학물질

7) 분진

3. 직업병

1) **열중증:** 고열의 신체장애

(1) 열경련: 체내수분, 염분손실

(2) 열허탈: 말초혈액순환부전

(3) 열쇠약: 만성 체열 소모, 비타민 B_1 결핍

(4) 열사: 체온 조절 부조화 – 체온상승 – 중추신경 장애

2) **이상기압**

(1) 잠함병: 1.6기압 이상에서 발생

(예방) – 단계적 감압(20 min/1기압)

– 취업시간 단축

– 순환기계와 호흡기계 이상자의 취업금지

– 감압 후 인공산소 공급

(4대 증상) – 피부소양증

– 중추신경 장애

– 관절통, 근육통

– 흉통, 호흡곤란

(2) 저기압: 고산지대

3) **소음**

(1) 직업성 난청의 특성

– 난청을 일으키는 음의 최저치: 90~120 dB

- 초기 청력손실: C_5 dip 현상
- 중음부, 고음부, 저음부 순으로 파급
- 초기증상: 4,000 Hz

4) 유해 방사선

(1) 적외선: 가공열

(2) 자외선: 설안염, 백내장, 전기안염

(3) 감마선: 재생불량성 빈혈

(4) X-선

5) 중금속

(1) 납(4대 증상): 빈혈, 골수자극, 치흔점막변화, 소변중 coproporphyrin 증가

(2) 수은: 홍독성 흥분(hatters shake), 구강염

(3) 아연: 금속증기열(아연열)

(4) 카드뮴: (3대 증상) 폐기종, 신장애, 단백뇨

6) 분진

(1) 단순성 진폐증(양성 진폐증): 석탄광부, 철광부

(2) 복잡성 진폐증(음성 진폐증): 진행성 대결절성 섬유증식증

(3) 규폐증: 유리규산(SiO_2)

(4) 석면폐증

(5) 면폐증

(6) 활석폐증

7) VDT(visual display terminal)증후군

(1) 증상: 시력장해, 신경통, 어깨, 손목통증, 불면증, 유산의 원인

(2) 예방: 적당한 휴식(연속 4시간 이상 근무방지), 조명확보, 반사광 방지, 의자 높이 조절

4. 산업재해

1) 역학적 특징

(1) 계절적 요인: (여름) 7~9월, (겨울) 10~2월 다발

(2) 시간적 요인: (오전) 11~12시, (오후) 1~3시 다발

(3) 사회적 요인: 제조업, 저학력에서 다발

(4) 연령별 요인: 20~29세 다발

(5) 작업능력 요인: 미숙련자 다발

2) 평가지표

(1) 건수율 = 재해건수/평균근로자수 × 1,000

장) 산재발생상황의 총괄적 파악

단) 노동시간의 장·단 무시

(2) 강도율 = 근로손실일수/연근로시간수 × 1,000

상해정도의 파악에 이용

(3) 도수율 = 재해건수/연근로일수 × 1,000,000

발생상황의 표준적 지표로 활용

1 산업보건

각 문항을 읽고 가장 올바른 답가지 하나를 고르시오.

01. 산업보건의 기본 목적으로 가장 적당한 것은?

1) 기업의 성장 2) 신제품 개발 3) 근로자 보호
4) 노동시간 확대 5) 취업 조건 강화

02. 산업보건과 관련된 국제기구는?

1) IAEA 2) ILO
3) UNDP 4) OECD
5) UNICEF

03. 산업보건의 목적과 관계가 깊은 것은?

1) 임금 상승 2) 생산성 강화 3) 비용 절감
4) 직업병 예방 5) 조기 은퇴

04. 근로기준법상 취업의 최소연령은?

1) 10세 2) 12세 3) 13세 4) 14세 5) 15세

해설 근로기준법상 15세 미만자는 근로자로 사용하지 못한다.

05. 근로기준법상 보장된 8시간 근로 시간당 휴게시간은?

1) 10분 2) 30분 3) 1시간
4) 2시간 5) 4시간

06. 연소근로자의 신체적 특성으로 옳은 것은?

1) 성장 발육이 느리다. 2) 운동조절 능력이 크다.
3) 유해 중독 감수성이 높다. 4) 인격발달의 왜곡 가능성이 적다.
5) 정신발육의 영향이 적다.

해설 연소자는 성인에 비해 유해 중독 감수성이 높다.

해답 ▸ **1.** 3) **2.** 2) **3.** 4) **4.** 5) **5.** 3) **6.** 3)

07. 근로자 건강진단의 건강관리구분 상 직업병에 해당하는 것은?

1) A 2) C1 3) C2 4) D1 5) D2

해설 A: 건강한자, C1: 직업병 요관찰자, C2: 일반질병 요관찰자, D1: 직업병 유소견자, D2: 일반질병 유소견자, R: 2차 건강진단 대상자

08. 근로기준법상 고용을 금지하는 최소연령은?

1) 13세 미만 2) 15세 미만 3) 17세 미만
4) 19세 미만 5) 20세 미만

09. 근로기준법상 여성근로자의 작업강도로 옳은 것은?

1) RMR 1.0 이하 2) RMR 2.0 이하
3) RMR 4.0 이하 4) RMR 6.0 이하
5) RMR 7.0 이하

10. 작업대사율(RMR) 5단계에서 중노동의 범위는?

1) 0~1 2) 1~2 3) 2~4
4) 4~7 5) 7이상

11. 소음과 관계 있는 것은?

1) 작업능률 저하 2) 피로 3) 시력저하
4) 작업의욕 저하 5) 의사소통의 부적합

해설 의사소통의 부적합은 소음과 관계 있다.

12. 직접조명의 장점은?

1) 눈의 안정 2) 균등조명 3) 조도의 증가
4) 그림자가 없다. 5) 비용이 많이 든다.

해설 직접조명의 장점은 조도 효율성의 증가이다.

해답 ▸ 7. 4) 8. 2) 9. 2) 10. 4) 11. 5) 12. 3)

13. 조명의 고려사항으로 옳은 것은?

1) 열 발생이 많아야 한다.
2) 직접조명이어야 한다.
3) 형광등이어야 한다.
4) 유해가스가 없어야 한다.
5) 낮에는 조도가 2,000 Lux 이상 되어야 한다.

해설 인공조명은 간접조명으로써 열 발생이 낮아야 하며 주광색이어야 한다.

14. 인공조명이 부적당할 때 발생하는 질환은?

1) 안구돌출증
2) 안구진탕증
3) 고혈압
4) 전기안염
5) 설안염

해설 설안염은 눈(雪)에 의한 자외선의 반사로 일어날 수 있다.

15. 이상적인 인공조명 방법은?

1) 직접조명
2) 간접조명
3) 반간접조명
4) 반직접조명
5) 태양

16. 인공조명에 대한 설명으로 올바른 것은?

1) 직접조명은 균등조명으로 눈의 안정에 적합하다.
2) 간접조명은 천정이 높고 암색인 경우에 시행한다.
3) 간접조명은 조도의 감소가 적어 국부적인 채광에 적합하다.
4) 인공조명이 부적당하면 안구 진탕증, 백내장 등을 일으킬 수 있다.
5) 직접조명은 천장 높이가 적당하고 천정과 벽체가 밝은색일 경우에 시행한다.

17. 직업성 난청의 최저음(dB)은?

1) 70
2) 90
3) 120
4) 140
5) 150

18. 통각을 일으키는 음의 강도(dB)는?

1) 60
2) 80
3) 100
4) 120
5) 140

19. 고열 작업장의 근로자로 가능한 자는?

1) 땀을 안흘리는 사람
2) 심혈관이상자
3) 고혈압환자
4) 피부질환자
5) 야윈 체격

해답 ▸ 13. 4) 14. 2) 15. 2) 16. 4) 17. 2) 18. 5) 19. 5)

20. 보호구의 개념과 관계가 있는 것은?

1) 영구적인 사용 수단이다.
2) 완전무결한 방법이다.
3) 사용 및 보관 지식을 획득한다.
4) 사용 빈도를 최소화 한다.
5) 외부인들만 사용하게 한다.

해설 보호구는 단시간 작업시 일시적으로 사용하며 완전무결한 방법이 아니다.

21. 유해 농도가 높고 산소농도가 16% 이하의 장소에서 사용하는 보호구는?

1) 방진마스크
2) 송풍마스크
3) 방독마스크
4) 전면마스크
5) 반면마스크

해설 산소농도 16% 이하의 장소에서 방독마스크는 사용할 수 없다.

22. 직업 유해인자에서 레이노 증상의 원인이 되는 것은?

1) 조명
2) 소음
3) 진동
4) 분진
5) 기후

23. 직업성 난청에 대한 설명으로 옳은 것은?

1) 초기청력손실은 10,000 Hz이다.
2) 직업성 난청이 심하면 청색증이 생긴다.
3) 일시적 청력손실은 노출 후 24시간 후에 나타난다.
4) 난청을 일으킬 수 있는 음의 최저치는 90 dB이다.
5) 소음의 크기, 폭로시간, 주파수의 구성과는 상관없다.

해설 청색증은 진동에 의한 말초혈액순환부전으로 생긴다.

24. 직업병의 연결이 옳은 것은?

1) 고산병 – 해녀
2) 열사병 – 제련공
3) 규폐증 – 어부
4) 잠함병 – 농부
5) 레이노병 – 사무직

해설 잠함병 – 잠수부, 규폐증 – 채석공

25. 산업안전보건법 상 안전보건관리자를 두도록 규정한 상시근로자의 최소인원(명)은?

1) 50
2) 100
3) 150
4) 200
5) 250

해설 산업안전보건법은 상시근로자 100명 이상의 사업장은 안전보건관리자, 300명 이상의 사업장은 전담보건관리자를 두도록 규정하고 있다.

해답 ▸ **20.** 3) **21.** 2) **22.** 3) **23.** 4) **24.** 2) **25.** 2)

26. **크롬중독의 대표적 증상인 것은?**

1) 빈혈 2) 비중격 천공 3) 골수자극증상
4) 치흔점막변화 5) 소변중 coproporphyrin 증가

27. **카드뮴 중독의 3대 증상은?**

1) 폐기종, 빈혈, 구강염 2) 폐기종, 폐암, 백내장
3) 폐기종, 신장애, 단백뇨 4) 빈혈, 골수암, 증기열
5) 신장애, 빈혈, 폐결핵

28. **신장과 뇌에 축적 되며, 미나마타병의 원인 중독 물질은?**

1) 납 2) 비소 3) 수은
4) 크롬 5) 카드뮴

29. **유리규산의 분진에 의한 직업병으로 옳은 것은?**

1) 야토병 2) 앵무병 3) 탄저병
4) 규폐증 5) 브르셀로시르

해설 규폐증은 분진에 의한 직업병이다.

30. **VDT 증후군의 증상으로 적당한 것은?**

1) 어깨통증 2) 백내장 3) 빈혈
4) 레이노 증상 5) 청색증

31. **규폐증의 원인물질은?**

1) 석면 2) 면 3) 유리규산 4) 도료 5) 철

32. **규폐증의 특징으로 옳은 것은?**

1) 석면이 원인물질이다.
2) 폐조직의 섬유화를 일으킨다.
3) 폭로되자마자 발생할 수 있다.
4) 전직을 하면 증세가 호전된다.
5) 건강진단을 통한 조기발견이 어렵다.

해설 폭로기간이 3년 이상인 자가 전직을 해도 증세는 악화된다.

해답 ▸ **26.** 2) **27.** 3) **28.** 3) **29.** 4) **30.** 1) **31.** 3) **32.** 2)

33. 귀덮개와 귀마개를 동시에 착용해야 하는 음의 강도(dB)는?

1) 40 2) 60 3) 90
4) 100 5) 120

34. 만성체열소모가 원인인 열중증은?

1) 열경련 2) 열허탈 3) 열쇠약
4) 열사 5) 울열증

35. 순환기계 이상으로 말초혈액부전을 일으키는 열중증은?

1) 열경련 2) 열허탈 3) 열쇠약
4) 열사 5) 울열증

해설 열경련: 체내수분, 염분의 손실, 열사: 뇌온상승으로 인한 중추신경장애

36. 잠함병의 예방대책과 관련이 있는 것은?

1) 단계적 감압 2) 고지방식 섭취 3) 고농도의 산소가 문제
4) 이상 기온에 의한 장해 5) 지속적인 고압환경 유지

37. 잠함병의 증상과 관련이 있는 것은?

1) 수포 2) 조직 동결 3) 다행증
4) 탈수 5) 단백뇨

38. 산업재해의 역학적 특성에 대한 설명으로 옳은 것은?

1) 봄, 가을에 많이 발생한다. 2) 오전 9~10시에 많이 발생한다.
3) 사무직군에서 많이 발생한다. 4) 미숙련자에서 많이 발생한다.
5) 40대에서 많이 발생한다.

해설 연령별로 20대에서 가장 많이 발생한다.

39. 이상저온에 의한 직업병인 것은?

1) 열중증 2) 잠함병 3) 고혈압 4) 참호족 5) 진폐증

해답 ▸ **33.** 5) **34.** 3) **35.** 2) **36.** 1) **37.** 3) **38.** 4) **39.** 4)

40. 산업재해 발생상황의 표준적지표로 활용하는 것은?

1) 건수율 2) 강도율 3) 도수율 4) 중독률 5) 이환율

해설 건수율: 산재 발생상황의 총괄적 지표, 강도율: 상해정도의 파악

41. 카드뮴 중독의 초기 증상과 관계있는 것은?

1) 권태 2) 연연 3) 폐기종 4) 적혈구 감소 5) 체중감소

해설 폐기종은 카드뮴 중독의 3대 증상 중 하나이다.

42. 진동에 의한 장애는?

1) 열사 2) 레이노병 3) 진폐증 4) 잠함병 5) 난청

43. 수포성 동상의 도수는?

1) 1도 2) 2도 3) 3도 4) 4도 5) 5도

해설 1도: 발적, 종창, 2도: 수포형성, 3도: 국소조직파괴

44. 수포성 화상의 도수는?

1) 1도 2) 2도 3) 3도 4) 4도 5) 5도

해설 1도: 발적, 2도: 수포형성, 3도: 국소조직파괴

45. 폐포의 섬유증을 일으키는 물질은?

1) 납 2) 석면 3) 철 4) 카드뮴 5) 유기수은

해설 석면, 규소, 활석 등은 섬유증식증을 일으킨다.

46. 방사선에 대한 인체의 LD_{50}은?

1) 100±100 rem/주 2) 200±100 rem/주 3) 300±100 rem/주
4) 400±100 rem/주 5) 500±100 rem/주

47. 방사선에 민감한 장기는?

1) 피부 2) 간 3) 폐 4) 생식기 5) 근육

해설 생식기, 골수, 임파 〉 피부, 폐, 간 〉 근육, 골, 신경세포

해답 ▸ **40.** 3) **41.** 3) **42.** 2) **43.** 2) **44.** 2) **45.** 2) **46.** 4) **47.** 4)

48. 직업병 발생의 예방대책으로 옳은 것은?

1) 작업환경의 개선 2) 보호구 최소화 3) 휴게시간 최소화
4) 근무시간 확대 5) 연장근무제 도입

49. 고온 작업자가 섭취해야 할 영양소는?

1) 비타민C 2) 식염 3) 지방 4) 단백질 5) 칼슘

해설 칼슘 – 강노동 작업자, 임산부

50. 구강내 염증과 홍독성 흥분의 장애를 일으키는 중독은?

1) 연 2) 크롬 3) 수은 4) 카드뮴 5) 벤젠

51. 산업재해의 예방대책에 기본이 되는 것은?

1) 직업안전 훈련 2) 보호구 착용 3) 작업환경 개선
4) 재해기록 제도 5) 경영자 참여

52. 백내장, 설안염을 일으키는 것은?

1) X–선 2) 자외선 3) 적외선 4) 가시광선 5) 감마선

53. 재해건수를 평균근로자수로 나누어 재해지표로 사용하는 것은?

1) 건수율 2) 강도율 3) 도수율 4) 이환율 5) 치사율

해설 건수율 = 재해건수/평균근로자수 × 1,000

54. 산업재해보상에 포함되지 않는 보험급여는?

1) 요양급여 2) 장애급여 3) 휴업급여
4) 퇴직급여 5) 유족급여

해설 요양급여: 휴업급여, 장애급여, 상병보상보험급여, 장의비
특별급여: 장해특별급여, 유족특별급여

해답 ▸ **48.** 1) **49.** 2) **50.** 3) **51.** 4) **52.** 2) **53.** 1) **54.** 4)

6 역학 및 질병관리

1. 역학

1) 역학연구의 고전

다니엘의 비교

Snow의 Cholera연구

Goldberger의 pellagra연구

2) 역학의 연구방법

(1) 기술역학(1단계역학)

① 인구학적 특징: 연령, 성, 인종, 사회계층, 직업 결혼상태

② 지역적 특성

- pandemic: 범세계적 유행 (예) 인플루엔자
- epidemic: 전국적 유행 (예) 장티푸스
- endemic: 지방적(특수지역) 유행 (예) 낙동강유역의 간흡충
- sporadic: 산발적 유행 (예) 렙토스피라증
- periodic: 주기적 유행

③ 시간적 특성

- 장기변화(추세변화): 장티푸스(30~40년), 디프테리아(10~24년)
- 주기변화(순환변화): 인플루엔자A(2~3년), 홍역(2~3년), 백일해(2~4년), 일본뇌염(3~4년)
- 단기변화: 급성감염병
- 계절적 변화: 여름(소화기계 질환), 겨울(호흡기계 질환), 유행성출혈열(6~11개월)
- 불규칙변화: 콜레라

(2) **분석역학(2단계역학)**

① 단면적 연구(상관관계연구): 원인요소와 질병을 동시에 조사하여 서로 간의 관련성을 보는 방법으로 현재 시점을 기준으로 함.

② 환자대조군 연구: 현재 질병이 있는 집단이 과거에 어떤 속성이 있었는지 알아보는 방법으로 후향성 연구이다.

③ 코호트 연구: 질병의 원인과 관련이 있다고 생각되는 어떤 특성을 가진 인구 집단과 그 원인을 가지고 있지 않는 인구 집단을 계속 관찰하여 서로간의 질병의 발생률 차이를 비교하는 방법

장) – 질병발생의 위험률을 직접 구할 수 있다.
- 자료의 신뢰성이 있다.
- 한 번에 여러 가지 가설을 동시 검증할 수 있다.
- 원인요소와 질병발생의 관련성을 사망자도 포함한다.
- 다른 질병과의 관계파악이 가능하다.
- 조사결과를 모집단에 적용할 수 있다.

단) – 시간, 노력, 비용이 많이 든다.
- 발생률이 낮은 질병에 적용이 곤란하다.
- 연구결과 영향 가능성이 있다.

(3) **실험역학**: 지역사회실험, 임상실험

(4) **이론역학**: 질병발생과 유행을 수학적 이론에 의하여 분석, 규명하는 역학

2. 감염성 질환의 역학

1) 감염병생성의 6대요소

(1) **병원체**

(2) **병원소**

인간병원소: 환자, 보호자

동물병원소: 결핵 – 소, 새, 일본뇌염 – 돼지, 뱀, 조류, 파상풍 – 소, 말, 양, 인수공동병 – 탄저병, 광견병, 앵무병

환경병원소: 토양 – 파상풍

(3) **병원체 탈출**

(4) 전파

직접전파: 성병, 나병, 비말(홍역, 인플루엔자, 급성회백수염)

간접전파

- 비활성매개체 전파: 물, 식품, 공기, 완구, 생활용구
  (개달물): 병원체의 운반수단으로만 작용 – 안질, 피부병, 트리코마, 나병
- 활성매개체 전파
  기계적 전파: 파리, 바퀴
  생물학적 전파: 모기

(5) 침입

(6) 숙주의 저항력

비특이적 저항력: 식세포 작용

특이적 저항력

- 선천면역: 인종, 종족, 개인 특이성
- 후천면역
  - 능동면역
    - 자연능동면역: 홍역 후 영구면역
    - 인공능동면역: 예방접종
  - 수동면역
    - 자연수동면역: 모체의 면역
    - 인공수동면역: γ-globulin, antitoxin

2) 감염의 형태

(1) 현성감염: 임상증상이 있는 감염

(2) 불현성감염: 임상증상이 없는 감염

(특징) 규모와 발생양식의 파악이 어렵다.
전염력이 있다.
면역력이 있다.
질병관리 면에서 대단히 중요하다.
현성·불현성비 (예) 홍역 100 : 1, 일본뇌염, 소아마비 1 : 1000

(3) 혼합감염: 2종 이상의 병원균이 함께 침입된 경우

(4) 중감염: 감염된 상태에서 동일 병원균이 다시 침입

(5) 자가감염: 자신에 의해 자신이 다시 감염 (예) 요충

3. 비감염성 질환의 역학

1) 비감염성 질환의 중요성

비감염성 질환의 증가

인구구조 변화

절대적 인구증가

이환기간의 장기화

2) 비감염성 질환의 원인

환경적 요소: 거대환경: 대기오염, 금연구역의 입법화

미세환경: 식생활 개선, 금연, 절식

내재적 요소: 유전적 요소, 내분비계 불균형

4. 질병관리

1) 병원체의 종류

(1) Virus성: 홍역, 광견병, 폴리오, 일본뇌염, 간염, 유행성출혈열, AIDS

(2) Bacteria성: 콜레라, 장티푸스, 디프테리아, 백일해, 결핵, 나병

(3) Rickettsia성: 발진티푸스, 발진열, 쯔쯔가무시병, 록키산홍반열

2) 법정감염병의 분류 및 종류(자료출처 : 질병관리본부 홈페이지 www.cdc.go.kr)

감염병의 예방 및 관리에 관한 법률에 따라 "감염병"이란 제1급감염병, 제2급감염병, 제3급감염병, 제4급감염병, 기생충감염병, 세계보건기구 감시대상 감염병, 생물테러감염병, 성매개감염병, 인수(人獸)공통감염병 및 의료관련감염병을 말한다.(분류체계 변경, 2020.1.1.~)

(1) 제1급감염병

"제1급감염병"이란 생물테러감염병 또는 치명률이 높거나 집단 발생의 우려가 커서 발생 또는 유행 즉시 신고하여야 하고, 음압격리와 같은 높은 수준의 격리가 필요한 감염병(17종)을 말한다. 다만, 갑작스러운 국내 유입 또는 유행이 예견되어 긴급한 예방·관리가 필요하여 보건복지부장관이 지정하는 감염병을 포함한다.

- 에볼라바이러스병, 마버그열, 라싸열, 크리미안콩고출혈열, 남아메리카출혈열, 리프트밸리열, 두창, 페스트, 탄저, 보툴리눔독소증, 야토병, 신종감염병

증후군, 중증급성호흡기증후군(SARS), 중동호흡기증후군(MERS), 동물인플루엔자인체감염증, 신종인플루엔자, 디프테리아

(2) 제2급감염병

"제2급감염병"이란 전파가능성을 고려하여 발생 또는 유행 시 24시간 이내에 신고하여야 하고, 격리가 필요한 감염병(20종)을 말한다. 다만, 갑작스러운 국내 유입 또는 유행이 예견되어 긴급한 예방·관리가 필요하여 보건복지부장관이 지정하는 감염병을 포함한다.

- 결핵, 수두, 홍역, 콜레라, 장티푸스, 파라티푸스, 세균성이질, 장출혈성대장균감염증, A형간염, 백일해, 유행성이하선염, 풍진, 폴리오, 수막구균 감염증, b형헤모필루스인플루엔자, 폐렴구균 감염증, 한센병, 성홍열, 반코마이신내성황색포도알균(VRSA)감염증, 카바페넴내성장내세균속균종(CRE)감염증

  ※ E형간염 추가(2020.7.1.~)

(3) 제3급감염병

"제3급감염병"이란 그 발생을 계속 감시할 필요가 있어 발생 또는 유행 시 24시간 이내에 신고하여야 하는 감염병(26종)을 말한다. 다만, 갑작스러운 국내 유입 또는 유행이 예견되어 긴급한 예방·관리가 필요하여 보건복지부장관이 지정하는 감염병을 포함한다.

- 파상풍, B형간염, 일본뇌염, C형간염, 말라리아, 레지오넬라증, 비브리오패혈증, 발진티푸스, 발진열, 쯔쯔가무시증, 렙토스피라증, 브루셀라증, 공수병, 신증후군출혈열, 후천성면역결핍증(AIDS), 크로이츠펠트-야콥병(CJD) 및 변종크로이츠펠트-야콥병(vCJD), 황열, 뎅기열, 큐열, 웨스트나일열, 라임병, 진드기매개뇌염, 유비저, 치쿤쿠니야열, 중증열성혈소판감소증후군(SFTS), 지카바이러스감염증

(4) 제4급감염병

"제4급감염병"이란 제1급감염병부터 제3급감염병까지의 감염병 외에 유행 여부를 조사하기 위하여 표본감시 활동이 필요한 감염병(23종)을 말한다.

- 인플루엔자, 매독, 회충증, 편충증, 요충증, 간흡충증, 폐흡충증, 장흡충증, 수족구병, 임질, 클라미디아감염증, 연성하감, 성기단순포진, 첨규콘딜롬, 반코마이신내성장알균(VRE) 감염증, 메티실린내성황색포도알균(MRSA) 감염증, 다제내성녹농균(MRPA) 감염증, 다제내성아시네토박터바우마니균

(MRAB) 감염증, 장관감염증, 급성호흡기감염증, 해외유입기생충감염증, 엔테로바이러스감염증, 사람유두종바이러스 감염증

(5) 기생충감염병

"기생충감염병"이란 기생충에 감염되어 발생하는 감염병 중 보건복지부장관이 고시하는 감염병을 말한다.

- 회충증, 편충증, 요충증, 간흡충증, 폐흡충증, 장흡충증, 해외유입기생충감염증

(6) 세계보건기구 감시대상 감염병

"세계보건기구 감시대상 감염병"이란 세계보건기구가 국제공중보건의 비상사태에 대비하기 위하여 감시대상으로 정한 질환으로서 보건복지부장관이 고시하는 감염병을 말한다.

- 두창, 폴리오, 신종인플루엔자, 중증급성호흡기증후군(SARS), 콜레라, 폐렴형 페스트, 황열, 바이러스성 출혈열, 웨스트나일열

(7) 생물테러감염병

"생물테러감염병"이란 고의 또는 테러 등을 목적으로 이용된 병원체에 의하여 발생된 감염병 중 보건복지부장관이 고시하는 감염병을 말한다.

- 탄저, 보툴리눔독소증, 페스트, 마버그열, 에볼라열, 라싸열, 두창, 야토병

(8) 성매개감염병

"성매개감염병"이란 성 접촉을 통하여 전파되는 감염병 중 보건복지부장관이 고시하는 감염병을 말한다.

- 매독, 임질, 클라미디아, 연성하감, 성기단순포진, 첨규콘딜롬, 사람유두종바이러스 감염증

(9) 인수(人獸)공통감염병

"인수공통감염병"이란 동물과 사람 간에 서로 전파되는 병원체에 의하여 발생되는 감염병 중 보건복지부장관이 고시하는 감염병을 말한다.

- 장출혈성대장균감염증, 일본뇌염,브루셀라증, 탄저, 공수병, 동물인플루엔자 인체감염증, 중증급성호흡기증후군(SARS), 변종크로이츠펠트-야콥병(vCJD), 큐열, 결핵

(10) 의료관련감염병

"의료관련감염병"이란 환자나 임산부 등이 의료행위를 적용받는 과정에서 발

생한 감염병으로서 감시활동이 필요하여 보건복지부장관이 고시하는 감염병을 말한다.

- 반코마이신내성황색포도알균(VRSA) 감염증, 반코마이신내성장알균(VRE) 감염증, 메티실린내성황색포도알균(MRSA) 감염증, 다제내성녹농균(MRPA) 감염증, 다제내성아시네토박터바우마니균(MRAB) 감염증, 카바페넴내성장내세균속균종(CRE) 감염증

(11) 감염병관리기관에서 입원치료를 받아야하는 감염병

「감염병의 예방 및 관리에 관한 법률」 제41조 – "감염병 중 특히 전파 위험이 높은 감염병으로서 제1급감염병 및 보건복지부장관이 고시한 감염병에 걸린 감염병환자등은 감염병관리기관에서 입원치료를 받아야 한다" – 따라 감염병관리기관에서 입원치료를 받아야 하는 감염병을 말한다.

- 결핵, 홍역, 콜레라, 장티푸스, 파라티푸스, 세균성이질, 장출혈성대장균감염증, A형간염, 폴리오, 수막구균 감염증, 성홍열

3) 감염병의 종류

(1) 호흡기계 감염병: 인플루엔자, 홍역, 결핵, 백일해, 디프테리아, 유행성이하선염, 풍진

접촉감염지수: 홍역(95%) 〉 백일해(60~80%) 〉 성홍열(40%) 〉 디프테리아(10%) 〉 소아마비(0.1%)

홍역의 특징:
- 병인성이 높고 병독성이 낮다.
- 감수성지수 95%
- 5세 이하 감염
- 법정감염병 중 발생률 1위
- 완쾌 후 영구면역
- 2~3년 주기변화
- 환경위생 개념과 무관

(2) 소화기계 감염병: 장티푸스, 파라티푸스, 콜레라, 폴리오, 바이러스성 간염, 이질

(3) 쥐·곤충 매개 감염병: 발진티푸스(이), 발진열(쥐벼룩), 일본뇌염(culex모기), 유행성출혈열(등줄쥐), 렙토스피로시스(들쥐 배설물), 재귀열(쥐진드기)

(4) 성병: 임질, 매독, 연성하감

4) 검역질병의 감시 또는 격리기간

- 콜레라: 5일
- 페스트: 6일
- 황열: 6일
- 중증급성호흡기증후군(SARS): 10일
- 동물인플루엔자 인체감염증: 10일
- 중동호흡기증후군(MERS): 14일
- 신종인플루엔자 감염병 및 기타 감염병: 그 최대 잠복기

5) Vaccine과 Toxoid

(1) 백신(Vaccine)

① 세균성(Bacteria)
- 생균: 결핵, 탄저
- 사균: 콜레라, 장티푸스, 백일해, 파라티푸스

② 리케치아성(Rickettsia)
- 사균: 발진티푸스

③ 바이러스성(Virus)
- 생균: 폴리오(sabin), 풍진
- 사균: 폴리오(salk), 일본뇌염

(2) 순화독소(Toxoid)

디프테리아, 파상풍

6) 매개곤충(vector)에 의한 감염병 전파양식

(1) 증식형 전파: 곤충 체내에서 세균, 바이러스 등이 증식한 후 피부를 물어 감염되는 전염형태(페스트, 뎅그열, 황열, 재귀열)

(2) 발육형 전파: 곤충 체내 증식은 없지만 생활사의 일부를 거치면서 발육하여 전파하는 전염형태(사상충, Loaloa)

(3) 발육증식형 전파: 곤충 체내에서 생활사의 일부를 거치면서 증식을 하여 전파되는 감염형태(말라리아, 수면병)

(4) **배설형 전파**: 곤충 체내에서 병원체가 증식한 후 장관을 거친 배설물이 피부 상처나 호흡기계 등으로 감염되는 형태(발진티푸스, 발진열)

(5) **경란형 전파**: 난자를 통해 다음 세대가지 전달되어 전파되는 감염형태(록키산홍반열)

1 역학

각 문항을 읽고 가장 올바른 답가지 하나를 고르시오.

01. 역학에 대한 설명으로 옳은 것은?

1) 개인을 대상으로 한다.
2) 질병치료를 위한 학문이다.
3) 질병의 결과를 탐구하는 학문이다.
4) 임상분야로의 활용과는 관련성이 없다.
5) 질병의 발생, 경과, 분포, 병원체의 관계를 규명한다.

해설 역학은 인간 사회의 집단을 대상으로 한다.

02. 역학의 역할로 옳은 것은?

1) 질병의 자연사 연구
2) 임상치료 분야에 활용
3) 질병의 결과 예측
4) 질병발생의 사후처리
5) 개인의 보건자료 제공

해설 역학은 질병발생과 분포를 연구하여 그 결과를 바탕으로 질병의 예방, 관리를 하는 학문이다.

03. 역학적 연구사례 관계가 적은 것은?

1) James lind의 괴혈병
2) Snow의 콜레라
3) Goldberger의 펠라그라
4) Hippocrates의 miasma
5) Doll의 폐암

04. 질병발생의 3대 요인은?

1) 병원체, 유전, 환경
2) 흡연, 숙주, 환경
3) 병원체, 숙주, 환경
4) 병원소, 스트레스, 환경
5) 병원체, 숙주, 운동부족

05. 질병발생의 원인망 모형을 주장한 사람은?

1) Hippocrates
2) MacMahon
3) Goldberger
4) Snow
5) Doll

해설 MacMahon은 질병발생은 직·간접 요인의 여러 가지 원인망에 의해 발생한다고 주장하였다.

해답 ▸ **1.** 5) **2.** 1) **3.** 4) **4.** 3) **5.** 2)

06. 콜레라에 대한 역학연구를 한 사람은?

1) Goldberger 2) Doll 3) Aristoteles
4) Snow 5) Hippocrates

해설 1854 'On the mode of communication of cholera' : Snow의 cholera연구

07. 가설을 얻기 위해 시행되는 1단계 역학적 연구 방법인 것은?

1) 관찰역학 2) 기술역학 3) 직접역학
4) 실험역학 5) 분석역학

08. 질병발생시 있는 그대로의 상황을 나타내는 1단계적 역학은?

1) 분석역학 2) 기술역학 3) 실험역학
4) 이론역학 5) 작전역학

09. 기술역학의 인구학적 특성에 대한 설명으로 옳은 것은?

1) 급성 호흡기 질환의 발생은 고연령층에서 가장 높다.
2) 홍역의 발생률은 60세 이상에서 가장 높다.
3) 독신녀는 기혼녀에 비해 유방암 발생률이 높다.
4) 고혈압, 뇌졸증은 젊은층에서 많이 발생한다.
5) 고소득층은 저소득층에 비해 감염성 질환이 많다.

해설 유방암은 독신녀, 자궁경부암은 기혼녀에 많이 발생한다. 고소득층은 저소득층에 비해 비감염성질환이 많다.

10. 역학의 기능 중 가장 중요한 것은?

1) 질병의 자연사 2) 질병의 분포
3) 질병의 원인 및 발생 요인 4) 보건의료 사업의 평가
5) 임상의 적용

해설 역학의 주 역할은 질병발생의 원인 및 발생요인을 규명하여 질병을 예방하는 것이다.

11. 기술역학에서 지역적 특성에 속하는 것은?

1) 연령 2) 인종 3)풍토성 4) 성별 5) 결혼여부

해설 인적특성 : 연령, 성, 인종, 사회계층, 직업, 결혼여부, 종교, 혈액형

해답 ▸ **6.** 4) **7.** 2) **8.** 2) **9.** 3) **10.** 3) **11.** 3)

12. 질병유행의 지역적 특성이 바르게 연결된 것은?

1) pandemic – 범세계적 2) endemic – 주기적 3) sporadic – 국소적
4) epidemic – 산발적 5) periodic – 특수지역

해설 epidemic – 전국적 유행 예) 장티푸스

13. 질병발생이 수십년을 주기로 대유행하는 것은?

1) 추세변화 2) 순환변화 3) 단기변화
4) 계절적 변화 5) 불규칙 변화

14. 기술역학의 결정인자를 토대로 질병발생요인들에 대한 가설을 설정하고 자료를 분석하는 역학은?

1) 기술역학 2) 실험역학 3) 분석역학
4) 이론역학 5) 작전역학

15. 질병의 발생이 범세계적으로 유행하는 특성은?

1) pandemic 2) endemic 3) epidemic
4) sporadic 5) periodic

16. 홍역과 같이 2~3년을 주기로 유행하는 특성을 지닌 것은?

1) 추세변화 2) 순환변화 3) 단기변화
4) 계절적 변화 5) 불규칙 변화

17. 질병의 주기변화가 올바르게 연결된 것은?

1) 인플루엔자A: 20~30년 2) 인플루엔자B: 10~15년 3) 홍역: 2~3년
4) 일본뇌염: 10~15년 5) 백일해: 20~30년

해설 홍역: 2~3년

해답 ▸ **12.** 1) **13.** 1) **14.** 3) **15.** 1) **16.** 2) **17.** 3)

18. **불규칙변화의 시간적 특성을 가진 질병은?**

1) 홍역 2) 콜레라 3) 백일해
4) 일본뇌염 5) 인플루엔자

19. **분석역학에서 환자-대조군연구과 관련이 있는 것은?**

1) 단면적 연구 2) 후향성 연구 3) 코호트 연구
4) 3단계 연구 5) 추적조사

20. **단면적연구(상관관계연구)의 특징으로 옳은 것은?**

1) 희귀질환을 조사하는데 유리
2) 발병률, 유병률을 구할 수 있다.
3) 귀속위험도를 구할 수 있다.
4) 많은 시간과 비용이 소요된다.
5) 연구대상자가 도중에 탈락할 수 있다.

21. **윤리적 문제를 고려해야 하는 역학은?**

1) 분석역학 2) 기술역학 3) 관찰역학
4) 실험역학 5) 이론역학

해설 인간실험은 해가 없어도 효과가 없으면 그 자체가 피해이기 때문에 실험역학은 윤리적 문제를 고려해야 한다.

22. **인구집단을 장기간 관찰하여 그 차이를 분석하는 연구방법은?**

1) 단면 연구
2) 환자-대조군 연구
3) 코호트 연구
4) 임상실험 연구
5) 지역사회 실험연구

해설 코호트 조사의 단점: 발생률이 낮은 질병에 적용이 곤란하다. 시간, 노력, 비용이 많이 든다. 연구결과에 편견이 개입될 소지가 있다.

해답 ▸ **18.** 2) **19.** 2) **20.** 2) **21.** 4) **22.** 3)

23. 지역적 특성으로 볼 때 간흡충의 전파범위는?

1) 세계적
2) 지방적
3) 전국적
4) 산발적
5) 주기적

24. 계절적 변화와 직접적 관계가 없는 감염성 질환은?

1) 유행성 출혈열
2) 소화기계 질환
3) 호흡기계 질환
4) 성병
5) 독감

해설 성병, 나병은 계절적 관계가 없다.

25. 현재의 시점을 기준으로 원인요소와 질병의 관련성을 보는 분석역학 방법은?

1) 단면적 연구
2) 후향성 연구
3) 코호트 연구
4) 환자·대조군 연구
5) 기술 연구

26. 수인성 감염병의 역학적 특성으로 옳은 것은?

1) 치명률이 높다.
2) 계절에 관계가 있다.
3) 환자발생이 폭발적이다.
4) 가족집적성이 높다.
5) 연령, 성별의 구별이 있다.

해설 수인성 감염병은 발생률이 높고 치명률이 낮다.

27. 감염병의 6개 연쇄과정 중 숙주와 관련이 있는 것은?

1) 병원체
2) 병원소
3) 병원체 탈출
4) 전파
5) 감수성

해설 감염병의 6대 생성요소: 병원체, 병원소, 병원체 탈출, 전파, 침입, 숙주의 저항력

28. 일본뇌염의 동물병원소는?

1) 소
2) 돼지
3) 말
4) 양
5) 개

해설 일본뇌염: 돼지, 뱀, 조류

해답 ▸ **23.** 2) **24.** 4) **25.** 1) **26.** 3) **27.** 5) **28.** 2)

29. **인수공통감염병으로 짝지어진 것은?**

1) 일본뇌염, 광견병, 결핵
2) 파상풍, 앵무병, 광견병
3) 탄저병, 광견병, 말라리아
4) 탄저병, 광견병, B형간염
5) 일본뇌염, 파상풍, 광견병

30. **환경 병원소는?**

1) 환자 2) 공기 3) 식기 4) 장난감 5) 토양

해설 토양 – 파상풍

31. **병원소가 아닌 것은?**

1) 환자 2) 토양 3) 돼지 4) 공기 5) 보균자

해설 인간병원소: 환자, 보호자 동물병원소: 돼지, 말, 양, 뱀 환경병원소: 토양

32. **우유계 감염병의 역학적 특성으로 옳은 것은?**

1) 환자발생이 우유배달지역과 일치한다.
2) 발병률이 수인성 감염병보다 낮다.
3) 수인성 감염병보다 잠복기가 길다.
4) 가족집적성이 낮다.
5) 치명률이 수인성 감염병보다 낮다.

해설 우유계 감염병은 수인성 감염병보다 발병률, 치명률이 높다

33. **토양에 의해 감염될 수 있는 감염병은?**

1) 일본뇌염 2) 파상풍 3) 결핵
4) 나병 5) 유행성이하선염

해설 파상풍의 환경병원소는 토양이다.

34. **병원소에 대한 설명으로 옳은 것은?**

1) 환경병원소는 토양이다.
2) 결핵의 동물병원소는 고양이이다.
3) 일본뇌염의 동물병원소는 쥐이다.
4) 인간은 면역으로 병원소가 될 수 없다.
5) 병원체의 생존 및 증식이 억제되는 장소이다.

해답 ▸ **29.** 1) **30.** 5) **31.** 4) **32.** 1) **33.** 2) **34.** 1)

35. 기관별 병원체의 탈출양상으로 옳은 것은?

1) 호흡기계 탈출 – 곤충
2) 소화기계 탈출 – 성병
3) 개방병소 – 파상풍
4) 비뇨기계 탈출 – 콜레라
5) 기계적 탈출 – 유행성이하선염

36. 간접전파와 관련이 있는 것으로 적당한 것은?

1) 성병
2) 감기
3) 교상
4) 비말
5) 개달물

해설 직접전파는 신체접촉과 비말감염에 의한 전파이다.

37. 활성 전파의 매개체로 옳은 것은?

1) 손수건
2) 장난감
3) 의복
4) 곤충
5) 생활용구

해설 활성전파는 생물에 의한 매개로 전파되는 것을 의미한다.

38. 활성매개체는?

1) 식품
2) 물
3) 파리
4) 공기
5) 완구

39. 생물학적 전파를 하는 절족동물은?

1) 파리
2) 모기
3) 바퀴
4) 쥐벼룩
5) 진드기

해설 생물학적 전파는 매개충 내에서 생활사의 일부를 보내는 것으로 일정기간의 잠복기를 갖는다.

40. 개달물에 의해 전파되는 질환은?

1) 안질
2) 콜레라
3) 인플루엔자
4) 파상풍
5) 결핵

해설 개달물에 의한 전파는 안질, 피부병, 나병, 트리코마 등이 있다.

해답 ▸ **35.** 3) **36.** 5) **37.** 4) **38.** 3) **39.** 2) **40.** 1)

41. 간접전파에 대한 설명으로 옳은 것은?

1) 개달물은 활성매개체이다.
2) 병원체를 옮기는 전파체가 있어야 한다.
3) 개달물은 숙주의 내부로 들어가서 병원체를 운반한다.
4) 중간매개체 없이 병원체를 운반한다.
5) 수직전파(태반전파)는 대표적 간접전파이다.

42. 감염병의 역학적 특성은?

1) 발생률, 유병률이 모두 낮다.
2) 발생률, 유병률이 모두 높다.
3) 발생률은 높고 유병률은 낮다.
4) 발생률은 낮고 유병률은 높다.
5) 발생률, 유병률과 관계없다.

해설 감염병: 발생률은 높고 유병률은 낮다. 비감염병: 발생률은 낮고 유병률은 높다.

43. 비말에 의한 직접전파 질병인 것은?

1) 감기 2) AIDS 3) 매독 4) 성병 5) 풍진

해설 비말전파: 감기, 홍역, 결핵 등

44. 피부화농에 의해 감염되는 질환은?

1) 인플루엔자
2) 파상풍
3) 장티푸스
4) 유행성이하선염
5) 장바이러스

해설 파상풍은 개방병소이다.

45. 특정 병원체에 국한되지 않고 전반적인 저항력을 갖는 면역은?

1) 선천
2) 자연능동
3) 수동
4) 비특이전
5) 인공수동

해설 비특이전면역: 식세포작용, 피부점막의 저항력

46. 예방접종에 의한 면역은?

1) 자연능동
2) 인공능동
3) 자연수동
4) 인공수동
5) 선천

해답 ▸ **41.** 2) **42.** 3) **43.** 1) **44.** 2) **45.** 4) **46.** 2)

47. 자연능동면역의 대상이 되는 질환은?

1) 임질　2) 결핵　3) 콜레라　4) 장티푸스　5) 홍역

해설 홍역은 자연능동면역으로 영구면역이다.

48. 인공수동면역과 가장 적합한 것은?

1) 질병 이환　2) 백신 접종
3) 태반　4) 수유
5) 면역 글로불린

해설 인공수동면역은 면역글로불린 등 인공제제를 인체에 투여후 생기는 면역이다.

49. 발진티푸스 환자의 혈액을 채취하여 정상인 310명에게 주사하였다. 이중 56% 환자가 발생하고 28%가 사망하였다면, 이 사실과 관계있는 것은?

1) 병원소　2) 병원체의 탈출　3) 전파방법
4) 침입　5) 숙주의 저항력

해설 병원체가 침입하여도 숙주의 저항력에 따라 발생과 사망의 차이를 보인다.

50. 병인성과 병독성이 모두 높은 감염병은?

1) 결핵　2) 광견병　3) 홍역　4) 콜레라　5) 장티푸스

해설 결핵: 병인성↑, 병독성↓, 홍역 : 병인성↑, 병독성↓

51. 감염된 숙주로 하여금 질병을 발생케 하는 병원체의 능력은?

1) 저항력　2) 독성　3) 병인성　4) 감수성　5) 세대기

52. 다른 사람이나 동물이 가지고 있는 항체를 투여하여 일시적으로 저항력을 갖게 하는 면역은?

1) 선천　2) 비특이적　3) 인공능동
4) 인공수동　5) 자연능동

해설 인공수면면역: γ-globulin, antitoxin

해답 ▸ **47.** 5)　**48.** 5)　**49.** 5)　**50.** 2)　**51.** 3)　**52.** 4)

53. 자각적, 타각적 임상증상이 있는 감염은?

1) 현성감염 2) 불현성감염 3) 혼합감염
4) 중감염 5) 잠복감염

54. 2종 이상의 병원균이 함께 침입된 감염은?

1) 현성감염 2) 불현성감염 3) 혼합감염
4) 중감염 5) 자가감염

55. 불현성 감염의 특징으로 옳은 것은?

1) 전염력이 없다.
2) 면역력이 없다.
3) 규모, 발생양식의 파악이 쉽다.
4) 질병관리면에서 대단히 중요하다.
5) 현성, 불현성의 비는 질병과 상관없이 같다.

해설 불현성 감염은 임상증상이 없는 감염으로 규모, 발생양식의 파악이 어렵다.

56. 질병관리가 어려운 것은?

1) 현성감염 2) 불현성감염 3) 중감염
4) 혼합감염 5) 자가감염

57. 자가감염의 가능성이 많은 기생충은?

1) 회충 2) 폐흡충 3) 간흡충 4) 요충 5) 십이지장충

해설 요충은 항문주위에 산란을 하여 소양증을 일으키기 때문에 소아에 있어 자가감염의 대상이 된다.

58. Rudder의 감수성 지수가 가장 높은 것은?

1) 홍역
2) 백일해
3) 성홍열
4) 디프테리아
5) 폴리오

해설 홍역: 95%, 백일해:60~80%, 성홍열:40%, 디프테리아: 10%, 폴리오: 0.1% 이하

해답 ▸ **53.** 1) **54.** 3) **55.** 4) **56.** 2) **57.** 4) **58.** 1)

59. 군중면역이 높은 질병은?

1) 홍역　2) 디프테리아　3) 장티푸스
4) 천연두　5) 유행성간염

해설 천연두는 군중면역이 가장 높은 질환이다.

60. 보균자에 대한 설명으로 옳은 것은?

1) 활동능력이 좁다.　2) 전염원이 되지 않는다.
3) 자·타의 경계심이 많다.　4) 대상의 색출이 용이하다.
5) 임상증상이 나타나기 전에 균을 배출한다.

해설 병원소로서의 역할을 하기 때문에 감염병 관리상 중요하다.

61. 잠복감염의 대표적인 대상 질환은?

1) 디프테리아　2) 단순포진　3) 홍역
4) 광견병　5) 콜레라

해설 잠복잠염은 감염균과 방어능력이 상호 평형으로 오랫동안 임상증상이 없는 상태이다.

62. 감염의 경중이 심한 질환은?

1) 홍역　2) 디프테리아　3) 소아마비
4) 유행성이하선염　5) 장티푸스

63. 잠복기보다 세대기가 짧아 전염력이 높은 감염병은?

1) 홍역　2) 일본뇌염　3) 결핵
4) 장티푸스　5) 발진티푸스

64. 면역과 관련 있는 감염병의 관리 방법으로 옳은 것은?

1) 질병 감시　2) 집단검사　3) 병원소 관리
4) 유전요소 관리　5) 숙주의 감수성 강화

해답 ▸ 59. 4)　60. 5)　61. 2)　62. 3)　63. 1)　64. 5)

65. 바이러스성 병원체가 일으키는 질병은?

1) 발진열 2) 발진티푸스
3) 홍역 4) 쯔쯔가무시
5) 록키산 홍반열

해설 바이러스성 병원체: 홍역, 폴리오, 유행성이하선염, 일본뇌염, 공수병, AIDS, 간염 등

66. 세균성 병원체가 일으키는 질병은?

1) 간흡충증 2) 간염
3) 콜레라 4) 아메바성이질
5) 무구조충증

67. 펠라그라의 역학적 특성을 확인한 인물은?

1) Snow 2) Doll 3) Goldberger
4) Malthus 5) Blacker

68. 코호트(cohort)란?

1) 거주지가 동일한 인구집단 2) 성별이 같은 인구집단
3) 직업군이 같은 인구집단 4) 질병이 같은 인구집단
5) 동일 특성을 가진 집단

해설 코호트는 동일한 특성을 가진 인구집단을 의미하며 시간적 개념이 내포되어 있는 특징이 있다.

69. 일본뇌염이 병원소로부터의 탈출방법은?

1) 호흡기 탈출 2) 소화기계 탈출 3) 비뇨기계 탈출
4) 개방성 탈출 5) 기계적 탈출

해설 기계적 탈출: 매개곤충 또는 주사기에 의한 탈출 예)일본뇌염, 재귀열, 황열

70. 비말전염이 이루어 질수 있는 조건은?

1) 영양 결핍 2) 군집 3) 오염된 식수
4) 기온증가 5) 비위생적 분뇨처리

해설 비말전염(포말전염)은 기침, 재채기, 대화를 통해 병원체를 결합한 비말핵에 의해 전파된다.

해답 ▸ **65.** 3) **66.** 3) **67.** 3) **68.** 5) **69.** 5) **70.** 2)

71. 난자를 통하여 전파되는 생물학적 전파유형은?

1) 증식형
2) 발육형
3) 발육증식형
4) 배설형
5) 경란형

72. 전염경로와 감염병의 연결이 옳은 것은?

1) 직접접촉 감염 – 임질
2) 비말감염 – 콜레라
3) 개달물 감염 – 일본뇌염
4) 절족동물 감염 – 파상풍
5) 토양오염 – 트리코마

해설 비말전염 – 인플루엔자, 성홍열, 결핵, 디프테리아

73. 회복기 보균자가 병원소 역할을 하는 감염병은?

1) 장티푸스
2) 일본뇌염
3) 홍역
4) 폴리오
5) 세균성이질

해설 회복기(병후)보균자는 임상증상이 소멸함에도 불구하고 병원균을 배출하는 보균자로 세균성이질, 디프테리아 환자에게서 나타난다.

74. 환자의 격리가 필요 <u>없는</u> 감염병은?

1) 콜레라
2) 디프테리아
3) 이질
4) 일본뇌염
5) 성홍열

해설 환자격리 질환: 콜레라, 이질, 발진티푸스, 디프테리아, 유행성뇌염, 재귀열, 페스트, 발진열, 장티푸스, 파라티푸스, 성홍열 등이다.

75. 검역의 대상은?

1) 환자
2) 건강자
3) 사망자
4) 보균자
5) 현성환자

해설 격리에는 환자격리와 건강격리가 있으며 건강격리를 검역이라 한다.

76. 환경개선과 직접적 관련이 없는 감염병으로 적당한 것은?

1) 홍역, 콜레라
2) 장티푸스, 일본뇌염
3) 홍역, 인플루엔자
4) 폴리오, 파라티푸스
5) 콜레라, 장티푸스

해설 환경개선이 불필요한 감염병 : 홍역, 인플루엔자, 감기

해답 ▸ **71.** 5) **72.** 1) **73.** 5) **74.** 4) **75.** 2) **76.** 3)

77. 백신(Vaccine) 접종에 의해 생기는 면역은?

1) 인공수동 2) 인공능동 3) 자연수동
4) 자연능동 5) 선천

해설 인공능동면역 : 생균, 사균, 순화독소의 백신에 의해 얻어진다.

78. 인공능동면역과 인공수동면역에 대한 설명으로 옳은 것은?

1) 인공능동면역은 질병이환 후 형성된다.
2) 인공능동면역은 효력이 일시적이다.
3) 인공수동면역은 예방주사에 의한 면역이다.
4) 인공수동면역은 면역효력이 빠르다.
5) 인공수동면역은 효력의 지속시간이 오래간다.

해설 인공수동면역은 γ－globulin, antitoxin에 의한다.

79. 감염성 질환으로 옳은 것은?

1) 고혈압 2) 뇌졸증 3) 심장질환
4) 파상풍 5) 당뇨병

80. 성매개 감염병의 예방법으로 적당은 것은?

1) 정상체중 유지 2) 피임기구 활용 3) 염분 섭취 제한
4) 적당한 운동 5) 정기적 혈압측정

81. 투베르쿨린 검사와 관련이 있는 것은?

1) 결핵 2) AIDS 3) 페스트
4) 공수병 5) 풍진

82. 개와 너구리, 여우 등에 대한 예방접종이 중요한 감염병은?

1) 폴리오 2) 성홍열 3) 공수병
4) 탄저병 5) 렙토스피라

해답 ▸ **77.** 2) **78.** 4) **79.** 4) **80.** 2) **81.** 1) **82.** 3)

83. 작은 빨간집모기의 흡혈에 의한 감염병은?

1) 브루셀라　2) 페스트　3) 유행성출혈열
4) 발진열　5) 일본뇌염

84. Lepromin test를 이용하여 검사하는 감염병은?

1) 결핵　2) AIDS　3) 성홍열
4) 장티푸스　5) 한센병

85. 임신초기에 이환되면 기형아 출산의 위험이 높은 감염병은?

1) 홍역　2) 백일해
3) 풍진　4) 수두
5) 성홍열

86. 감염병의 유행기간이 짧은 경우의 역학적 특성은?

1) 발생률과 유병률이 모두 높다.　2) 발생률과 유병률이 모두 낮다.
3) 발생률과 유병률이 거의 같다.　4) 발생률이 높고 유병률이 낮다.
5) 발생률이 낮고 유병률이 높다.

87. 어느 감염병의 치명률이 높다는 의미는?

1) 병원체의 감염량이 낮다.　2) 병원체의 병독성이 높다.
3) 질병의 유행기간이 길다.　4) 그 지역 사람의 면역성이 높다.
5) 그 지역 사람의 건강상태가 나쁘다.

88. 감염병 관리상 불현성 환자가 역학적으로 중요한 이유는?

1) 관리가 쉽기 때문이다.　2) 증상이 심하기 때문이다.
3) 전파의 기회가 많기 때문이다.　4) 자·타가 환자임을 알고 있기 때문이다.
5) 환자의 발견이 어렵기 때문이다.

해설 불현성 환자는 임상 증상이 없기 때문에 자·타의 경계심이 없어 전파의 기회가 많으며 관리하기가 어렵다.

해답 ▸ **83.** 5)　**84.** 5)　**85.** 3)　**86.** 3)　**87.** 2)　**88.** 3)

89. 병원체가 침입하여 다른 숙주에 대한 전염력이 가장 높을 때까지의 기간은?

1) 잠복기　　2) 회복기　　3) 세대기
4) 발병기　　5) 전염기간

90. 예방접종의 목적에 가장 적합한 것은?

1) 병원체 사멸　　2) 전파경로 차단　　3) 면역의 증강
4) 탈출경로 차단　　5) 침입경로 차단

91. 병원체에 대한 전염 의심자의 격리 기간으로 옳은 것은?

1) 완치 때까지　　2) 질병의 유행 종료 시까지
3) 병원체의 최장 잠복기간까지　　4) 사망 시까지
5) 만 24시간까지

해답 ▸ **89.** 3)　**90.** 3)　**91.** 3)

2 질병관리

각 문항을 읽고 가장 올바른 답가지 하나를 고르시오.

01. 현미경의 발견으로 자연발생설을 일축한 계기가 된 것은?

1) 장기설 2) 접촉전염설 3) 미생물 병인설
4) 감염병 체질설 5) 점성설

02. 오염된 공기가 질병을 일으킨다는 학설은?

1) 신벌설 2) 장기설 3) 점성설
4) 감염병 체질설 5) 접촉전염설

해설 Hippocrates의 miasma설 – 나쁜공기가 질병의 원인이다.

03. 리케치아성 병원체인 것은?

1) 황열 2) 폴리오 3) 일본뇌염 4) 광견병 5) 발진열

해설 발진열은 Rickettsia성 병원체이다.

04. 바이러스성 백신은?

1) 콜레라 2) 결핵 3) 폴리오 4) 장티푸스 5) 백일해

해설 바이러스성 백신: 폴리오, 풍진, 일본뇌염

05. 감수성지수(접촉감염지수)가 높은 것은?

1) 디프테리아 2) 성홍열 3) 폴리오
4) 홍역 5) 백일해

해설 홍역 〉 백일해 〉 성홍열 〉 디프테리아 〉 폴리오

06. 소화기계 감염병인 것은?

1) 홍역 2) 결핵 3) 바이러스성 간염
4) 유행성이하선염 5) 디프테리아

해설 바이러스성 간염은 소화기계 감염병이다.

해답 ▸ **1.** 3) **2.** 2) **3.** 5) **4.** 3) **5.** 4) **6.** 3)

07. **환자의 격리수용이 필요한 감염병은?**

1) 콜레라 2) 폴리오 3) 홍역 4) 일본뇌염 5) 성홍열

08. **18C 전세계적으로 대 유행했던 호흡기 감염병은?**

1) 홍역 2) 인플루엔자 3) 결핵 4) 백일해 5) 디프테리아

09. **고열과 장미색 발진, 낙설의 증상을 보이는 감염병은?**

1) 인플루엔자 2) 백일해 3) 디프테리아
4) 유행성이하선염 5) 홍역

10. **환경개선으로 효과가 있는 감염병은?**

1) 홍역 2) 인플루엔자 3) 장티푸스
4) 결핵 5) 풍진

11. **검역법의 대상 질환은?**

1) 백일해, 결핵 2) 콜레라, 페스트 3) 일본뇌염, 폴리오
4) 홍역, 나병 5) 장티푸스, 파라티푸스

해설 콜레라: 5일, 페스트: 6일

12. **병원체가 리케치아성인 감염병은?**

1) 폴리오 2) 장티푸스 3) 콜레라
4) 발진티푸스 5) 유행성출혈열

13. **일본뇌염에 대한 설명으로 옳은 것은?**

1) 감염원은 돼지이다. 2) 세균성 감염병이다.
3) 벼룩에 의해 감염된다. 4) 예방접종은 효과가 없다.
5) 소화장애 등의 증상을 보인다.

해설 감염원은 돼지이며, 증폭숙주 역할을 한다.

해답 ▸ **7.** 1) **8.** 2) **9.** 5) **10.** 3) **11.** 2) **12.** 4) **13.** 1)

14. 신증후군 출혈열에 대한 설명으로 옳은 것은?

1) 주로 초봄에 발생한다.
2) 소화기에 감염된다.
3) 병원체는 한탄바이러스이다.
4) 가주성 쥐에의해 감염된다.
5) 합병증으로 소아마비가 있다.

해설 9~11월에 발생하며 야외 활동 시 주의하여야 한다.

15. 성병에 대한 설명으로 옳은 것은?

1) 환자구별이 쉽다.
2) 면역획득이 있다.
3) 사회적 여건과 관계가 없다.
4) 임질은 불임의 원인이 된다.
5) 매독은 전파성 감염이 되지 않는다.

해설 성병은 경제, 문화, 국민성과 밀접한 관계가 있으며 획득면역이 없다.

16. 근육경련, 중추신경계 손상이 주증상인 감염병은?

1) 콜레라
2) 장티푸스
3) 발진티푸스
4) 폴리오
5) 홍역

해설 폴리오는 중추신경의 마비가 주증상으로 예방접종이 가장 중요하며 효과가 확실하다.

17. 환자의 분변에 오염된 물이 원인인 감염병은?

1) 콜레라
2) 백일해
3) 풍진
4) 폴리오
5) 인플루엔자

18. 장티푸스의 관리상 중요한 대책은?

1) 예방접종
2) 조기발견, 조기치료
3) 환경관리 및 보균자색출
4) 보건교육
5) 항생제 투여

19. 우리나라에서 콜레라의 근본적인 예방대책은?

1) 예방접종
2) 검역강화
3) 위생해충 박멸
4) 환자격리
5) 환경개선

해설 콜레라는 해외 유입 가능 감염병으로 검역을 강화하는 것이 근본적 대책이다.

해답 ▸ **14.** 3) **15.** 4) **16.** 4) **17.** 1) **18.** 3) **19.** 2)

20. 홍역의 전염 위험성이 큰 시기는?

1) 전구기　2) 이완기　3) 회복기　4) 완치 후　5) 모두

21. 임신초기에 이환되며 태아에게 경태반 감염되는 질병은?

1) 장티푸스　2) 콜레라　3) 백일해　4) 풍진　5) 홍역

22. 매개감염병에 대한 연결이 옳지 않은 것은?

1) 소 – 페스트　2) 돼지 – 발진열　3) 쥐벼룩 – 일본뇌염
4) 개 – 공수병　5) 쥐 – 탄저병

해설 소: 탄저, 돼지: 일본뇌염, 쥐벼룩–발진열, 개: 공수병, 쥐:페스트

23. 치명률이 높은 것은?

1) 광견병(공수병)　2) 유행성출혈열　3) 일본뇌염
4) 홍역　5) 콜레라

해설 광견병은 90% 이상의 치명률을 보이며 개의 예방접종이 중요하다.

24. 결핵환자의 발견을 위한 진단검사의 순서로 옳은 것은?

1) 직촬 – 객담검사 – 간촬　2) 객담검사 – 간촬 – 직촬
3) 간촬 – 객담검사 – 직촬　4) 간촬 – 직촬 – 객담검사
5) 혈액검사 – 직촬 – 간촬

25. 인간면역결핍 바이러스(HIV)가 병원체인 질병은?

1) 매독　2) 임질　3) 연성하감
4) 후천성면역결핍증　5) 쯔쯔가무시병

26. PPD 반응검사의 목적은?

1) 결핵예방　2) 결핵 감염여부 진단　3) 결핵치료
4) 결핵 진행정도 파악　5) 결핵 전염방지

해답 ▸ **20.** 1)　**21.** 4)　**22.** 4)　**23.** 1)　**24.** 4)　**25.** 4)　**26.** 2)

27. PPD 반응검사 결과 음성의 의미는?

1) 건강보균자 2) 잠복기 보균자 3) 결핵환자
4) 정상 5) 결핵보균에 접촉

28. AIDS의 예방법으로 적당한 것은?

1) 마스크 착용 2) 손소독 3) 영양 보충
4) 부정약품 투여방지 5) 보건교육

29. 모기의 매개 질병인 것은?

1) 회충 2) 장티푸스 3) 사상충증 4) 콜레라 5) 파라티푸스

해설 모기 매개질병 : 사상충, 일본뇌염, 큐열

30. 생물테러 감염병인 것은?

1) 매독 2) HIVD 3) 한센병
4) 탄저 5) 크로이펠츠 야콥병

31. 수건의 공동사용으로 감염 가능성이 큰 감염병은?

1) 홍역 2) 콜레라 3) AIDS
4) 바이러스성 간염 5) 트리코마

32. 전파양식과 질병의 연결이 옳은 것은?

1) 증식형 – 사상충 2) 발육형 – 발진티푸스
3) 발육증식형 – 말라리아 4) 배설형 –록키산홍반열
5) 경란형 – 페스트

해설 증식형 전파: 페스트, 뎅기열, 황열, 재귀열

33. 순화독소(toxoid)백신을 이용한 질병은?

1) 콜레라, 장티푸스 2) 디프테리아, 파상풍 3) 폴리오, 홍역
4) 결핵, 탄저 5) 발진티푸스, 발진열

해답 ▸ **27.** 4) **28.** 3) **29.** 3) **30.** 4) **31.** 5) **32.** 3) **33.** 2)

34. 폐질환의 발생과 관계가 있는 것은?

1) 비만 2) 흡연 3) 운동부족 4) 스트레스 5) 커피

35. 장티푸스 보균자의 병원소는?

1) 간 2) 위장 3) 신장 4) 담낭 5) 비장

36. 잠복기가 짧은 질병은?

1) 장티푸스 2) 콜레라 3) 바이러스성 간염
4) 파라티푸스 5) 인플루엔자

해설 콜레라 : 20시간, 인플루엔자 : 1~3일, 파리티푸스 : 5일,
바이러스성 간염 : 1주일, 장티푸스 : 1~3주

37. 쯔쯔가무시병(양충병)의 매개체는?

1) 참진드기 2) 이 3) 좀진드기 4) 쥐벼룩 5) 모기

해설 좀진드기: 록키산홍반열

38. BCG접종 후 투베르쿨린 반응검사의 시기는?

1) 1개월 후 2) 3개월 후 3) 6개월 후 4) 1년 후 5) 2년 후

39. Schick test와 관련이 있는 질병은?

1) 장티푸스 2) 디프테리아 3) 백일해 4) 파상풍 5) 나병

40. 박테리아성 질병인 것은?

1) 발진티푸스 2) 록키산홍반열 3) 발진열
4) 쯔쯔가무시병 5) 백일해

해설 발진티푸스, 록키산홍반열, 발진열, 쯔쯔가무시는 리케치아성 병원체이다.

41. 인수공통감염병인 것은?

1) 광견병 2) 백일해 3) 소아마비 4) 디프테리아 5) 홍역

해설 인수공통병: 사람과 동물사이에서 감열될 수 있는 감염병

해답 ▸ **34.** 2) **35.** 4) **36.** 2) **37.** 1) **38.** 3) **39.** 2) **40.** 5) **41.** 1)

42. DPT란?

1) 디프테리아, 소아마비, 파상풍
2) 백일해, 파상풍, 홍역
3) 디프테리아, 결핵, 소아마비
4) 디프테리아, 백일해, 파상풍
5) 콜레라, 장티푸스, 홍역

해설 DPT백신: diphtheria, pertussia, tetanus의 3종 혼합백신

43. 국가필수예방접종 대상질환으로 옳은 것은?

1) 탄저
2) DPT
3) 성홍열
4) 말라리아
5) 매독

해설 국가필수예방접종은 국가에서 권장하는 예방접종으로 국가필수예방접종 대상 감염병에는 모든 영유아에게 접종을 권장하는 BCG(피내용), B형간염, 디프테리아/파상풍/백일해(DTaP,Td), 폴리오, 홍역/유행성이하선염/풍진(MMR), 일본뇌염(사백신), 수두와 고위험군에 한해 접종을 권장하는 인플루엔자, 장티푸스, 신증후군출혈열 등이 있다. 국가필수예방접종은 보건소와 의료기관에서 접종 가능하다.

해답 ▸ **42.** 4) **43.** 2)

7 기생충 관리

1. 생물형태학적 분류

1) 원충류

근족충류: 이질아메바, 대장아메바, 소장아메바

편모충류: 람불편모충, 메닐아메바, 질트리코모나스

섬모충류: 대장바람티늄, 주육포자충

포자충류: 말라리아원충, 톡소프라스마곤디

2) 윤충류

선충류: 회충, 요충, 십이지장충, 말레이사상충

조충류: 무구조충, 유구조충, 왜소조충, 광절열두조충

흡충류: 폐흡충, 간흡충, 요꼬가와흡충

2. 식품류 매개성 질환

1) **채소**: 회충, 십이지장충, 편충, 동양모양선충, 요충, 분선충

2) 어패류

간흡충증: 제1중간숙주 – 쇠우렁, 제2중간숙주 – 잉어과 담수어(참붕어, 붕어, 잉어 등)

폐흡충증: 제1중간숙주 – 다슬기, 제2중간숙주 – 게, 가재

요꼬가와흡충증: 제1중간숙주 – 다슬기, 제2중간숙주 – 은어

광절열두조충증: 제1중간숙주 – 물벼룩, 제2중간숙주 – 송어, 연어

3) 육류

무구조충증: 쇠고기

유구조충증: 돼지고기

선모충증: 돼지고기

3. 기생충질환

1) 회충증

과거에 감염률 1위

소장에 군거생활

구충약 투여 2주 후 구제 확인검사

산란: 10~20만/1마리/1일, 감염 후 70~80일째 성충

수명: 10~12개월

2) 십이지장충증

성충: 빈혈(0.5 cc흡혈/1마리/일)

유충: 채독증(똥독)

3) 편충증

회장, 맹장에 기생

두부가 장점막에 침입 – 구충곤란

4) 요충증

회장, 맹장에 기생

항문주위에 산란, 소양증

집단감염, 자가감염

건조 저항성이 높다.

Scotch tape검사

5) 동모양선충증

십이지장 기생

일본, 중국, 인도, 말레이시아, 한국에 분포

6) 분선충증

소장기생

열대, 아열대에 분포

7) 사상충증

임파조직에 기생

유충: 야간 정기 출현성

진단: 혈액검사

매개모기: Aedes togoi

8) 말라리아

혈류내 생활주기: 48시간

재발이 잘된다.

매개모기: Anopheles 속

9) 아니사키스증: 바다 생선

10) 스팔가눔: 뱀, 개구리

1 기생충 관리

각 문항을 읽고 가장 올바른 답가지 하나를 고르시오.

01. 외부 기생충인 것은?

1) 회충　2) 진드기　3) 십이지장충
4) 요충　5) 요꼬가와흡충

02. 현재 기생충 감염률이 줄어든 이유와 관계가 있는 것은?

1) 다양한 음식 문화　2) 재래식 화장실 보급　3) 생식 장려
4) 수질오염 증가　5) 영농방법의 개선

03. 원충류인 것은?

1) 회충　2) 요충　3) 유구조충
4) 간흡충　5) 이질아메바

해설 요점정리 참조

04. 선충류인 기생충은?

1) 무구조충　2) 유구조충　3) 요충
4) 간흡충　5) 장흡충

해설 회충, 요충, 십이지장충, 말레이사상충

05. 60~70년대 많은 감염을 나타낸 기생충은?

1) 요충　2) 간흡충　3) 회충
4) 편충　5) 십이지장충

06. 기생충에 대한 설명으로 옳은 것은?

1) 1970년 우리나라 기생충감염률은 10%이하 였다.
2) 인체 기생충의 주요 증상은 신경마비, 근육통이다.
3) 기생충 감염의 예방은 환경개선과 관련성이 없다.
4) 기생충학은 기생충과 숙주와의 관계를 연구하는 학문이다.
5) 기생충은 독립적으로 생활을 유지한다.

해답 ▸ 1. 2)　2. 5)　3. 5)　4. 3)　5. 3)　6. 4)

07. 채소가 매개하는 기생충은?

1) 폐흡충 2) 십이지장충 3) 무구조충
4) 유구조충 5) 사상충

해설 채소 매개기생충 : 회충, 십이지장충, 편충, 요충, 동양모양선충, 분선충

08. 중간숙주의 연결이 옳은 것은?

1) 간흡충 – 가재 2) 폐흡충 – 송어 3) 요꼬가와흡충 – 은어
4) 광절열두조충 – 소 5) 무구조충 – 담수어

해설 요꼬가와흡충의 제1 중간숙주: 다슬기, 제2 중간숙주: 은어

09. 쇠고기가 매개하는 기생충은?

1) 무구조충 2) 간흡충 3) 유구조충
4) 폐흡충 5) 선모충

해설 돼지고기: 유구조충, 선모충

10. 민물고기의 생식으로 감염되는 기생충 질환은?

1) 무구조충증 2) 유구조충증 3) 폐흡충증
4) 간흡충증 5) 분선충증

11. 토고숲모기(Aedes togoi)에 의해 매개되는 질병은?

1) 일본뇌염 2) 사상충증 3) 말라리아
4) 황열 5) 유행성간염

12. 육류 매개 기생충인 것은?

1) 간흡충 2) 폐흡충 3) 요꼬가와흡충
4) 광절열두조충 5) 유구조충

해설 유구조충 – 돼지고기

해답 ▸ **7.** 2) **8.** 3) **9.** 1) **10.** 4) **11.** 2) **12.** 5)

13. 사상충에 대한 설명으로 옳은 것은?

1) 임파조직에 기생한다.
2) 객담조사로 진단한다.
3) 국내에서는 내륙지역에서 다발한다.
4) 유충은 주간 정기출현성이 있다.
5) 매개모기는 Anopheles sinensis이다.

해설 사상충 : Aedes togoi(togoi숲모기)

14. 말라리아에 대한 설명으로 옳은 것은?

1) 재발은 되지 않는다.
2) 국내에서는 발생하지 않는다.
3) 매개모기는 얼룩날개모기속이다.
4) 예방접종이 확실한 예방법이다.
5) 소화장애가 주 증상이다.

해설 예방접종은 실시하지 않는다.

15. 항문주위나 회음부의 가려움증을 보이는 기생충은?

1) 회충
2) 십이지장충
3) 요충
4) 구충
5) 편충

16. 자가감염, 집단감염의 가능성이 큰 기생충은?

1) 회충
2) 요충
3) 십이지장충
4) 편충
5) 분선충

17. 요충에 대한 설명으로 옳은 것은?

1) 경피적 침입한다.
2) 집단감염 가능성은 낮다.
3) 성인에 많이 감염된다.
4) 십이지장에 기생한다.
5) 항문 소양증이 있다.

해설 항문에 산란하기 때문에 건조저항성이 높으며 어린이에게 집단 감염 가능성이 있는 질환이다.

18. 회장, 맹장에 기생하며 두부가 가늘고 장점막에 침입하기 때문에 구충이 곤란한 기생충은?

1) 회충
2) 요충
3) 편충
4) 십이지장충
5) 분선충

해설 편중의 길이는 40~50 mm로 두부는 실모양, 미부는 가늘고 넓어 두부가 장점막에 침입하여 구충이 곤란하다.

해답 ▸ **13.** 1) **14.** 3) **15.** 3) **16.** 2) **17.** 5) **18.** 3)

19. 열대, 아열대에 분포하며 소장에 기생하는 편충류는?

1) 동양모양선충　2) 분선충　3) 편충
4) 무구조충　5) 유구조충

20. 채독증을 일으키는 기생충은?

1) 회충　2) 동양모양선충　3) 십이지장충
4) 편충　5) 요충

해설 유충: 채독증(똥독), 성충: 빈혈(0.5 cc/1마리/일)

21. 말레이사상충의 중간숙주는?

1) 모기　2) 파리　3) 벼룩
4) 가재　5) 다슬기

22. 구충에 관한 내용으로 옳은 것은?

1) 집단감염　2) 채독증　3) 자가감염
4) Scotch tape 검사　5) 항문주위 산란

23. 폐흡충의 제1, 2 중간 숙주로 맞게 짝지어진 것은?

1) 다슬기 – 쇠우렁　2) 다슬기 – 담수어　3) 물벼룩 – 가재
4) 쇠우렁 – 게　5) 다슬기 – 가재

24. 유구조충의 중간 숙주로 옳은 것은?

1) 닭　2) 돼지
3) 쥐　4) 소
5) 말

해설 무구조충: 소, 유구조충: 돼지

25. 간흡충의 기생 부위는?

1) 간　2) 소장　3) 담도　4) 십이지장　5) 비장

해답 ▸ **19.** 2)　**20.** 3)　**21.** 1)　**22.** 2)　**23.** 5)　**24.** 4)　**25.** 3)

26. 간흡충에 관한 내용으로 옳은 것은?

1) 제1 중간숙주는 쇠우렁이다.
2) 제2 중간숙주는 가재이다.
3) 가재 생즙 지역에서 유행한다.
4) 생식기에 기생한다.
5) 해수어류의 생식과 관련 있다.

해설 3)은 폐흡충과 관계있다.

27. 쇠고기의 가열 섭취를 통해 예방이 가능한 것은?

1) 간흡충
2) 폐흡충
3) 무구조충
4) 유구조충
5) 요꼬가와 흡충

해설 무구조충의 중간숙주는 소이다.

28. 요꼬가와흡충의 제1, 2 중간숙주로 짝지어진 것은?

1) 물벼룩 – 연어
2) 다슬기 – 은어
3) 쇠우렁 – 담수어
4) 다슬기 – 가재
5) 쇠우렁 – 가재

29. 어패류 매개 기생충질환의 확실한 예방법은?

1) 환경위생
2) 환자발견
3) 개인위생
4) 생식금지
5) 보건교육

30. 폐흡충의 진단 방법은?

1) 혈액검사
2) Scotch tape 검사
3) 임파검사
4) 조직검사
5) 객담검사

해설 요충: Scotch tape검사(테이프 도말법)

31. 항문소양증과 가장 관련이 있는 기생충질환은?

1) 요충증
2) 간흡충증
3) 광절열두조충증
4) 유구조충증
5) 무구조충증

해설 요충: 항문 주위에 산란, 광절열두조충, 유구조충, 무구조충은 1,000~4,000마디를 가지고 있으며 매일 다수의 마디가 항문으로 배출된다.

해답 ▸ **26.** 1) **27.** 3) **28.** 2) **29.** 4) **30.** 5) **31.** 1)

32. 매개성 질환의 연결이 옳은 것은?

1) 소 – 유구조충증　2) 돼지 – 무구조충증　3) 우렁이 –폐흡충
4) 다슬기 –간흡충증　5) 바다 생선 –아니사키증

33. 오염된 밭에서 맨발로 작업시 감염되는 기생충은?

1) 회충　2) 십이지장충　3) 선모충
4) 무구조충　5) 사상충

34. 간흡충의 인체 감염 형태는?

1) 섬모유충　2) 성충　3) 사상유충
4) 피낭유충　5) 피부 감염

35. 사상충의 인체 내 기생 부위는?

1) 혈액　2) 소장　3) 직장　4) 림프　5) 신장

36. 혈액검사로 확인되는 기생충은?

1) 폐흡충　2) 사상충　3) 유구조충
4) 무구조충　5) 회충

37. 비병원성 원충류는?

1) 트리파노소마　2) 질 트리코마나스　3) 말라리아 원충
4) 이질 아메바　5) 대장 아메바

38. 회충란의 사멸에 좋은 조건인 것은?

1) 고온　2) 고습　3) 고압　4) 일광　5) 건조

39. 말라리아 원충의 기생 부위는?

1) 혈소판　2) 림프구　3) 담관　4) 백혈구　5) 적혈구

해답 ▸ **32.** 5)　**33.** 2)　**34.** 4)　**35.** 4)　**36.** 2)　**37.** 5)　**38.** 4)　**39.** 5)

40. 회충란 사멸을 위한 분변의 최소 부숙기간은?

1) 여름 1개월, 겨울 2개월
2) 여름 1개월, 겨울 3개월
3) 여름 2개월, 겨울 4개월
4) 여름 3개월, 겨울 6개월
5) 여름 6개월, 겨울 12개월

41. 십이지장충의 효과적인 검사방법은?

1) 침전법
2) 화학응고법
3) 포화식염 부유법
4) 도말법
5) 이상 모두

42. 스파르가눔의 종말숙주는?

1) 고양이
2) 소
3) 돼지
4) 오리
5) 붕어

43. 회충약 투여 후 구제확인 검사의 시기는?

1) 1주후
2) 2주후
3) 1개월후
4) 2개월후
5) 즉시

해설 기생충질환: 회충, 요충, 편충, 간흡충, 폐흡충, 조충류, 장흡충류 및 이질아메바, 말라리아, 머릿니.

44. 기생충과 기생 부위의 연결이 옳은 것은?

1) 회충 – 소장
2) 편충 – 방광
3) 동양모양선충 – 폐
4) 분선충 – 위장
5) 십이지장 충– 대장

45. 곤충류가 매개하는 기생충인 것은?

1) 동양모양선충
2) 폐흡충
3) 무구조충
4) 선모충
5) 말레이사상충

해설 모기가 매개하는 질병: 말레이사상충, 말라리아, 일본뇌염

46. 무구조충에 대한 설명으로 옳은 것은?

1) 폐에 기생한다.
2) 길이는 10cm이다.
3) 원충류이다.
4) 육회, 우유의 생식이 원인이다.
5) 기침을 통해 비말상태로 배출된다.

해답 ▸ **40.** 2) **41.** 3) **42.** 1) **43.** 2) **44.** 1) **45.** 5) **46.** 4)

47. 한국, 일본, 중국, 인도, 말레이시아에 분포해 있는 기생충은?

1) 회충　2) 동양모양선충　3) 십이지장충
4) 편충　5) 요충

48. 회충란이 인체 감염 후 성충이 되는 기간은?

1) 10일　2) 20일　3) 40일
4) 70일　5) 120일

49. 산란과 동시에 감염능력을 갖는 기생충은?

1) 회충　2) 요충　3) 십이지장충(구충)
4) 간흡충　5) 편충

50. 경구 침입만 하는 기생충은?

1) 회충　2) 요충　3) 십이지장충
4) 간흡충　5) 편충

51. 간흡충증에 걸리는 경우는?

1) 가재의 생식, 오염된 조리기구　2) 붕어의 생식, 오염된 조리기구
3) 연어의 생식, 공기 전파　4) 게의 생식, 오염된 조리기구
5) 새우의 생식, 오염된 조리기구

52. 낭미충증을 일으키는 기생충은?

1) 회충　2) 요충　3) 유구조충
4) 무구조충　5) 폐흡충

해설 낭미충증은 낭미충이 인체의 장관 외에 기생하는 것을 의미하며 주로 유구낭미충에 의한 증상이다.

53. 돼지고기의 유구낭미충 발견 부위는?

1) 소장　2) 간장　3) 대장
4) 위장　5) 근육

해설 유충이 근육, 목덜미, 혀 등에 침입하고 8~10주 후에 유구낭미충이 된다.

해답 ▸ **47.** 2)　**48.** 4)　**49.** 2)　**50.** 5)　**51.** 2)　**52.** 3)　**53.** 5)

54. 자웅동체가 아닌 흡충류는?

1) 간흡충 2) 폐흡충 3) 주혈흡충
4) 요꼬가와흡충 5) 광절열두조충

해설 흡충류 중에서 주혈흡충만 자웅이체이다.

55. 구충의 증상이 아닌 것은?

1) 피부염증 2) 빈혈 3) 소화장애 4) 발열 5) 습진

56. 간흡충의 제1중간숙주는?

1) 잉어 2) 쇠우렁 3) 게 4) 가재 5) 다슬기

해답 ▸ **54.** 3) **55.** 4) **56.** 2)

8 보건 행정 및 사회보장

1. 보건행정

1) 조선시대

(1) 내의원: 왕실의료 담당
(2) 활인서: 감염병환자 담당
(3) 전의감: 일반 의료행정
(4) 혜민서: 서민의료 담당
(5) 전형사: 의약 담당

2) 대한민국 정부수립 이후(1948. 8. 15)

(1) 1955년: 보건사회부(보건부와 사회부의 통합)
(2) 1980년: 환경청 신설(2개의 외청: 노동청과 환경청)
(3) 1981년: 노동청이 노동부로 승격
(4) 1990년: 환경청이 환경부로 승격
(5) 1994년: 보건사회부가 보건복지부로 변경
(6) 2008년: 보건복지부가 보건복지가족부로 변경
(7) 2010년: 보건복지가족부가 보건복지부로 변경

3) 보건소

(1) 보건소

설치: 1962년(우리나라)

보건행정기관

보건사업의 일선기관

(2) 보건소의 업무

① 감염병의 예방·관리 및 진료

② 국민 건강증진·보건 교육 및 영양개선 사업

③ 모자보건 및 가족계획

④ 구강 보건·정신 보건·노인 보건 및 장애인의 재활사업

⑤ 식품위생 및 공중위생
⑥ 의료인 및 의료기사, 의료기관에 대한 지도 등에 관한 사항
⑦ 의약에 대한 지도
⑧ 응급의료에 관한 사항
⑨ 공중보건의·보건 진료소의 직원 및 업무에 대한 지도
⑩ 보건 의료사업에 대한 사항
⑪ 건강 진단 및 만성질환의 질병관리
⑫ 보건에 관한 실험 또는 검사
⑬ 보건복지부령이 정하는 사회복지사업
⑭ 기타 의료사업 및 국민보건 향상·증진을 위한 사업

4) 세계보건기구(WHO)

(1) 발족년도: 1946. 4. 7. 뉴욕, 61개국 참가

(2) 본부: 제네바

(3) 지역 사무소

동지중해 또는 중동지역: 본부 – Alexandria
동남아시아: 본부 – New Delhi(북한: 1973년 138번째)
서태평양: 본부 – Manila(한국: 1949년 65번째)
범미주: 본부 – Washington D.C
구라파: 본부 – Cophenhagen
아프리카: 본부 – Brazzaville

(4) 기능: 국제적 보건사업의 지휘, 조정, 회원국에 대한 기술지원 및 자료 공급, 전문가 파견에 의한 기술자문 활동 등.

2. 사회보장

1) 사회보장의 체계

- 사회보장
  - 사회보험
    - 소득보장
      - 복지연금
      - 실업보험
    - 의료보장
      - 의료보험
      - 산재보험
  - 공적부조
    - 재해구조
    - 생활보호
    - 의료보호
  - 공공 서비스
    - 사회복지 서비스
    - 보건의료 서비스
      - 개인보건 서비스
      - 공공보건 서비스

2) 사회보장의 정의

(1) 사회보험: 강제 적용, 본인 부담과 국가 보조금

(2) 공적 부조: 국가예산으로 보호

(3) 공공서비스: 소득과 관계없이 혜택, 직접 비용을 부담 안함

(4) 보험: 보험사고가 발생하면 현금 또는 현물의 지급

3) **의료보험**: 1989년 전국민 의료보험 실시

(1) 우리나라 의료보험의 특성

당연가입

능력비례 보험료

필요에 따른 균등 급여

(2) 의료비 지불형태

굴신법: 동일 의료행위라 할지라도 환자의 경제능력에 따라 차등 적용

시술 점수제(행위별 수가제, 성과불제): 시술한 양에 따라 단위 수가를 곱하여 합산하는 방식

인두제: 방문 또는 질병시 사람당 일정액을 보상

봉급제: 일정 근무시간에 대하여 정기적으로 같은 금액의 보수 지불

포괄 수가제: 질병을 집단으로 묶어 일정액을 지불하는 방식

(3) 급여의 종류

현물 급여

현금 급여: 요양비, 분만비, 장제비

4) 의료전달 체계

(1) 실시 목적

자원의 효율적 활용, 의료의 균형 발전, 국민 의료비와 보건 재정의 안정, 의료기관의 기능 분담

(2) 실시 내용

진료권 설정 및 3차 의료기관 지정

단계적 진료체계

이송 및 회송체계

5) 의료 보호

(1) 수가 방법

1종: 전액 국가부담

2종: 본인이 20% 부담

6) 산재보험

(1) 수가: 의료보험수가 고시 금액의 30% 가산

(2) 산재 담당자의 역할

요양 신청

휴업 신청

연기 신청

7) 자동차보험

(1) 수가: 일반수가 적용

(2) 상업보험

(3) 책임보험과 종합보험

1 보건행정

각 문항을 읽고 가장 올바른 답가지 하나를 고르시오.

01. 조선시대 감염병 환자를 담당했던 기관은?

1) 내의원　2) 활인서　3) 전의감　4) 혜민서　5) 전형사

해설 요점정리 참조

02. 세계보건기구의 정식 발족년도는?

1) 1936년　2) 1948년　3) 1956년　4) 1966년　5) 1976년

03. 왕실 의료를 담당했던 조선시대 의료기관은?

1) 내의원　2) 전의감　3) 활인서　4) 전형서　5) 혜민서

04. 우리나라 보건소의 설치년도는?

1) 1950년　2) 1955년　3) 1962년　4) 1964년　5) 1972년

05. 우리나라 보건행정의 최일선 조직은?

1) 보건복지부
2) 종합병원
3) 개인의원
4) 보건소
5) 국립의료원

06. 세계보건기구(WHO)의 본부 위치는?

1) 뉴욕　2) 제네바　3) 워싱턴　4) 런던　5) 파리

해답 ▸ **1.** 2)　**2.** 2)　**3.** 1)　**4.** 3)　**5.** 4)　**6.** 2)

07. 세계보건기구의 지역사무소 수는?

1) 2개 2) 4개 3) 6개 4) 8개 5) 10개

08. 우리나라가 속해 있는 WHO의 지역사무소는?

1) 동지중해지역 2) 동남아시아지역 3) 범미주지역
4) 서태평양지역 5) 유럽지역

09. 보건행정의 중앙조직은?

1) 보건복지부 2) 행정자치부 3) 국립 보건원
4) 질병관리청 5) 병원협회

10. 우리나라가 속해있는 서태평양지역사무소의 본부는?

1) 알렉산드리아 2) 뉴델리 3) 마닐라
4) 코펜하겐 5) 워싱턴

11. 우리나라 보건 행정의 발전 순서가 옳은 것은?

1) 조선 – 미군정 – 일제 총독 – 과도정부 – 정부 수립
2) 조선 – 과도정부 – 일제 총독 – 미군정 – 정부수립
3) 조선 – 정부 수립 – 미군정 – 일제 총독 – 과도정부
4) 조선 – 일제 총독 – 미군정 – 과도정부 – 정부 수립
5) 조선 – 일제 총독 – 과도정부 – 미군정 – 정부 수립

12. 농어촌 주민을 위한 특별조치법에 의해 의료취약지역에 설치하는 기관은?

1) 종합병원 2) 보건소 3) 보건지소
4) 모자보건센터 5) 보건진료소

13. WHO의 지역사무소 개수는?

1) 3개 2) 4개 3) 5개 4) 6개 5) 7개

해답 ▸ **7.** 3) **8.** 4) **9.** 1) **10.** 3) **11.** 4) **12.** 5) **13.** 4)

14. WHO의 주요 사업 내용으로 적당한 것은?

1) 아동보호기금 마련 2) 노동조건 향상 3) 보건교육 사업
4) 이민 장려 5) 질병치료 사업

15. 지역사회보건의 중요한 개념인 것은?

1) 포괄적인 의료봉사 2) 의료의 사회적 기여
3) 진료의 효율성 4) 저소득층 무료진료
5) 지역사회주민의 자발적 참여

16. WHO에서 정하는 보건 행정의 범위와 관련이 있는 것은?

1) 아동복지 향상 2) 자원 개발 3) 감염병 관리
4) 임상의학 관리 5) 노동행정 개선

17. 보건행정 기획과정에서 최우선으로 해야 하는 것은?

1) 목표의 설정 2) 방침과 절차 3) 미래에 대한 전망
4) 시행예정표의 설정 5) 시행예산의 확보

18. 보건사업의 효율적 수행을 위해 역점을 두어야 할 것은?

1) 보건 봉사 2) 보건 교육 3) 보건관계 법규 강화
4) 행정 규제 5) 환경개선 사업

19. 보건의료 체계의 일차적 책임은?

1) 병원 2) 보건소 3) WHO
4) 국가 5) 개인

해설 보건의료체계는 국가가 국민들에게 예방, 치료, 재활서비스 등의 의료서비스를 제공하기 위한 종합적인 체계이다.

20. 보건사업의 일선 업무를 담당하는 기관은?

1) 국립 보건원 2) 보건환경 연구원 3) 보건소
4) 국립 의료원 5) 보건복지부

해답 ▸ **14.** 3) **15.** 5) **16.** 3) **17.** 3) **18.** 2) **19.** 4) **20.** 3)

21. 이조시대에 일반의료행정을 담당한 기관은?

1) 혜민서 2) 활인서 3) 상약국 4) 태의감 5) 전의감

22. 진료전달 체계상 보건소는 몇차 진료기관인가?

1) 1차 2) 2차 3) 3차 4) 2~3차 5) 1~3차

해설 1차 : 보건소, 2차 : 도립병원, 3차 : 국립병원

23. 우리나라의 WHO 가입 년도와 순위는?

1) 1939년 56번째 2) 1945년 56번째 3) 1949년 65번째
4) 1959년 65번째 5) 1973년 138번째

24. WHO란?

1) 식량 및 농업기구 2) 세계보건기구 3) 국제노동기구
4) 국제연합 아동기구 5) 국제의사기구

25. 보건소 제도가 처음 시작된 나라는?

1) 영국 2) 프랑스 3) 독일 4) 미국 5) 러시아

26. WHO에 대한 설명으로 옳은 것은?

1) 국제 노동환경전문가 단체이다.
2) 지역사무소는 6개 지역이다.
3) 우리나라는 동아시아지역에 속해 있다.
4) 본부는 뉴델리에 두고 있다.
5) 우리나라는 아직 미회원국이다.

해설 WHO의 본부는 제네바이다.

해답 ▸ **21.** 5) **22.** 1) **23.** 3) **24.** 2) **25.** 1) **26.** 2)

2 사회보장

각 문항을 읽고 가장 올바른 답가지 하나를 고르시오.

01. 현대적 의미의 사회보장과 관계가 깊은 것은?

1) 노동력 상실에 대한 사회보장
2) 무소득자에 대한 사회보장
3) 심신장애자에 대한 재활
4) 상대적 빈곤에 대한 소득보장
5) 어린이나 유족에 대한 소득보장

02. 공공부조의 성격인 것은?

1) 국민연금
2) 건강보험
3) 생활보호
4) 산재보험
5) 실업보험

03. 사회보험의 성격과 관계 있는 것은?

1) 의무 가입
2) 민간 보험
3) 자율 적용
4) 전액 국가보조
5) 조세 활용

04. 공적 부조에 해당되는 것은?

1) 복지연금
2) 산재보험
3) 공공서비스
4) 실업보험
5) 의료보호

05. 일정 지역 내에 있는 사람을 대상으로 국가나 사회가 직접적인 서비스를 제공하는 것은?

1) 사회보험
2) 공적부조
3) 사보험
4) 공공서비스
5) 재해구조

해설 공공서비스 : 소득과 관계없이 혜택 받으며, 직접비용을 부담하지 않는다.

06. 우리나라의 전국민 국민건강보험(의료보험)이 실시된 연도는?

1) 1977년 2) 1984년 3) 1989년 4) 1991년 5) 1993년

해설 1977년: 직장 의료보험 실시, 1989. 7. 1: 전국민 의료보험 실시

해답 ▸ **1.** 4) **2.** 3) **3.** 1) **4.** 5) **5.** 4) **6.** 3)

07. 건강보험의 일반적 특성인 것은?

1) 고의사고도 적용된다. 2) 일시에 과중한 부담을 경감한다.
3) 특정 소수인을 대상으로 한다. 4) 질병만을 대상으로 한다.
5) 예측 가능한 질환을 대상으로 한다.

해설 건강보험은 예측 불가능한 질환을 대상으로 하기 때문에 고의사고는 예외로 한다.

08. 우리나라 건강보험의 특성과 관계가 있는 것은?

1) 선택 가입 2) 능력 무관 보험료 3) 필요에 따라 균등 급여
4) 소득 편중 효과 5) 자율 적용

해설 우리나라 의료보험의 가입은 의무(당연) 가입으로 강제 적용된다.

09. 저소득층을 대상으로 자력으로 생활할 수 있을 때까지 예산으로 보호해 주는 제도는?

1) 실업보험 2) 공적부조 3) 사회복지 서비스
4) 개인 보건 서비스 5) 건강보험

해설 공적부조: 재해구조, 생활보호, 의료보호

10. 현금급여인 것은?

1) 요양급여 2) 분만급여 3) 건강진단
4) 장제비 5) 진찰, 투약, 수술

해설 현금급여 : 요양비, 분만비, 장제비, 본인부담 보상금, 장애인 보장구 급여비

11. 건강보험의 대상이 되는 것은?

1) 3차 진료기관을 직접 이용시 2) 급여기간 종료 후
3) 성형수술 4) 치석 제거
5) 두 자녀 분만

12. 건강보험 급여가 제한되는 경우는?

1) 복통 2) 고의 사고 3) 수술 4) 충치 제거 5) 투약

해설 건강보험 급여의 제한 또는 정지 : 고의 사고, 폭행, 군복무중

해답 ▸ **7.** 2) **8.** 3) **9.** 2) **10.** 4) **11.** 5) **12.** 2)

13. 의료전달 체제의 실시 목적으로 적당한 것은?

1) 의료자원의 집중화 2) 의료기관 통합 3) 전문의 자유 개업
4) 자원의 효율적 활용 5) 의료기관 대형화

14. 의료전달 체계의 장기 전략에 대한 설명으로 적당한 것은?

1) 의료의 집중화 2) 의원의 병상 소유
3) 의료기관의 기능 통합 4) 의료제도의 개선
5) 의료기관과 의료보험 관리 체계의 분리

해설 의원의 병상 소유는 의료기관의 기능 분담과 위배된다.

15. 우리나라 의료의 민간 주도로 인한 문제점과 관련이 적은 것은?

1) 의료 자원의 대도시 편중 2) 전문의의 자유 개업
3) 영세 소규모 의원체제의 범람 4) 가난한 사람에 유리한 제도
5) 의료기관의 기능 분담의 미비

해설 의료 자원의 대도시 집중과 기능 분담의 미비는 특히 가난한 사람에게 불리하게 작용한다.

16. 의료 보호의 적용대상은?

1) 특진 2) 의치 3) 폭행 4) 자동차 사고 5) 수술

해설 비적용 대상: 다른 법종 질환, 특진, 폭행, 산재 사고, 자동차 사고, 의치, 의안, 보청기

17. 산재보험에 대한 설명으로 옳은 것은?

1) 5인 이상 사업장에 임의 적용한다.
2) 요양 신청은 입원요양만 해당된다.
3) 재해 발생시 노동지방사무소의 심의를 거친다.
4) 수가는 의료보험 고시금액의 100%를 가산한다.
5) 근로자 개인이 보험료를 부담한다.

해설 산재보험은 강제적용이며, 사용자가 보험료를 부담한다.

18. 자동차 보험에 관한 내용으로 옳은 것은?

1) 사회보험이다. 2) 일반수가를 적용한다.
3) 비영리를 목적으로 한다. 4) 책임보험은 선택적용이다.
5) 종합보험은 강제적용이다.

해설 자동차 보험은 영리를 목적으로 하기 때문에 현재 일반수가를 적용하고 있다.

해답 ▸ **13.** 4) **14.** 4) **15.** 4) **16.** 5) **17.** 3) **18.** 2)

19. 우리나라에 사회보장에 관한 법률이 제정된 시기는?

1) 1953년 2) 1963년 3) 1970년
4) 1973년 5) 1979년

20. 사회보장제도의 창시자는?

1) Socrates 2) Hippocrates 3) Bismark
4) Snow 5) Galenus

해설 독일, Bismark : 최초의 사회보장, 사회보험 성격, 질병보호법

21. 우리나라 의료보호제도의 실시 연도는?

1) 1967년 2) 1970년 3) 1973년
4) 1977년 5) 1980년

해설 1977. 1 : 의료보호제도 실시, 1977. 7 : 직장의료보험 실시, 1989. 7 : 전국민 의료보험 실시

22. 건강보험 혜택의 대상인 것은?

1) 폭행 2) 고의사고 3) 교통사고
4) 질병 5) 미용성형

23. 최고의 사회보장제도를 위해 "요람에서 무덤까지"를 주장한 국가는?

1) 미국 2) 프랑스 3) 독일
4) 영국 5) 스웨덴

24. 제2종 의료급여 대상자인 것은?

1) 국가유공자 2) 의사상자 3) 차상위계층
4) 북한이탈주민 5) 이재민

해설 제2종 : 국민기초생활보장법에 의한 수급권자중 1종에 해당하지 아니하는 자이다.

25. 사회보장제도가 가장 발달된 나라는?

1) 일본 2) 미국 3) 영국
4) 프랑스 5) 독일

해답 ▸ 19. 2) 20. 3) 21. 4) 22. 4) 23. 4) 24. 3) 25. 3)

26. 국가 최저 생활 보호 원칙과 관련이 있는 것은?

1) 산재 보험　　2) 공공 부조　　3) 사회 보험
4) 국민 연금　　5) 사회 복지 서비스

해설 공공 부조(공적 부조)는 국가최저, 사회최저의 원칙으로 유지한다.

해답 ▸ **26.** 2)

9 인구와 보건

1. 인구

1) 인구론의 발전

(1) Malthusism: 만혼, 성순결의 도덕적 억제 주장

규제의 원리

증식의 원리

인구파동의 원리

(2) Neo-Malthusism(Francis place): 피임에 의한 산아 제한

(3) 적정 인구론(E. Cannan): 생활수준 향상, 실질소득 증대

2) 인구의 유형

(1) 피라미드형(발전형, 개도국형): 0~14세 인구가 65세 이상 인구의 2배 이상

(2) 종형(인구정지형): 0~14세 인구가 65세 이상 인구의 2배

(3) 항아리형(인구 감소형): 0~14세 인구가 65세 이상 인구의 2배 이하

(4) 별형(도시형): 생산 인구층(14~49세)이 전체 인구의 50% 이상

(5) 기타형(농촌형): 생산 인구층(14~49세)이 전체 인구의 50% 이하

3) 인구의 성비: 여자 100명에 대한 남자 수의 비

(1) 1차 성비: 태아 성비

(2) 2차 성비: 출생시 성비

(3) 3차 성비: 현재 인구의 성비

4) 인구 성장의 분류

(1) Netestein과 Thompson 분류

제 1단계(고잠재적 성장단계): 다산다사형

제 2단계(과도기적 성장단계): 다산소사형

제 3단계(인구 감소기): 소산소사형

(2) Blacker의 분류

제 1단계(고정 정지기): 인구증가 잠재

제 2단계(초기 확장기): 경제개발 초기 국가

제 3단계(후기 확장기): 인구성장 둔화기

제 4단계(저위 정지기): 인구증가 정지기

제 5단계(감퇴기): 인구 감소기

5) 인구 조사

(1) 인구 정태와 동태

인구 정태: 조사 시점에 있는 인구의 상태 – 성별, 연령별, 국적별, 학력별, 직업별 구조에 관한 자료 산출

인구 동태: 어느 일정 기간에 있어서 인구의 변동 사항 – 출생, 사망, 전입, 전출

(2) 국세 조사

스웨덴: 1749년 최초 실시

미국: 1790년, 근대적 의미의 국세 조사

한국: 1925년 최초 간이 국세 조사, 대한민국정부 수립 이후 1949년 최초 국세 조사, 5년마다 7월 1일 자정 기준

2. 보건

1) WHO의 보건수준 비교 지표

(1) 비례 사망자수

(2) 평균 수명

(3) 조사망률

2) 영아 사망률과 α- index

(1) 영아 사망률 = 그 해의 0세 총사망수 / 그 해의 총출생자 수 × 1,000

① 모자 보건, 환경 위생, 영양 수준에 민감.

② 12개월 미만의 일정 연령군으로 통계적 유의성이 높다.

③ 그 지역의 보건 수준을 나타내는 가장 대표적인 지표.

(2) α- index = 영아 사망수 / 신생아 사망수(1에 가까우면 건강상태가 양호함을 의미)

3) 가족계획의 역사

(1) 피임 시기: 신맬더스론(피임에 의한 산아 제한)

(2) 산아제한 시기: 제 1차 세계대전 이후

(3) 가족계획 시기: 제 2차 세계대전 이후

4) 가족계획의 필요성

(1) 모자보건과 여성 인권 존중

(2) 경제생활 향상, 생활양식 개선

(3) 자녀 양육능력 조절

(4) 인구 조절

(5) 윤리 도덕관 변화

5) 가족계획의 사업 내용

(1) 건강한 결혼지도

(2) 초산 연령 조절

(3) 출산 간격, 회수, 계절 조절

(4) 임산부 보호, 육아 불임 치료

이상적 단산 시기: 30~35세
이상적 출산 간격: 2~3년
이상적 출산 계절: 봄, 가을

6) 피임 방법

(1) 영구적 피임법: 난관 수술, 정관 수술

(2) 일시적 피임법: 경구피임법, 질내 침입방지, 자궁내 착상방지, 생리적 방법

1 인구

각 문항을 읽고 가장 올바른 답가지 하나를 고르시오.

01. 인구의 억제를 만혼, 성순결의 도덕적 억제로 주장한 사람은?

1) Cannon 2) Malthus 3) Francis
4) Blacker 5) Netestein

02. 1차 성비는?

1) 현재의 인구의 성비 2) 출생시 성비 3) 태아 성비
4) 성인의 성비 5) 노인의 성비

해설 2차 성비: 출생시 성비, 3차 성비: 현재 인구의 성비

03. 피임에 의한 산아제한을 주장한 것은?

1) 멜더스 이론 2) 인구적정론 3) 계서 이론
4) 신멜더스 이론 5) 규제의 원리

해설 Neo-Malthusism: 멜더스의 인구 규제수단은 사회 범죄와 사회악의 모순으로 나타났으며 이에 따라 피임에 의한 산아 제한을 주장함

04. 인구감소형의 유형인 것은?

1) 피라미드형 2) 종형 3) 항아리형 4) 별형 5) 우주형

05. 신맬더스의 인구론과 관계가 있는 것은?

1) 만혼 2) 피임 3) 증식의 원리
4) 인구파동의 원리 5) 규제의 원리

해설 신멜더스론: 피임에 의한 산아 제한

06. 생산층의 인구가 전체 인구의 50% 이상인 유형은?

1) 피라미드형 2) 종형 3) 항아리형 4) 별형 5) 기타형

해설 기타형(농촌형): 생산층의 인구가 전체 인구의 50% 이하

해답 ▸ **1.** 2) **2.** 3) **3.** 4) **4.** 3) **5.** 2) **6.** 4)

07. 인구 감소를 나타내는 유형은?

1) 피라미드형 2) 종형 3) 별형
4) 기타형 5) 항아리형

해설 인구증가형: 피라미드형, 인구정지형: 종형

08. 인구의 성비는?

1) (남자수 ÷ 여자수) × 100
2) (여자수 ÷ 남자수) × 100
3) (출생 여아수 ÷ 출생 남아수) × 100
4) (결혼시 남아수 ÷ 결혼시 여아수) × 100
5) (노인 남자수 ÷ 노인 여자수) × 100

해설 여자 100에 대한 남자수의 비이다. 100이 넘으면 남자가 많고 100 이하면 여자가 많다는 의미이다.

09. 인구 유형의 연결이 옳은 것은?

1) 피라미드 – 인구 감소형 2) 종형 – 인구 정지형
3) 항아리형 – 인구 증가형 4) 별형 –농촌형
5) 기타형(표주박평) – 도시형

해설 별형 – 도시형, 피라미드형 – 인구 증가형, 개도국형, 발전형

10. 부양지수란?

1) (20세 미만 인구 + 60세 이상 인구) / (20~60세 사이의 인구) × 100
2) (15세 미만 인구 + 65세 이상 인구) / (15~65세 사이의 인구) × 100
3) (20세 미만 인구 + 60세 이상 인구) / (15~65세 사이의 인구) × 100
4) (10세 미만 인구 + 55세 이상 인구) / (10~55세 사이의 인구) × 100
5) (15세 미만 인구 + 65세 이상 인구) / (20~60세 사이의 인구) × 100

11. Netestein과 Thompson의 인구성장 분류 중 제 1단계는?

1) 다산 다사형 2) 다산 소사형 3) 소산 다사형
4) 소산 소사형 5) 인구 감소형

해설 1단계: 고잠재적 성장단계 – 다산 다사형

해답 ▸ 7. 5) 8. 1) 9. 2) 10. 2) 11. 1)

12. Blacker의 인구성장 분류가 옳은 것은?

1) 제 1단계 – 초기 확장기
2) 제 2단계 – 고위 정지기
3) 제 3단계 – 후기 확장기
4) 제 4단계 – 감퇴기
5) 제 5단계 – 저위 정지기

해설 요점 정리 참조

13. 국민 1인당 실질소득을 극대화할 수 있는 인구이론은?

1) 맬서스 주의
2) 신맬서스 주의
3) 적정인구론
4) 안정인구론
5) 인구성장론

14. Blacker의 분류 중 경제개발 초기 국가의 단계는?

1) 제 1단계
2) 제 2단계
3) 제 3단계
4) 제 4단계
5) 제 5단계

해설 제 2단계 – (초기 확장기): 경제개발 초기 국가로 인한 확장기이다.

15. 국세조사에 대한 설명으로 옳은 것은?

1) 아시아에서는 최초로 우리나라에서 실시되었다.
2) 근대적 의미의 국세조사는 최초로 독일에서 실시되었다.
3) 1925년 세계 최초로 국세조사가 실시되었다.
4) 국세조사는 일정 간격을 두고 인구 정태를 조사한 것이다.
5) 조세(세금)와 관련된 항목들을 대상으로 조사를 실시한다.

해설 국세조사 – 인구 정태

16. 인구 동태의 산출 자료로 적당한 것은?

1) 성별
2) 학력
3) 전입
4) 국적
5) 연령

해설 인구 동태는 ⅰ) 자연 생물학적 요인: 출생, 사망 ⅱ) 사회경제적 요인 : 전입, 전출로 구분한다.

17. 국세 조사가 최초로 실시된 국가는?

1) 미국
2) 스웨덴
3) 영국
4) 독일
5) 프랑스

해설 스웨덴 – 1749년

해답 ▸ **12.** 3) **13.** 3) **14.** 2) **15.** 4) **16.** 3) **17.** 2)

18. 우리나라 국세 조사의 시행 기준은?

1) 3년 마다 7월 1일 자정
2) 4년마다 7월 1일 자정
3) 5년마다 7월 1일 자정
4) 4년마다 12월 30일 자정
5) 5년마다 12월 30일 자정

19. 인구의 정태를 조사한 내용인 것은?

1) 출생 2) 전입 3) 사망 4) 전출 5) 연령

20. 인구의 정태와 동태에 대한 설명으로 옳은 것은?

1) 인구 동태는 조사 시점에 있는 인구의 상태이다.
2) 인구 동태의 사회경제적 요인은 성별, 연령이다.
3) 인구 동태는 어느 일정 기간에 있어 인구의 변동 사항이다.
4) 인구 동태의 자연 생물학적 요인은 성별, 연령별 조사이다.
5) 국세 조사는 인구 동태와 관련된 자료를 산출한다.

해설 인구 동태의 자연 생물학적 요인은 출생, 사망, 전입, 전출 등의 조사이다.

21. WHO에 의한 건강 수준의 비교 지표는?

1) 영아사망률, 모성사망률, 사산율
2) 비례사망자수, 평균수명, 조사망률
3) 영아사망률, 신생아사망률, 치사율
4) 비례사망자수, 조사망률, 특수사망률
5) 모성사망률, 비교사망률, 사산율

22. 영아 사망률의 산출 방법은?

1) 그 해의 0세 총 사망수 / 연간 출생아수 × 1,000
2) 그 해의 0세 총 사망수 / 연간 사망아수 × 1,000
3) 그 해의 0세 총 출생아수 / 연간 사망아수 × 1,000
4) 그 해의 0세 총 출생아수 / 연간 출생아수 × 1,000
5) 그 해의 총 사망아수 / 연중 인구 × 1,000

해답 ▸ **18.** 3) **19.** 5) **20.** 3) **21.** 2) **22.** 1)

23. 건강상태가 양호한 α- index의 수치는?

1) 0일 때
2) 0에 가까울 때
3) 1에 멀 때
4) 1에 가까울 때
5) 2일 때

해설 α - index = 영아 사망수/신생아 사망수
α - index가 1에 가까울 때 보건상태가 가장 양호함

24. 인구 증가로 인한 문제점인 것은?

1) 경제 발전의 가속화
2) 환경 악화, 자연 파괴
3) 도시의 공동화
4) 연령, 계층간 균형
5) 공중보건의 강화

해설 인구의 증가 – 경제 발전의 둔화 – 인구의 도시화, 환경 문제 발생

25. 인구 증가에 대한 대책으로 옳은 것은?

1) 귀화 정책
2) 교육수준 강화
3) 식량 증산
4) 출산 장려
5) 인구의 도시 집중화

해설 사회경제적 측면: 이민, 출산 억제, 식량 증산, 자원 개발, 가족계획
생물학적 측면: 사망률 저하(양적 조절), 우생학적 노력(질적 조절), 인구 분산책
미래학적 측면: 자연보전 대책, 자원 개발 및 재활용

26. 배가 년수란?

1) 50 ÷ 성장률
2) 60 ÷ 성장률
3) 70 ÷ 성장률
4) 80 ÷ 성장률
5) 90 ÷ 성장률

해설 배가 년수: 현재인구가 배가되는데 소요되는 기간

27. 인구 동태지수(vital index)란?

1) (출생수 + 사망수) ÷ 100
2) (출생수 – 사망수) × 100
3) (출생수 ÷ 사망수) × 100
4) (출생수 – 사망수) + (전입수 – 전출수) × 100
5) [(연말 인구 – 연초 인구)/인구] × 100

해설 인구 동태는 출생수와 사망수의 비로 나타낸다.

해답 ▸ **23.** 4) **24.** 2) **25.** 3) **26.** 3) **27.** 3)

28. 생명표에서 특정연령의 사람이 앞으로 얼마나 더 살 것인가를 표현하는 것은?

1) 생존수 2) 사망수 3) 평균 여명
4) 생존율 5) 출생률

해설 생명표: 생존과 사망자의 비율과 생존 가능한 수명에 대한 생명현상을 나타내는 표.
생명 함수(6종): 생존수, 사망수, 생존률, 사망률, 사력, 평균 여명

29. 개발도상국에서 인구의 도시집중화의 중요한 원인은?

1) 도시의 산업인력 부족 2) 경제·문화 수준의 차이
3) 농·어촌의 교육시설 부족 4) 농촌의 유휴 인력 증가
5) 도시의 노인 인구 증가

해설 도·농의 경제·문화 수준의 차이로 인한 도시의 집중화와 농촌의 공동화 현상이 나타난다.

30. 14세 이하 인구가 65세 이상 인구의 2배가 되는 인구 유형은?

1) 피라미드형 2) 종형 3) 항아리형
4) 별형 5) 기타형

31. 출생과 사망에 대한 수량적 분석으로 인구학의 시조라 불리는 사람은?

1) 그라운트 2) 베버리지 3) 스노우 4) 맬서스 5) 톰슨

해설 존 그라운트는 출생과 사망에 관한 인구의 수량적 분석으로부터 인구변화에 관련된 사망력, 출산력, 혼인력 및 인구이동에 관한 이론을 제시하였다.

32. 우리나라에서 감소 추세에 있는 것은?

1) 출생률 2) 평균 수명 3) 노년 부양비
4) 인구 밀도 5) 노령화 지수

33. 인구 증가율을 나타내는 공식은?

1) [(연초 인구 − 연말 인구)/인구] × 100
2) [(연말 인구 − 연초 인구)/인구] × 100
3) [(자연증가 − 사회증가)/인구] × 100
4) [(자연증가 + 사회증가)/인구] × 100
5) [(자연증가 ÷ 사회증가)/인구] × 100

해답 ▸ **28.** 3) **29.** 2) **30.** 2) **31.** 1) **32.** 1) **33.** 4)

34. 인구 정태 통계에 해당하는 것은?

1) 연령별 통계　　2) 감염병 발생률　　3) 국세 조사
4) 출생률　　5) 질병이환율

해설 국세 조사는 일정 간격을 두고 인구 정태를 조사하는 것이다.

35. 평균 수명과 평균 여명에 대한 설명으로 옳은 것은?

1) 평균 수명은 모든 나라가 같다.
2) 평균 수명은 0세의 평균 여명이다.
3) 평균 수명과 평균 여명은 관계가 없다.
4) 평균 여명은 출생시점의 평균 수명이다.
5) 평균 수명은 평균 여명과 같은 의미이다.

해설 평균 수명: 출생 시점의 평균 여명
평균 여명: X세 이후 생존 가능한 연수의 평균

36. 재생산율 1.0의 의미는?

1) 인구 증가　　2) 인구 감소　　3) 인구 정체
4) 인구 감소 후 증가　　5) 인구 증가 후 감소

해설 1.0이하: 인구 감소, 1.0 이상: 인구 증가

37. 건강수준이 낮은 것은?

1) 비례사망자수가 낮다.　　2) 영아사망률이 낮다.
3) α-index가 1에 가깝다.　　4) 평균수명이 높다.
5) 모성사망률이 낮다.

해설 비례 사망자수 = (50세 이상 사망자수/총 사망자수)×100
비례 사망자수가 높은 것은 영아기의 사망률이 적다는 의미로 건강 수준이 높은 것을 의미한다.

38. 우리나라 사망 원인 중 1위인 것은?

1) 사고　　2) 당뇨　　3) 뇌혈관 질환
4) 만성 간질환　　5) 악성 신생물

해설 3대 사망 원인: 악성 신생물, 뇌혈관 질환, 불의의 사고 순.

해답 ▸ **34.** 3)　**35.** 2)　**36.** 3)　**37.** 1)　**38.** 5)

10 보건영양

1. 보건영양

1) 5대 영양소: 단백질, 지방, 탄수화물, 무기질, 비타민

(1) 열량소: 단백질(4 kcal/g), 지방(9 kcal/g), 탄수화물(4 kcal/g)

(2) 조절소: 무기질, 비타민, 물

(3) 구성소 : 단백질(16%), 지방(14%), 무기질(5%), 수분(65%)

2) 단백질

(1) 작용

① 구조단백질 형성 ② Hb 형성

③ 효소 생성 ④ immunoglobulin 생성

⑤ 근육생성(Actin, myocin)

(2) 필수 아미노산(10종)

Arginine, Histidine, Phenylalanine, Trytophan, Methionine, Leucine, Isoleucine, Lysine, Threonine, Valine

(3) 필요량: 성인 : 1.2~1.5 g/kg 영유아 : 3.3 g/kg

3) 지질의 작용

(1) 저장작용 (2) 에너지 자원 (3) 만복감

(4) 지용성 비타민 저장 (5) 뼈의 석회화 증진 (6) 체온 유지

(7) 피부의 수분증발 억제 (8) 필수지방산 공급

4) 비타민과 결핍 증상

(1) 지용성 비타민

① 비타민A : 야맹증 ② 비타민D : 구루병

③ 비타민E: 생식불능, 유산 ④ 비타민K: 혈액응고 부전

(2) 수용성 비타민

① 비타민B_1: 각기병(beriberi) ② 비타민B_2: 구순염, 각막염

③ 비타민B_{12}: 만성 빈혈 ④ 비타민C: 괴혈병

⑤ 비오틴(비타민H): 피부염, 지루성 탈모 ⑥ 비타민P: 출혈성자반병

5) **무기질**: 칼슘, 철, 인, 식염, 요오드, 마그네슘

2. 영양상태의 측정

1) **성인 비만 측정방법**: Broca지수 = [체중 kg / (신장 cm − 100)] × 100

2) **신체 계측 판정법**:

Kaup지수: 영유아기~학령기 전

Rohrer지수: 학령기 이후 소아

Bervaek지수

비만도(%)

1 보건영양

각 문항을 읽고 가장 올바른 답가지 하나를 고르시오.

01. 국민 영양의 목표와 관계 있는 것은?

1) 서구화된 식생활 적용
2) 노인 집단의 영양관리
3) 영양제 복용 장려
4) 어린이 섭취량 제한
5) 선호 음식 공급

해설 식생활의 서구화가 소위 식인병이라고 하는 만성질환을 야기했으며 이에 대한 대책이 필요하다.

02. 영양소의 작용으로 옳은 것은?

가. 열량공급	나. 조직구성
다. 기능조절	라. 신진대사

1) 가, 나, 다　2) 가, 다　3) 나, 라
4) 라　5) 가, 나, 다, 라

해설 영양소의 3대 작용:
신체 열량보급(단백질 4 kcal/g, 지방 9 kcal/g,탄수화물 4 kcal/g)
신체의 조직 구성 (단백질 16%, 지방 14%, 무기질 5%, 수분 65%)
신체의 생리기능 조절 (물, 무기질, 비타민)

03. 비타민(Vitamin)에 대한 설명으로 옳은 것은?

1) 영양소 중 열량소이다.
2) B군(B complex)은 유용성이다.
3) A는 로돕신(rhodopsin)을 생성한다.
4) C의 결핍시에는 각기병이 발생된다.
5) E는 체내에서 생성된다.

해설 조절소이며 B군은 수용성이다. 각기병은 B_1(thiamin)의 부족으로 발생하며 D는 체내합성이 가능하다.

04. 5대 영양소를 기준으로 6대 영양소에서 추가되는 것은?

1) 비타민　2) 무기질　3) 단백질　4) 지방　5) 물

해설 5대 영양소: 단백질, 지방, 탄수화물, 무기질, 비타민

해답 ▸ 1. 2)　2. 5)　3. 3)　4. 5)

05. 인체의 생리기능 조절에만 작용하는 영양소는?

1) 비타민 2) 무기질 3) 물 4) 단백질 5) 탄수화물

06. 기초 대사량이란?

1) 최소 노동에 필요한 영양 권장량
2) 최대 노동에 필요한 영양 권장량
3) 하루에 필요한 최소 열량
4) 생명을 유지하는데 필요한 최소 열량
5) 하루에 필요한 최대 열량

해설 기초 대사량: 호흡, 혈액 순환, 체온 유지 등 생명을 유지하는 데 필요한 최소 열량으로 체중 1 Kg당 1시간에 1 kcal 소요되며 20℃에서 최저를 기록: 1440 kcal/일

07. 신체의 영양소 중 조절소는?

1) 지방 2) 단백질 3) 탄수화물 4) 비타민 5) 수분

해설 구성소: 단백질, 지방, 무기질, 수분

08. 영양소 중 조절소로만 묶인 것은? 문제 유형 변경

가. 무기질	나. 비타민
다. 수분	라. 탄수화물

1) 가, 나 2) 가, 다 3) 나, 라
4) 라 5) 가, 나, 다, 라

09. 한국인의 보통 성인의 1일 영양 권장량(kcal)은?

1) 2000 2) 2500 3) 3000 4) 3500 5) 4000

10. 지방질의 인체 작용인 것은?

1) 구조 단백질 형성 2) Hb 형성 3) 효소 생성
4) 근육 생성 5) 지용성 비타민 운반

해설 5)는 지방의 작용이다.

11. 성인의 1 kg당 1일 단백질 필요량(g)은?

1) 0.5 2) 1.5 3) 3.0 4) 5.0 5) 8.0

해답 ▸ **5.** 1) **6.** 4) **7.** 4) **8.** 1) **9.** 2) **10.** 5) **11.** 2)

12. 영양소중 과잉 섭취 시 비만의 원인인 것은?

1) 단백질　2) 탄수화물　3) 지방　4) 무기질　5) 수분

13. 비타민 A결핍에 의한 증상인 것은?

1) 발육 정지　2) 빈혈　3) 신체 소모
4) 야맹증　5) 질병 저항력 감소

해설 비타민 A 결핍 – 야맹증

14. 단백질, 지방, 탄수화물의 열량비는?

1) 4 : 4 : 9　2) 9 : 4 : 4　3) 4 : 4 : 4
4) 9 : 9 : 4　5) 4 : 9 : 4

해설 단백질 4 kcal/g, 지방 9 kcal/g, 탄수화물 4 kcal/g

15. 주로 탄수화물 공급 식품인 것은?

1) 감자　2) 콩　3) 우유　4) 육류　5) 생선

해설 감자는 탄수화물 식품이다.

16. 탄수화물에 대한 설명으로 옳은 것은?

1) 뼈의 석회화를 촉진한다.　2) 피로를 막고 회복시키는 효과가 있다.
3) 만복감을 준다.　4) 체온의 방산을 억제한다.
5) 예비 에너지로서 작용한다.

해설 1) 3) 4) 5)는 지질의 특성이다.

17. 포도당 저장을 많이 하는 장기는?

1) 근육세포　2) 뇌세포　3) 골조직
4) 간세포　5) 신경세포

해설 간세포 : 8%/세포 무게, 근세포 : 1%/세포 무게, 뇌세포 : 극히 소량

해답 ▸ **12.** 2)　**13.** 4)　**14.** 5)　**15.** 1)　**16.** 2)　**17.** 4)

18. 단백질의 영양학적 특성으로 옳은 것은?

1) 면역과 항독성 물질성분이다.
2) 예비 에너지로 작용한다.
3) 지용성 비타민을 저장한다.
4) 피부탄력을 유지한다.
5) 체온을 유지한다.

해설 2, 3, 4, 5)는 지방의 특성이다.

19. 신체의 에너지원으로서 작용하는 영양소는?

1) 탄수화물
2) 지방
3) 단백질
4) 물
5) 무기질

20. 혈액의 주요 구성 성분으로 결핍되면 빈혈을 유발하는 무기질은?

1) 식염
2) 칼슘
3) 아연
4) 철분
5) 요오드

21. 지용성 비타민인 것은?

1) 비타민 A
2) 비타민 B
3) 비타민 C
4) 비타민 H
5) 비타민 P

해설 지용성 비타민: 비타민 A, D, E, K

22. 비타민과 결핍증상의 연결이 옳은 것은?

1) 비타민 A – 괴혈병
2) 비타민 D – 혈액응고 부전
3) 비타민 E – 생식불능(불임, 유산)
4) 비타민 K – 구루병
5) 비타민 C – 야맹증

해설 비타민 D 결핍 – 구루병, 비타민 B_1결핍 – 각기병

23. 피부의 지방대사에 관여하는 비타민은?

1) 비타민 B_1
2) 비타민 B_6
3) 비타민 C
4) 비타민 H(비오틴)
5) 비타민 P

해설 비오틴: 피부의 지방대사, 포도당의 중간대사, 세균감염 저항력 증가작용

해답 ▸ 18. 1) 19. 2) 20. 4) 21. 1) 22. 3) 23. 4)

24. 만성질환의 항생제 치료 시 섭취해야 할 비타민은?

1) 비타민 B_1　2) 비타민 B_2　3) 비타민 B_6
4) 비타민 B_{12}　5) 비타민 C

해설 만성질환의 항생제 치료시 항생제가 단백질 대사를 방해하므로 단백질 대사에 관여하는 비타민 B_6를 공급한다.

25. 괴혈병, 세포간질의 신생보수에 관여하는 영양소는?

1) 비타민 F　2) 비타민 C　3) 비타민 A
4) 비타민 D　5) 비타민 K

26. 혈액 응고작용과 관계 있는 비타민은?

1) 비타민 K　2) 비타민 H　3) 비타민 A
4) 비타민 E　5) 비타민 B_1

27. 각기병(beriberi)과 관계 있는 비타민은?

1) 비타민 A　2) 비타민 B_1　3) 비타민 B_2
4) 비타민 E　5) 비타민 F

28. 자녀 출산의 의미를 갖고 있는 비타민은?

1) 비타민 A　2) 비타민 D　3) 비타민 K
4) 비타민 E　5) 비타민 P

해설 비타민 E: Tocopherol의 toco는 자녀 출산의 의미를 갖는다.
결핍증상은 생식 불능, 습관성 유산, 갑상선 발육부진 등이다.

29. 혈액응고에 관여하는 비타민은?

1) 비타민 A　2) 비타민 D　3) 비타민 K
4) 비타민 E　5) 비타민 B_{12}

30. 보통 성인의 1일 칼슘 필요량(g)은?

1) 0.3　2) 1.0　3) 3.0　4) 6.0　5) 9.0

해설 임신부: 1.5 g/일

해답 ▸ **24.** 3)　**25.** 2)　**26.** 1)　**27.** 2)　**28.** 4)　**29.** 3)　**30.** 2)

31. 무기염류 중 1일 필요량이 많은 것은?

1) 마그네슘　2) 칼슘　3) 철분
4) 식염　5) 인

32. 단백질의 작용인 것은?

1) 신경과 근육의 흥분성 감소　2) 혈액응고 작용
3) 근육 생성　4) 효소의 부활
5) 질병의 저항력 증가

해설 1, 2, 4, 5)은 칼슘의 작용이다.

33. 펠라그라와 관련이 있는 비타민은?

1) 비타민 B1　2) 비타민 B2
3) 비타민 B3　4) 비타민 B6
5) 비타민 B12

34. 물의 1일 섭취량(ℓ)은?

1) 1.5　2) 2.5　3) 3.5
4) 4.5　5) 4.5 이상

35. 지방의 생리작용으로 옳은 것은?

1) 체액 형성　2) 삼투압 조절
3) 영양분의 흡수, 운반, 배설　4) 체온 조절
5) 열량 보급

해설 물의 생리작용: 체내 화학반응과 신진대사, 염류와 이온화반응

36. 골격, 치아의 주성분인 무기질은?

1) 철분　2) 요오드　3) 칼슘
4) 식염　5) 인

해답 ▸ **31.** 4)　**32.** 3)　**33.** 3)　**34.** 3)　**35.** 5)　**36.** 3)

37. 결핍시 뼈 및 신경작용의 장애를 일으키는 무기질은?

1) 철분 2) 칼슘 3) 요오드
4) 인 5) 식염

38. 영·유아에게 필요한 무기질은?

1) 철분 2) 요오드 3) 인
4) 칼슘 5) 비타민

해설 영유아, 신생아, 임산부에게 가장 필요한 무기질은 철분이다.

해답 ▸ **37.** 4) **38.** 1)

2 영양상태 측정

각 문항을 읽고 가장 올바른 답가지 하나를 고르시오.

01. 영양장애의 판정 중 부종으로 인한 몸무게의 증가를 구별하는 판정기준은?

1) Gomet 분류　2) Welcome 분류　3) Waterlow 분류
4) Kaup 지수　5) Vervaek 지수

해설 Welcome의 분류: 부종을 동반한 표준치의 60% 미만의 체중: Marasmic
Kwashiokor 부종을 동반하지 않은 표준치의 60% 미만의 체중: Marasus

02. 비만의 원인과 가장 관계있는 것은?

1) 식습관　2) 성별　3) 나이
4) 학력　5) 취미

해설 식습관, 활동량, 내분비 장애, 기초대사량 감소 등은 비만의 원인이 될수 있다.

03. 에너지 대사율 측정의 분모는?

1) 작업대사량　2) 기초대사량　3) 수면대사량
4) 호흡대사량　5) 소화대사량

04. 영유아기부터 학령기 전까지 이용하는 신체계측 판정법은?

1) Rohrer 지수　2) Kaup 지수　3) Verva다 지수
4) 비만도(%)　5) 임상증상 판정법

해설 Kaup 지수 = [체중(kg)/신장(cm^2)]×10^4
학령기 이후 소아는 Rohrer지수를 이용한다.

05. 객관적 영양상태의 판정법으로 성인의 비만증 판정에 사용되는 지수는?

1) Kaup지수　2) Rohrer지수　3) Broca지수
4) Vervaek지수　5) 비만도(%)

06. ( ) 안에 알맞은 것은?

비만도(%) = [(실측 체중 − 표준 체중) / (　　　)] × 10^2

1) 표준 신장　2) 표준 체중　3) 실측 신장
4) 실측 체중　5) 흉위

해답 ▸ **1.** 2)　**2.** 1)　**3.** 2)　**4.** 2)　**5.** 3)　**6.** 2)

07. Kaup지수의 비만과 마른 아이의 판정 기준으로 짝지어진 것은?

1) 20이상, 10이하 2) 20이상, 15이하 3) 22이상, 15이하
4) 22이상, 18이하 5) 22이상, 20이하

08. 영양상태의 간접 측정법은?

1) 임상증상에 의한 판정 2) 신체계측 판정 3) 이화학적 판정
4) 연령별 특수 사망률 5) 비만도(%)

해설 간접 측정법: 연령별 특수 사망률, 이환율 및 특정 질환 사망률, 식이 섭취평가

09. 국민 영양의 문제점에 대한 대책과 관계있는 것은?

1) 고지방식 개발
2) 동물성 지방의 섭취 장려
3) 특정 영양소의 집중 섭취
4) 모자보건과 가족계획 등의 연계
5) 환경, 영양상태 개선보다는 의학 발달의 치중

해설 의학의 발달보다는 환경위생 개선과 영양상태의 향상, 일부층의 단백질 과잉 섭취와 다른 계층의 에너지 및 단백질 공급부족 문제, 영양소간 상대적 불균형 등이 국민 영양향상의 대책이다.

10. 식품의 특이 동적작용(SDA)에 많이 소모되는 영양소는?

1) 지 방 2) 탄수화물 3) 무기질
4) 단백질 5) 비타민

해설 식품이 소화, 흡수, 대사될 때 에너지가 필요하며 이로 인해 특이 동적작용(SDA)이 일어난다. 이때 단백질 16~30%, 탄수화물 4~9%, 지방 4%의 열량을 필요로 한다.

11. Kwashiorkor가 많이 발생하는 지역은?

1) 동남아시아 2) 아프리카 3) 유럽
4) 중동 5) 아메리카

해설 콰시오커(Kwashiorkor)는 단백질 결핍에 의한 부종을 동반한 체중의 감소 증상이다.

12. 기초 대사량 측정에 알맞은 온도(℃)는?

1) 0 2) 10 3) 15 4) 20 5) 25

해답 ▸ **7.** 3) **8.** 4) **9.** 4) **10.** 4) **11.** 2) **12.** 4)

11 보건지표

1. 출생관계 통계지표

1) 조출생률 = (연간 출생수/연 중앙인구) × 1,000

2) 일반출생률 = (그 해의 총출생수/15~49세 여자인구) × 1,000

3) 연령별 특수 출생률

= (X세 여자가 그 해에 낳은 총 출생아수/어느 해의 X세 여자인구) × 1,000

4) 총재생산율: 한 여성이 일생동안 출산한 여아의 총수

5) 순재생산율: 각 연령별 사망률을 고려하여 한 여성이 일생동안 출산한 여아의 총수

2. 사망관계 통계지표

1) 조사망률 = (연간 사망자수/연 중앙인구) × 1,000

2) 특수 사망률 = (일정 연령의 1년간 총 사망수/그 연령의 연 중앙 총인구) × 1,000

3) 영아 사망률 = (연간 영아 사망자수/연간 출생아수) × 1,000

4) 신생아 사망률

= (그 해의 생후 4주까지의 사망아 총수/그 해의 총 출생아수) × 1,000

5) 주산기 사망률

= {(그 해의 임신 28주 이후 사산아수 + 생후 1주 이내 사망수)/(그해 28주 이후 태아 사망수+연간 출생수)} × 1,000

6) 모성 사망률

= (연간 임신, 분만, 산욕 합병증으로 사망한 모성의 총수/연간 총 출생아수) × 10,000

7) 사산율 = {연간 총 사산수/(연간 총 출생수 + 총 사산수)} × 1,000

8) 비례 사망자수 = (50세 이상 사망자 총수/전체 사망자수) × 100

9) a-index = 영아 사망수/신생아 사망수

3. 질병관련 지표

1) 이환율 = (연간 환자수/연간 인구) × 1,000
2) 발생률 = (어느 기간의 신환 환자 발생수/그 기간에 위험에 폭로된 전체 인구) × 1,000
3) 유병률 = (어느 기간 동안의 총 환자수/그 기간의 전체 인구) × 1,000
   : 조사 당시 질병을 가지고 있는 사람이 대상이 됨
4) 발병률 = (발병자수/위험에 폭로된 인구) × 100
5) 감수성지수 = (발병자수/감수성 지수) × 100
6) 치명률 = (그 질병에 의한 사망자수/어느 기간의 어떤 질병에 의한 환자 발생수) × 100

4. 인구 정·동태 지표

1) 부양지수 = {(14세 이하 인구 + 65세 이상 인구)/15~64세 인구}×100
2) 자모비 = (4세까지의 아이들 인구/15~49세 여자 인구)×100

1 보건지표

각 문항을 읽고 가장 올바른 답가지 하나를 고르시오.

01. **우리나라에서 사망신고의 수집 및 사인 분석을 담당하는 곳은?**

1) 행정자치부 2) 보건복지부 3) 통계청
4) 보건소 5) 경찰청

02. **일정한 기간 전체인구집단에서 질병이 새롭게 일어난 횟수의 보건통계는?**

1) 발생률 2) 발병률
3) 유병률 4) 치명률
5) 감수성 지수

03. **지역의 보건 수준을 평가하는 지표로써 가치가 높은 것은?**

1) 신생아 사망률 2) 평균 수명 3) 비례 사망률
4) 영아 사망률 5) 조사망률

해설 영아 사망률은 연령 구성비에 따른 영향이 없고 모자보건 수준과 밀접한 관계가 있기 때문에 보건 수준을 평가하는 데 가치가 높다.

04. **질병에 대한 치명률이 높다는 의미는?**

1) 독성이 낮고 면역력이 낮다. 2) 독성이 낮고 면역력이 높다.
3) 독성이 높고 면역력이 낮다. 4) 독성이 높고 면역력이 높다.
5) 독성과 면역력은 관계없다.

05. **a-index의 분모에 해당하는 것은?**

1) 영아 사망수 2) 주산기 사망수 3) 초생아 사망수
4) 신생아 사망수 5) 연간 총 사망수

해설 a-index = 영아 사망수/신생아 사망수

해답 ▸ **1.** 3) **2.** 1) **3.** 4) **4.** 3) **5.** 4)

06. 부양지수의 분모에 해당하는 것은?

1) 20~44세 인구
2) 18~50세 인구
3) 16~60세 인구
4) 15~64세 인구
5) 13~70세 인구

해설 부양지수 = {(14세 이하 인구 + 65세 이상 인구)/15~64세 인구} × 100

07. 주산기 사망의 대상이 되는 것은?

1) 임신 21주 이후 사산아수와 생후 1주 이내 사망수의 합
2) 임신 21주 이후 사산아수와 생후 2주 이내 사망수의 합
3) 임신 28주 이후 사산아수와 생후 1주 이내 사망수의 합
4) 임신 28주 이후 사산아수와 생후 2주 이내 사망수의 합
5) 임신 35주 이후 사산아수와 생후 1주 이내 사망수의 합

해설 요점정리 참조

08. 비례사망지수의 분자에 해당하는 것은?

1) 신생아 사망자수
2) 영아 사망자수
3) 전체 사망자수
4) 50세 이상 사망자수
5) 주산기 사망자수

해설 비례사망지수는 연간인구의 사망자수에 대한 50세 이상의 사망자수를 백분율로 표시한다.

09. 한 여성이 일생동안 출산한 여아의 총수는?

1) 순재생산율
2) 조출생률
3) 일반출생률
4) 총재생산율
5) 특수출생률

10. 다음 세대 인구의 증감을 비교하는데 이용하는 통계 지표는?

1) 총재생산율
2) 인구 증가율
3) 연령별 특수 생산율
4) 영아 사망률
5) 부양지수

해답 ▸ 6. 4) 7. 3) 8. 4) 9. 4) 10. 1)

11. a – index가 1에 가까울 때 보건 지표의 의미는?

1) 보건 수준이 낮다.
2) 보건 수준이 높다.
3) 영아 사망률이 높다.
4) 신생아 사망률이 높다.
5) 가임 여성수가 적다.

해설 a–index = 영아 사망수/신생아 사망수

12. 어느 지역의 비례 사망지수(PMI)가 높다는 의미는?

1) 사망률이 출생률보다 높다.
2) 사망률이 출생률보다 낮다.
3) 보건 수준이 낮다.
4) 보건 수준이 높다.
5) 모성 사망률이 낮다.

해설 PMI = (50세 이상 사망수/총사망수)×100

13. 발병률과 발생률이 거의 같은 경우는?

1) 치명률과 치사율이 높을 경우
2) 만성질환의 경우
3) 질병의 유행기간이 짧은 경우
4) 질병의 유행기간이 불규칙할 때
5) 질병에 대한 발병자수가 많을 때

14. 보통 출생률은 출생아 몇 명당의 수를 나타내는가?

1) 10
2) 100
3) 1,000
4) 10,000
5) 100,000

15. 순재생산율이 1.0일 때의 인구 변동은?

1) 증가
2) 감소
3) 증가후 감소
4) 감소후 증가
5) 불변

16. 영아 사망률과 모성 사망률의 분모는?

1) 신생아수
2) 사망아수
3) 영아수
4) 출생아수
5) 전체 인구

해답 ▸ **11.** 2) **12.** 4) **13.** 3) **14.** 3) **15.** 5) **16.** 4)

17. 보정 영아 사망률이란?

1) 일정기간의 영아 사망률
2) 사산아를 포함한 영아 사망률
3) 특정 지역에 대한 영아 사망률
4) 모성 사망률과 비교한 영아 사망률
5) 특정 연도의 특정한 사유가 있을때 이를 고려한 영아 사망률

해설 보정 영아 사망률 = (어떤 해의 출생한 자 중 1년 미만 사망자수/출생아수) × 1,000

해답 ▸ 17. 5)

부록 학습문제

1 공중보건학의 개념

각 문항을 읽고 가장 올바른 답가지 하나를 고르시오.

01. 공중보건학의 발전과정에 대한 순서가 옳은 것은?

1) 고대기 – 여명기 – 확립기 – 중세기 – 발전기
2) 고대기 – 중세기 – 여명기 – 확립기 – 발전기
3) 고대기 – 중세기 – 확립기 – 여명기 – 발전기
4) 여명기 – 고대기 – 중세기 – 확립기 – 발전기
5) 여명기 – 확립기 – 고대기 – 중세기 – 발전기

02. WHO의 건강의 정의가 옳은 것은?

1) 질병이 없고 허약하지 않은 상태
2) 질병이 없고 신체적으로 건강한 상태
3) 신체적, 정신적, 사회적 안녕의 완전한 상태
4) 신체적 완전과 사회적 안녕이 유지되는 상태
5) 신장과 체중이 정상이고 정신적으로 여유로운 상태

03. C.E.C. Winslow의 공중보건의 3대 정의는?

1) 질병 치료, 수명 연장, 건강 증진
2) 질병 예방, 질병 치료, 건강 증진
3) 질병 치료, 수명 연장, 건강 식품
4) 질병 예방, 수명 연장, 건강 식품
5) 질병 예방, 수명 연장, 건강 증진

04. 공중보건 사업의 대상은?

1) 지역사회 전체 주민
2) 전체 환자
3) 저소득층 영세민
4) 비위생적 생활자
5) 소아 및 노약자

해답 ▸ **1.** 2) **2.** 3) **3.** 5) **4.** 1)

05. 한 지역의 보건 수준을 평가하는 대표적인 지표는?

1) 조사망률 2) 모성사망률 3) 평균수명
4) 영아사망률 5) 비례사망률

06. 오늘날 보건적 문제의 3P's란?

1) 인구, 질병, 오염 2) 인구, 오염, 빈곤 3) 인구, 식량, 빈곤
4) 식량, 오염, 빈곤 5) 식량, 범죄, 오염

07. 우리나라 농촌지역에서 우선적으로 시행해야 할 보건 사업은?

1) 성인병 관리 2) 급성감염병 관리 3) 기생충 관리
4) 상수도 관리 5) 식품위생 관리

08. 세계 최초로 공중보건법이 제정되어 보건 행정의 기틀이 마련된 시기는?

1) 고대기 2) 중세기 3) 여명기
4) 확립기 5) 발전기

09. WHO에서 종합 건강지표로 사용하는 비교 지표는?

1) 조사망률, 모성사망률, 평균여명
2) 비례사망자수, 평균여명, 유아사망률
3) 영아사망률, 평균수명, 비례사망자수
4) 조사망률, 평균수명, 신생아사망률
5) 조사망률, 비례사망자수, 평균여명

10. 임상의학과 유사한 개념인 것은?

1) 위생학 2) 사회의학 3) 치료의학
4) 예방의학 5) 지역사회의학

11. 공중보건에 관한 법률을 최초로 제정한 나라는?

1) 미국 2) 영국 3) 독일
4) 프랑스 5) 스위스

해답 ▸ **5.** 4) **6.** 2) **7.** 4) **8.** 3) **9.** 5) **10.** 3) **11.** 2)

12. Hygiene이란 용어를 처음으로 사용한 사람은?

1) Hippocrates
2) Aristoteles
3) Winslow
4) Galenus
5) Koch

13. 현대 보건의료가 지향하는 것은?

1) 질병 예방
2) 질병 치료
3) 포괄적 보건의료
4) 개인 체력 증진
5) 정신 건강

해답 ▸ **12.** 4) **13.** 3)

2 환경위생

각 문항을 읽고 가장 올바른 답가지 하나를 고르시오.

01. 식물의 생육에 밀접한 관계가 있는 대기층의 기후는?

1) 대기후 2) 중기후 3) 소기후 4) 접지기후 5) 고기압

02. 기후의 3대 요소는?

1) 기온, 기습, 일사 2) 기온, 기습, 기류 3) 강수, 기류, 일조
4) 일사, 운량, 기습 5) 기온, 일조, 증발

03. 생물학적 의의를 가지고 있는 것은?

1) 건구 온도 2) 감각 온도 3) 습구 온도
4) 일교차 5) 연교차

04. 농작물의 생육과 밀접한 관계가 있으며 대기오염의 주범인 것은?

1) 기온 역전 2) 일교차 3) 연교차
4) 건구 온도 5) 절대 습도

05. 인간활동의 표준 기온과 습도가 옳게 짝지어진 것은?

1) 16±2℃, 50±10% 2) 16±2℃, 60±10% 3) 18±2℃, 50±10%
4) 18±2℃, 60±10% 5) 20±2℃, 50±10%

06. 냉·온방 없이 인간이 순응할 수 있는 온도의 범위는?

1) 0~30℃ 2) 5~35℃ 3) 10~40℃ 4) 15~45℃ 5) 20~50℃

07. 이상적인 병실 (보건적) 온도는?

1) 15±2℃ 2) 17±2℃ 3) 19±2℃ 4) 21±2℃ 5) 23±2℃

해답 ▸ **1.** 4) **2.** 2) **3.** 3) **4.** 1) **5.** 4) **6.** 3) **7.** 4)

08. 기온역전 현상에 대한 설명으로 옳은 것은?

1) 농작물의 생육을 촉진한다.
2) 주요 수질오염 사건은 기온 역전시 발생한다.
3) 여름 밤, 바람이 있는 맑은 날에 발생하기 쉽다.
4) 지표면의 기온보다 대류권 상층의 기온이 낮은 현상이다.
5) 태양이 없는 밤에 지표면의 열이 대기중으로 복사되기 때문이다.

09. 불쾌지수를 구하는 공식이다. (   ) 안에 알맞은 것은?

DI = (건구 온도℃ + 습구 온도℃) × (   ) + 40.6

1) 0.62 2) 1.62 3) 0.72 4) 1.72 5) 0.82

10. 10% 정도의 사람이 불쾌감을 느낄 때 불쾌지수는?

1) DI ≧ 60 2) DI ≧ 70 3) DI ≧ 75 4) DI ≧ 79 5) DI ≧ 85

11. 이상저온 측정에 사용하는 온도계는?

1) 수은 2) 톨루엔 3) 카타 4) 흑구 5) 알코올

12. 복사열 측정에 사용하는 기구는?

1) 흑구 온도계 2) 수은 온도계 3) 아네모메터
4) 카타 온도계 5) 풍치 온도계

13. 기류 측정에 사용하는 온도계는?

1) 수은 2) 알코올 3) 흑구 4) 카타 5) 톨루엔

14. 연교차가 심한 지역은?

1) 열대 지방 2) 아열대 지방 3) 한대 지방
4) 건조 지방 5) 해안 지방

해답 ▸ **8.** 5) **9.** 3) **10.** 2) **11.** 5) **12.** 1) **13.** 4) **14.** 3)

15. 최적 기류는?

1) 0.1 m 이하/sec. 2) 0.2~0.5 m/sec. 3) 1 m/sec.
4) 10~15 m/sec. 5) 29 m 이상/sec.

16. 무풍, 습도 100%, 20℃의 조건에서 감각온도는?

1) 10℃ 2) 15℃ 3) 20℃ 4) 25℃ 5) 30℃

17. 흑구 온도계와 관련 있는 것은?

1) 기단 2) 기류 3) 기습 4) 기압 5) 복사열

18. 인체의 체온 조절에 적합한 온도란?

1) 감각 온도 2) 지적 온도 3) 상대 온도
4) 습구 온도 5) 건구 온도

19. 체온 상승에 많이 관여하는 부위는?

1) 심장 2) 신장 3) 간장 4) 폐 5) 근육

20. 신체의 열방산에 많이 관여하는 것은?

1) 피부의 증발 2) 폐포 증발 3) 피부의 복사·전도
4) 호기 5) 소변

21. 풍토병인 것은?

1) 결핵 2) 홍역 3) 인플루엔자 4) 말라리아 5) 기관지염

22. 계절적요인과 관련이 적은 것으로 적당한 질병은?

1) 천식 2) 인플루엔자 3) 뇌출혈 4) 심장질환 5) 결핵

해답 ▸ **15.** 3) **16.** 3) **17.** 5) **18.** 2) **19.** 5) **20.** 3) **21.** 4) **22.** 5)

23. 신경조직의 기능이 마비되는 체온의 정도는?

1) 38℃ 2) 40℃ 이상 3) 42℃ 이상 4) 44℃ 이상 5) 46℃ 이상

24. 실내 오염의 지표로 이용되는 것은?

1) N_2 2) O_2 3) CO 4) CO_2 5) SO_2

25. 공기의 성분 중 농도가 높은 것은?

1) O_2 2) N_2 3) Ar 4) Ne 5) He

26. 일산화탄소에 대한 설명으로 옳은 것은?

1) 백색의 기체이다.
2) 비독성이다.
3) Hb의 친화력이 산소보다 낮다.
4) 서한도 0.01%이다.
5) 10% 이상에서만 생명에 위험하다.

27. 공기 중 호흡곤란을 느낄 수 있는 산소의 농도는?

1) 7% 2) 10% 3) 13% 4) 16% 5) 19%

28. 공기 중 호흡곤란을 느낄 수 있는 이산화탄소의 농도는?

1) 7% 2) 10% 3) 13% 4) 16% 5) 19%

29. 군집독을 일으키는 중요한 인자는?

1) 산소의 증가
2) 기온 역전
3) 고온, 고습, 연소 가스, 분진 등
4) 일산화탄소의 증가
5) 저온, 고기압 상태

30. 겨울철이 여름철보다 최적 온도가 낮은 이유는?

1) 적응현상
2) 기후현상
3) 포화현상
4) 기후 순화현상
5) 기온 역전현상

해답 ▸ **23.** 3) **24.** 4) **25.** 2) **26.** 4) **27.** 2) **28.** 1) **29.** 1) **30.** 4)

31. 1일 공기 흡입량은?(kℓ)

1) 10 2) 13 3) 15 4) 18 5) 20

32. 공기의 자정 작용 중 강우, 강설에 의한 작용은?

1) 희석작용 2) 세정작용 3) 산화작용
4) 살균작용 5) 분해작용

33. 대기 오염의 2차 오염물질인 것은?

1) Smog 2) CO 3) HC
4) NOx 5) 입자상 물질

34. 상수도의 공급 과정이 옳은 것은?

1) 수원지-배수장-정수장-가정 2) 배수장-수원지-정수장-가정
3) 수원지-정수장-배수장-가정 4) 정수장-수원지-배수장-가정
5) 정수장-배수장-수원지-가정

35. 합리적인 음료수는?

1) 천수 2) 지표수 3) 복류수 4) 지하수 5) 이상 모두

36. 상수도의 공급에서 침전-여과-소독의 단계로 이루어 지는 것은?

1) 취수 2) 도수
3) 정수 4) 배수
5) 급수

37. 물의 자정작용 중 수중생물의 분해와 관련이 있는 것은?

1) 침전작용 2) 희석작용 3) 산화작용 4) 살균작용 5) 생물학적작용

38. 상수의 정수작용에서 액체염소법과 관련이 있는 것은?

1) 침사 2) 침전 3) 분해 4) 여과 5) 소독

해답 ▸ **31.** 2) **32.** 2) **33.** 1) **34.** 3) **35.** 4) **36.** 3) **37.** 5) **38.** 5)

39. 철, 망간을 제거하기 위한 상수의 정수법은?

1) 침전 2) 여과 3) 소독 4) 분해 5) 폭기

40. 반상치, 우치와 관계있는 상수의 주입물질은?

1) 동 2) 철 3) 망간 4) 불소 5) 아연

41. 성인의 1일 생리적으로 섭취해야 할 물의 양은?

1) 0~1.0 ℓ 2) 1.0~2.0 ℓ 3) 2.0~3.0 ℓ
4) 3.0~4.0 ℓ 5) 5.0 ℓ 이상

42. 대장균 지수란?

1) 50 mℓ 중 대장균의 검출 수 2) 100 mℓ 중 대장균의 검출 수
3) 대장균을 검출한 검수량의 수 4) 대장균을 검출한 최소 검수량의 역수
5) 대장균을 검출한 검수량의 배수

43. 완속 여과법에 대한 설명으로 옳지 <u>않은</u> 것은?

1) 완속 여과법은 미국식 여과법이다.
2) 급속 여과법 보다 많은 면적이 필요하다.
3) 원수의 최고 오탁이 30 이상일 때 적용된다.
4) 급속 여과법에 비해 건설비용이 적게 소요된다.
5) 부유물질의 침전 시키기 위해 약품을 사용한다.

44. Mills-Reincke 현상이란?

1) 물의 염소 소독시 잔류 염소량이 0으로 되는 현상
2) 물의 유기물질이 증가하여 부활현상이 일어나는 경우
3) 물을 폭기하였을 때 철, 망간 등의 금속이 제거되는 현상
4) 물을 소독하여 급수하였을 때 수인성 감염병 환자가 급속히 감소하는 현상
5) 물을 여과하여 급수하였을 때 장티푸스, 이질, 설사 등의 환자가 감소하는 현상

해답 ▸ **39.** 5) **40.** 4) **41.** 3) **42.** 4) **43.** 2) **44.** 5)

45. 수질 검사시 대장균 검사의 의의는?

1) 치사율이 높기 때문이다.
2) 혐기성 부패를 일으키기 때문이다.
3) 질병 발생의 가능성이 있기 때문이다.
4) 대장균 자체가 병원성이 크기 때문이다
5) 병원성 세균의 존재를 간접 시사하기 때문이다.

46. 자외선 살균력이 큰 주파수 범위는?

1) 800~1200Å 2) 1300~1600Å 3) 1700~2100Å
4) 2100~2400Å 5) 2500~2800Å

47. 생명선이란?

1) 2500~2800Å 2) 2900~3200Å 3) 3200~3600Å
4) 3600~4000Å 5) 4000~4400Å

48. 염소 소독법의 불연속점 처리에 대한 설명으로 옳은 것은?

1) 일정 간격을 두고 주입하는 염소 처리
2) 일정량을 정하여 주입하는 염소량의 주입
3) 잔류 염소의 최저점 이상으로 주입되는 염소처리
4) 대장균을 사멸할 수 있을 만큼 주입되는 염소 처리
5) 잔류 염소량이 검출되지 않을 만큼 주입하는 염소량의 처리

49. 생화학적 산소 요구량(BOD)이란?

1) 수중에 용해되어 있는 산소의 량
2) 다른 유행성 병원균 오염의 간접 시사법
3) 수중 물질의 광합성 장애 정도에 소요되는 산소의 량
4) 유기 물질이 미생물에 의해 분해되는 데 요구되는 산소량
5) 공장 폐수와 같이 미생물이 살 수 없는 수질에서 요구되는 산소의 량

50. BOD 측정시 생물 생존이 가능한 한계는?

1) 1 ppm 이하 2) 3 ppm 이하 3) 5 ppm 이하
4) 7 ppm 이하 5) 9 ppm 이하

해답 ▸ **45.** 5) **46.** 5) **47.** 2) **48.** 3) **49.** 4) **50.** 3)

51. 공장 폐수와 같이 미생물이 살 수 없는 수질을 측정하는 지표는?

1) DO 2) COD 3) BOD 4) pH 5) SS

52. 이따이이따이병의 원인물질은?

1) 카드뮴 2) 아연 3) 메틸 수은 4) 비소 5) 망간

53. 물의 경도를 결정하는 성분인 것은?

1) 나트륨 2) 납 3) 수은 4) 칼슘이온 5) 대장균군

54. 목욕탕 원수의 색도와 탁도의 기준에 맞게 짝지어진 것은?

1) 3도, 2도 2) 4도, 2도 3) 4도, 3도 4) 5도, 2도 5) 5도, 3도

55. 상수를 소독하는 이유는?

1) 대장균 사멸 2) 살모넬라균 사멸 3) 병원균 사멸
4) 중금속 제거 5) 미생물 사멸

56. 건강주택의 생리적 충족 요소에 대한 설명으로 옳은 것은?

1) 일조 시간은 4시간 이상이다.
2) 실내외 적당한 온도차는 20℃ 이상이다.
3) 채광은 북향이 이상적이다.
4) 일반 주택지역에서의 낮은 소음은 100 dB 이하이다.
5) 중성대가 바닥 가까이 있을 때 최대 자연환기가 된다.

57. 자연 환기량이 가장 큰 중성대의 위치는?

1) 벽면 가까이 2) 방바닥 가까이 3) 천정 가까이
4) 출입문 가까이 5) 창문 가까이

58. 인공조명의 이상적인 색상은?

1) 적색 2) 주광색 3) 황색 4) 보라색 5) 청백색

해답 ▸ **51.** 2) **52.** 1) **53.** 4) **54.** 4) **55.** 3) **56.** 1) **57.** 3) **58.** 2)

59. 부적당한 인공조명으로 발생하는 것은?

1) 결핵 2) 가성 근시 3) 녹내장
4) 노안 5) 레이노 증후군

60. 직접 조명의 장점은?

1) 눈이 보호된다. 2) 음영이 온화하다. 3) 그림자가 없다.
4) 빛이 균일하다. 5) 광 손실이 적다.

61. 사무실, 도서실, 교실의 표준 조도(Lux)는?

1) 30~80 2) 50~100 3) 80~120 4) 100~200 5) 150~250

62. 불쾌감을 주는 실내·외의 온도차는?

1) 5도 이상 2) 7도 이상 3) 10도 이상
4) 12도 이상 5) 15도 이상

63. 이상적인 자연 채광을 위한 최소한의 입사각과 개각은(°)?

1) 27, 4 2) 27, 8 3) 32, 4 4) 32, 8 5) 37, 6

64. 외기에 대한 의복의 체온조절 범위는(℃)?

1) 0~16 2) 5~23 3) 8~25 4) 10~26 5) 12~30

65. 보통 성인의 경우, 겨울철 피복의 이상적인 중량은(kg)?

1) 3~4 2) 4~5 3) 6~9 4) 8~9 5) 10

66. 안정시 쾌감을 느끼는 피부 온도와 습도는?

1) 28±1℃, 50±10% 2) 28±1℃, 60±10% 3) 30±1℃, 50±10%
4) 30±1℃, 60±10% 5) 32±1℃, 50±10%

해답 ▸ **59.** 2) **60.** 5) **61.** 3) **62.** 2) **63.** 1) **64.** 4) **65.** 3) **66.** 5)

67. 함기성이 뛰어난 피복 재료는?

1) 모피 2) 모직 3) 마직 4) 무명 5) 면직

68. 열전도율이 높은 피복 재료는?

1) 모직 2) 마직 3) 견직 4) 무명 5) 동물털

69. CLO란?

1) 열방산 단위 2) 열흡수 단위 3) 열전도 단위
4) 열차단 단위 5) 열복사 단위

70. 1CLO의 방한력은?

1) 3℃ 2) 6℃ 3) 9℃ 4) 12℃ 5) 15℃

71. 방한복의 이상적인 방한력은?

1) 1CLO 2) 2CLO 3) 3CLO 4) 4CLO 5) 5CLO

72. 모기가 매개하는 감염병인 것은?

1) 페스트 2) 발진열 3) 유행성 출혈열
4) 쯔쯔가무시병 5) 사상충

73. 근본적인 위생해충 구제 방법은?

1) 물리적 방법 2) 환경적 방법 3) 생물학적 방법
4) 화학적 방법 5) 이학적 방법

74. 생물학적 방법을 이용한 위생해충의 구제법은?

1) 광포집성 장치 2) 덫 3) 천적
4) 환경개선 5) 살서제

해답 ▸ **67.** 1) **68.** 2) **69.** 4) **70.** 3) **71.** 4) **72.** 5) **73.** 2) **74.** 3)

75. 쥐가 매개하는 바이러스성 질병은?

1) 페스트
2) 렙토스피라
3) 살모넬라
4) 유행성출혈열(신증후군 출혈열)
5) 서교열

76. 아포를 형성한 균을 파괴하는 소독법은?

1) 방부 2) 멸균 3) 수시 소독 4) 종말 소독 5) 냉동

77. 환자의 퇴원·격리·사망시 처리하는 방법은?

1) 종말 소독 2) 일시 소독 3) 방부 4) 멸균 5) 희석

78. 아포를 형성한 모든 미생물을 사멸시키는 방법은?

1) 화염 멸균법 2) 건열 멸균법 3) 습열 멸균법
4) 고압증기 멸균법 5) 저온 멸균법

79. 소독약의 살균력 측정 시험의 지표로 사용하는 것은?

1) 크레졸 2) 승홍 3) 석탄산 4) 알코올 5) 과산화수소

80. 재래식 변소, 토사물에 이용하는 소독물은?

1) 승홍 2) 생석회 3) 알코올 4) 석탄산 5) 과산화수소

81. 치과에서 입안 세척과 피부의 상처 소독에 사용하는 것은?

1) 석탄산 2) 크레졸 3) 알코올 4) 승홍 5) 과산화수소

82. 알코올의 사용 농도는?

1) 65% 2) 75% 3) 85% 4) 95% 5) 100%

해답 ▸ **75.** 4) **76.** 2) **77.** 1) **78.** 4) **79.** 3) **80.** 2) **81.** 5) **82.** 2)

83. 치아 우식증 예방을 위해 사용되는 것은?

1) 망간　2) 철　3) 오존　4) 불소　5) 황산염

84. 수영장의 적당한 수온은?

1) 15℃　2) 18℃　3) 22℃　4) 25℃　5) 28℃

85. 조도의 이상적인 균등성은 몇% 이하인가?

1) 30　2) 40　3) 50　4) 60　5) 70

86. 말라리아 매개 모기는?

1) 작은 빨간집모기　2) 중국얼룩날개모기
3) 토고 숲모기　4) 열대숲모기
5) 힌줄숲모기

87. 이가 전파하는 감염병은?

1) 장티푸스　2) 황열　3) 페스트
4) 발진티푸스　5) 일본뇌염

88. 우유의 저온 멸균법으로 옳은 것은?

1) 55℃, 10분　2) 63℃, 30분　3) 80℃, 30분
4) 58℃, 10분　5) 75℃, 40분

해답 ▸ **83.** 4)　**84.** 3)　**85.** 1)　**86.** 2)　**87.** 4)　**88.** 2)

3 환경관리

각 문항을 읽고 가장 올바른 답가지 하나를 고르시오.

01. 우리나라 겨울철 대기 오염의 주원인은?

1) 자동차 2) 화력 발전소 3) 공장
4) 난방 5) 소각장

02. 경유차의 대기 오염물질로 문제가 되는 것은?

1) CO 2) SO_2 3) NO_2 4) N_2 5) O_3

03. 대기오염 측정의 3대 지표는?

1) SO_2, 분진, 매연 2) CO_2, CO, 매연 3) SO_2, O_3, 분진
4) NO_2, O_3, 매연 5) N_2, O_3, CO

04. 국제 표준화기구(ISO)에 의한 소음의 평가 지수는?

1) NRN 2) sone 3) phon 4) dB 5) Hz

05. 공해의 진정 건수가 많은 것은?

1) 대기 오염 2) 수질 오염 3) 토양 오염 4) 소음 5) 악취

06. 직업성 난청을 일으키는 음의 강도(dB)는?

1) 40~60 2) 50~80 3) 70~100
4) 90~120 5) 110~140

07. 식물 등 농작물의 성장에 큰 피해를 주는 것은?

1) CO 2) CO_2 3) SO_2 4) NO_2 5) 분진

해답 ▸ **1.** 4) **2.** 2) **3.** 1) **4.** 1) **5.** 4) **6.** 4) **7.** 3)

08. 가네미 사건의 원인 물질은?

1) 수은　2) 납　3) 카드뮴　4) PCB　5) 크롬

09. 이따이이따이병의 원인 물질은?

1) 동　2) 수은　3) 납　4) 카드뮴　5) 구리

10. 미나마타병의 원인 물질은?

1) 카드뮴　2) 메틸수은　3) 아연　4) 납　5) 비소

11. 링겔만 비탁표란?

1) 분진 측정　2) 진동 측정　3) 소음 측정
4) 매연 배출량 측정　5) 수질 측정

12. 실내 공기 오염의 판정 지표는?

1) CO_2　2) NO_2　3) CO　4) N_2　5) O_2

13. 주요 수질오염 사건과 관련이 있는 것은?

1) 런던 스모그　2) 도노라 스모그　3) 뮤즈벨리 사건
4) LA 스모그　5) 가네미 사건

14. 대기 오염이 발생하는 기후 조건은?

1) 저기압　2) 기후 순화　3) 기온 역전
4) 저온, 저습　5) 고온, 고습

15. 링겔만 비탁표의 매연 측정 기준상 허용 기준은?

1) 1도　2) 2도　3) 3도　4) 4도　5) 5도

해답 ▸ **8.** 4)　**9.** 4)　**10.** 2)　**11.** 4)　**12.** 1)　**13.** 5)　**14.** 3)　**15.** 2)

16. 2차성 오염 물질로 구성된 것은?

1) O_3, PAN, PBN
2) PAN, PBN, O_2
3) O_3, CO_2, HC
4) 알데히드, PAN, CO
5) CO, HC, NOx

17. 성층권 내 오존층 파괴의 주원인 물질은?

1) 아황산가스
2) 염화불화탄소
3) 이산화탄소
4) 탄화수소
5) 황산

18. 호기성 분해처리법 중 하수처리의 2대 방법은?

1) 부패조, 임호프 탱크
2) 활성오니조, 산화지법
3) 활성오니조, 살수여과법
4) 활성오니조, 부패조
5) 임호프 탱크, 살수여과법

19. 활성오니법의 처리 방법은?

1) 물리적 처리
2) 화학적 처리
3) 생물학적 처리
4) 생화학적 처리
5) 기계적 처리

20. 임호프 탱크의 작용 기전은?

1) 고체, 액체의 분리와 부패작용
2) 고체, 액체의 분리와 산화작용
3) 고체, 액체의 분리와 침전작용
4) 고체, 액체의 분리와 희석작용
5) 고체의 산화와 액체의 희석작용

21. 하수의 본처리과정 중 혐기성 처리방법인 것은?

1) 살수여과법
2) 임호프조
3) 산화지법
4) 접촉여상법
5) 활성오니법

22. 분뇨의 자가 정화 처리방법의 순서로 옳은 것은?

1) 부패 – 소독 – 여과 – 산화
2) 부패 – 산화 – 여과 – 소독
3) 부패 – 산화 – 소독 – 여과
4) 부패 – 여과 – 산화 – 소독
5) 산화 – 부패 – 여과 – 소독

해답 ▸ **16.** 1) **17.** 2) **18.** 3) **19.** 3) **20.** 1) **21.** 2) **22.** 4)

23. 탄소계 물질의 하수가 혐기성 분해하면서 발생되는 가스는?

1) 아황산가스 2) 암모니아가스 3) 메탄가스
4) 이산화탄소 5) 일산화탄소

24. 생물학적 산소 요구량(BOD)에 많은 영향을 미치는 요소는?

1) 탄소량 2) 하수량 3) 경도
4) 색도 5) 유기물의 량

25. 도시 하수의 하천 유입시 발생하는 현상으로 옳은 것은?

1) 오염도 감소 2) 부유물질 증가 3) COD 감소
4) DO 증가 5) BOD 감소

26. 임호프 탱크에 서식하는 미생물은?

1) 통성 세균 2) 혐기성 세균 3) 호기성 세균
4) 멸균 세균 5) 아포성 세균

27. 하수의 오니처리에서 호기성 처리법은?

1) 산화지법 2) 해양 투기 3) 매몰
4) 소각 5) 사상건조법

28. 위생적인 쓰레기 처리법은?

1) 매립 2) 해상 투기 3) 소각
4) 비료화 5) 마쇄법

29. 매립법의 이상적인 진개와 최종 복토의 정도는?

1) 진개 1 m, 복토 1 m 2) 진개 1 m, 복토 2 m
3) 진개 2 m, 복토 1 m 4) 진개 2 m, 복토 2 m
5) 진개 3 m, 복토 1 m

해답 ▸ 23. 3) 24. 5) 25. 2) 26. 2) 27. 1) 28. 3) 29. 3)

30. 품목별 진개의 분류 중 3류에 속하는 것은?

1) 나무
2) 금속
3) 종이
4) 음식 찌꺼기
5) 피혁

31. 처리하기 어려운 진개는?

1) 연탄재
2) 가정쓰레기
3) 가연성쓰레기
4) 산업쓰레기
5) 불연성쓰레기

해답 ▸ **30.** 2) **31.** 4)

4 식품위생

각 문항을 읽고 가장 올바른 답가지 하나를 고르시오.

01. 식품에 미생물의 증식으로 당질, 지질을 분해하여 식용에 부적합한 상태는?

1) 변패　2) 부패　3) 발효
4) 변질　5) 자기 소화

02. 미생물이 증식하는 기본 요소가 아닌 것은?

1) 온도　2) 습도　3) 기압
4) 영양　5) pH

03. 식품 건조법의 탈수 정도는 몇% 이하인가?

1) 15　2) 20　3) 25　4) 30　5) 35

04. 염장법의 소금 농도는(%)?

1) 0~10　2) 10~20　3) 20~30
4) 30~40　5) 40~50

05. 당장법을 이용한 식품은?

1) 마늘쫑　2) 햄　3) 잼
4) 단무지　5) 과자

06. 물리적 식품 보존법의 응용범위가 넓은 것은?

1) 냉동법　2) 가열법　3) 밀봉법
4) 자외선 이용법　5) 건조법

07. 우유 저온 살균법의 대상 균주는?

1) 간염균　2) 장티푸스균　3) 콜레라
4) 살모넬라균　5) 파라티푸스

해답 ▸ **1.** 1)　**2.** 3)　**3.** 1)　**4.** 2)　**5.** 3)　**6.** 5)　**7.** 4)

08. 우유 저온 살균법의 온도와 시간은?

1) 55℃, 30분 2) 63℃, 30분 3) 68℃, 30분
4) 72℃, 30분 5) 78℃, 30분

09. 독소형 식중독인 것은?

1) 포도상구균 2) 장염 비브리오 3) 살모넬라
4) 병원성 대장균 5) 장구균

10. 식중독의 발생빈도가 높은 것은?

1) 장염 비브리오 2) 살모넬라 3) 포도상구균
4) 보툴리누스 5) 웰치균

11. 식중독의 치사율이 높은 것은?

1) 살모넬라 2) 포도상구균 3) 장염 비브리오
4) 보툴리누스 5) 곰팡이 독

12. 보건상 문제가 되지 않는 식중독은?

1) 장염 비브리오 2) 살모넬라 3) 복어 중독
4) 보툴리누스 5) 포도상구균

13. 장염 비브리오 식중독에 대한 설명으로 옳은 것은?

1) 일명 호염균 식중독이다. 2) 겨울에 집중 발생한다.
3) 신경계 마비 증상을 일으킨다. 4) 화농환자는 조리를 삼가야 한다.
5) 유제품 등 이 주요 원인이다

14. 복어 중독의 치사율은(%)?

1) 10 2) 30 3) 50 4) 70 5) 90

해답 ▸ **8.** 2) **9.** 1) **10.** 2) **11.** 4) **12.** 5) **13.** 1) **14.** 3)

15. 감자에 의한 식중독 원인 물질은?

1) Solanine 2) Amygdaline 3) cyan 배당체
4) muscarine 5) Tetradotoxin

16. 식품위생의 목적인 것은?

1) 영양성 2) 무독성 3) 효과성
4) 사회성 5) 완전무결성

17. 식품위생법상 대상과 관련이 적은 것은?

1) 첨가물 2) 영양소 3) 기구 4) 용기 5) 포장

18. 포도상구균 식중독의 원인 물질은?

1) Enterotoxin 2) Neurotoxin 3) Exotoxin
4) Solanine 5) Endotoxin

19. 화농성 환자에 의해 발생하는 식중독은?

1) 포도상구균 식중독 2) 장염 비브리오 식중독 3) 보툴리누스
4) 살모넬라 식중독 5) 웰치균 식중독

20. 황변미 중독의 원인이 되는 것은?

1) 세균 2) 바이러스 3) 곰팡이 4) 원충류 5) 리케치아

21. 사용이 허가된 인공 감미료는?

1) cyciamate 2) saccharin 3) etylene
4) dulcin 5) toludine

22. 화학물질 식중독의 주증상은?

1) 발열 2) 설사 3) 두통 4) 두드러기 5) 구토

해답 ▸ **15.** 1) **16.** 5) **17.** 2) **18.** 1) **19.** 1) **20.** 3) **21.** 2) **22.** 5)

23. 보건의 3대 악은?

1) 부정 식품, 마약, 부정 의료
2) 부정 의약품, 약물 중독, 외국산 담배
3) 부정 의료, 부정 식품, 부정 우유
4) 부정 식품, 부정 의료, 부정 의약품
5) 부정 식품, 부정 진료, 부정 판매

24. 보툴리누스에 대한 설명으로 옳은 것은?

1) 치명률은 매우 낮다.
2) 장독소 Enterotoxin이 병원체이다.
3) 혐기성 아포형성 세균이다.
4) 소화장애가 주증상이다.
5) 어패류가 원인 식품이다.

25. 살모넬라균의 중요한 감염원은?

1) 개
2) 고양이
3) 돼지
4) 닭
5) 토끼

26. 잠복기가 짧은 식중독은?

1) 비브리오
2) 포도상구균
3) 보툴리누스
4) 살모넬라
5) 병원성 대장균

해답 ▸ **23.** 4) **24.** 3) **25.** 4) **26.** 2)

5 산업보건

각 문항을 읽고 가장 올바른 답가지 하나를 고르시오.

01. 근로기준법에 명시된 근로자의 연령기준은?

1) 11세 미만자　2) 13세 미만자　3) 15세 미만자
4) 17세 미만자　5) 19세 미만자

02. 직업병의 종류에서 제련소와 관련이 높은 것은?

1) 진폐증　2) 열중증　3) 잠함병
4) 소음성 난청　5) 식중독

03. 레이노(Raynaud's) 병과 관계 있는 것은?

1) 분진　2) 진동　3) 고열
4) 저기압　5) 고기압

04. 고열에 의한 신체 장애중 뇌의 온도 상승과 관련이 있는 것은?

1) 열경련　2) 열쇠약　3) 열허탈
4) 창상　5) 열사병

05. 통각을 일으키는 음의 강도는(dB)?

1) 100　2) 120　3) 140
4) 160　5) 180

06. 소음의 장애 정도와 관련이 없는 것은?

1) 음의 크기　2) 음의 저항　3) 소음의 폭로시간
4) 주파수의 구성 성분　5) 소음의 시간적 변동

해답 ▸ **1.** 3)　**2.** 2)　**3.** 2)　**4.** 5)　**5.** 3)　**6.** 2)

07. 직업성 난청을 초기에 발견할 수 있는 주파수는(cycle)?

1) 1,000 2) 2,000 3) 3,000 4) 4,000 5) 5,000

08. 소음과 관련이 있는 것은?

1) C_5 dip 현상
2) Raynaud's 질병
3) 이따이이따이병
4) 폐포의 섬유화
5) 참호족

09. 중추신경계 장애의 의한 흥독성 흥분을 일으키는 화학중독은?

1) 연 2) 수은 3) 크롬 4) 카드뮴 5) 납

10. 설안염, 전기안염, 백내장을 일으키는 것은?

1) 자외선 2) 가시광선 3) 적외선 4) 초음파 5) 열선

11. 귀마개와 귀덮개를 동시에 착용해야 하는 음의 최저 강도(dB)는?

1) 100 2) 110 3) 120 4) 130 5) 140

12. 비타민 B1의 결핍으로 발생하는 만성적 열소모 증상은?

1) 열경련
2) 열쇠약
3) 열허탈
4) 열성발진
5) 열사병

13. 이상기압과 관련이 있는 질병은?

1) 참호족
2) 동상
3) 청색증
4) 잠함병
5) 난청

14. 카드뮴의 3대 증상은?

1) 폐기종, 신장애, 빈혈
2) 빈혈, 호흡곤란, 신장애
3) 폐기종, 신장애, 단백뇨
4) 중추신경장애, 신장애, 단백뇨
5) 빈혈, 신장애, 중추신경장애

해답 ▸ 7. 4) 8. 1) 9. 2) 10. 1) 11. 3) 12. 2) 13. 4) 14. 3)

15. 산업재해 발생상황의 표준적 지표로 사용하는 것은?
1) 건수율 2) 도수율 3) 강도율 4) 평균율 5) 이환율

16. 규폐증의 원인 물질은?
1) 석탄 2) 철 3) 석면 4) 유리 규산 5) 활석

17. 직업적 소음 노출의 허용한계는?
1) 50 dB 2) 60 dB 3) 70 dB
4) 80 dB 5) 90 dB

18. 납 방사선에 의한 사람의 반치사선량(LD50)의 최대 허용량은?
1) 100cGy 2) 200cGy 3) 300cGy
4) 400cGy 5) 1000cGy

19. 진폐증과 관련된 직업적 원인인 것은?
1) 농업 2) 광업 3) 축산업
4) 수산업 5) 임업

20. 고열에 의한 신체장애 중 열경련을 일으키는 원인은?
1) 체내 수분, 염분 손실 2) 순환기계 이상 3) 만성 체열 소모
4) 비타민 결핍 5) 중추신경 장애

21. 산소 농도 16% 이하에서 사용해야 할 보호구는?
1) 방독 마스크 2) 방진 마스크 3) 전면 마스크
4) 송풍 마스크 5) 반면 마스크

해답 ▸ 15. 2) 16. 4) 17. 5) 18. 4) 19. 4) 20. 1) 21. 4)

22. 잠함병의 원인 물질은?

1) 산소 2) 질소 3) 일산화탄소
4) 이산화탄소 5) 벤젠

23. 직업병 중 악성중피종, 폐암의 발생원인 물질은?

1) 석탄 2) 석면 3) 석유
4) 유리규산 5) 활성탄

24. 연결이 옳은 것은?

1) 고산병 –채석공 2) 열사병 – 제련공 3) 앵무병 – 잠수사
4) 규폐증 – 항공사 5) 잠함병 – 조류사육사

해답 ▸ **22.** 2) **23.** 2) **24.** 2)

6 역학 및 질병관리

각 문항을 읽고 가장 올바른 답가지 하나를 고르시오.

01. 역학의 역할에 대한 설명과 관련이 적은 것은?

1) 질병 발생의 원인 규명의 역할
2) 임상치료에 적극적인 활용
3) 질병 발생과 유행의 감시 역할
4) 질병의 자연사 연구 역할
5) 보건사업의 기획과 평가자료 제공 역할

02. 역학의 대상은?

1) 감염병 환자 2) 만성질환자 3) 개인
4) 인간 집단 5) 노약자

03. 콜레라에 대한 역학적 연구를 시행한 사람은?

1) Snow 2) Doll 3) Goldberger
4) Galenus 5) Hippocrates

04. 폐암에 대한 역학적 연구를 시행한 사람은?

1) Maxcy 2) Snow 3) Doll
4) Clark 5) Goldberger

05. 질병 발생시 있는 그대로의 상황을 기술하기 위해 관찰을 하는 1단계 역학은?

1) 분석 역학 2) 기술 역학 3) 실험 역학
4) 이론 역학 5) 작전 역학

06. 괴혈병에 대한 예방연구와 관련이 있는 사람은?

1) Goldberger 2) Snow 3) Galenus
4) James Lind 5) Graunt

해답 ▸ **1.** 2) **2.** 4) **3.** 1) **4.** 3) **5.** 2) **6.** 4)

07. 역학의 지역적 특성에 대한 연결이 옳은 것은?

1) pandemic – 지방적　2) endemic – 범세계적　3) epidemic – 전국적
4) sporadic – 주기적　5) periodic – 산발적

08. 현 시점을 기준으로 원인 요소와 질병을 동시에 조사하여 서로간의 관련성을 조사하는 분석역학 방법은?

1) 단면적 연구　2) 환자·대조군 연구　3) 전향성 코호트 연구
4) 후향성 코호트 연구　5) 실험 역학

09. 코호트 연구의 특징인 것은?

1) 자료의 신빙성이 낮다.
2) 시간, 비용, 노력이 적게 든다.
3) 질병 발생의 기여위험률을 직접 구할 수 있다.
4) 한 번에 하나의 가설만을 검증한다.
5) 과거에 의심되는 원인에 노출된 비율을 구한다.

10. 역학의 목적으로 옳은 것은?

1) 질병 발생의 원인 제거　2) 감염병 치료　3) 감염병 전파 방지
4) 만성질환 관리　5) 환자의 색출과 격리

11. 후향성 연구에 해당하는 것은?

1) 단면적 연구　2) 환자·대조군 연구　3) 코호트 연구
4) 전향성 코호트 연구　5) 계획조사

12. 우리나라의 장티푸스와 같이 어떤 질병이 전국적으로 유행하는 양상은?

1) pandemic　2) endemic　3) epidemic
4) sporadic　5) periodic

13. 역학의 시간적 특성상 불규칙 변화를 보이는 질병은?

1) 홍역　2) 일본뇌염　3) 인플루엔자　4) 장티푸스　5) 콜레라

해답 ▸ **7.** 3)　**8.** 1)　**9.** 3)　**10.** 1)　**11.** 2)　**12.** 3)　**13.** 5)

14. **치료방법을 개발하기 위한 역학적 방법은?**

1) 기술역학 2) 분석역학 3) 단면조사연구
4) 코호트 연구 5) 임상실험

15. **코호트(cohort)의 설명으로 옳은 것은?**

1) 어떤 질병에 이환된 동일 집단
2) 동일한 특성을 가진 인구 집단
3) 같은 연령을 갖는 남·녀의 합
4) 같은 직업과 성별이 다른 집단
5) 질병 가능성이 있는 집단

16. **수인성 감염병의 역학적 특성과 관련이 적은 것은?**

1) 환자 발생이 폭발적이다.
2) 연령, 성별에 구별이 없다.
3) 급수 시설이 오염 원인이다.
4) 주로 봄, 가을에 발생한다.
5) 치명률이 낮다

17. **감염병 생성의 6개 요소중 개달물과 관련있는 것은?**

1) 병원체 2) 병원소 3) 병원성 4) 전파 5) 침입

18. **개방 병소에 의해 감염되는 질병은?**

1) 파상풍 2) 장티푸스 3) 콜레라
4) 매독 5) 유행성 이하선염

19. **일본 뇌염의 동물 병원소는?**

1) 소 2) 말 3) 양 4) 돼지 5) 개

20. **인수공통감염병으로 이루어진 것은?**

1) 일본 뇌염, 결핵, 파상풍
2) 파상풍, 공수병, 결핵
3) 탄저병, 일본 뇌염, 콜레라
4) 인플루엔자, 콜레라, 장티푸스
5) 탄저병, 공수병, 브루셀라증

해답 ▸ **14.** 5) **15.** 2) **16.** 4) **17.** 4) **18.** 1) **19.** 4) **20.** 5)

21. 개달물인 것은?

1) 물 2) 공기 3) 식품 4) 완구 5) 바퀴

22. 개달물에 의해 전파되는 것은?

1) 일본 뇌염 2) 장티푸스 3) 안질 4) 임질 5) 소아마비

23. 기계적 탈출에 의해 전파되는 질병인 것은?

1) 홍역 2) 일본 뇌염 3) 폴리오 4) 한센병 5) 인플루엔자

24. 면역에 대한 설명으로 옳은 것은?

1) 자연능동면역은 모체를 통해 형성된다.
2) 예방접종에 의한 면역은 인공 수동면역이다.
3) 선천면역은 인종, 개인 특이성에 따라 차이가 있다.
4) 능동면역은 다른 숙주에게서 면역체를 받는 것이다.
5) 수동면역은 숙주 스스로 면역체를 형성하는 것이다.

25. 불현성 감염의 대표적 질병인 것은?

1) 폴리오 2) 홍역
3) 매독 4) 페스트
5) 공수병

26. 병인성과 독성이 높은 질병은?

1) 결핵 2) 광견병 3) 홍역 4) 콜레라 5) 장티푸스

27. 우리나라의 3대 사망 원인은?

1) 악성 신생물, 고혈압, 결핵 2) 악성 신생물, 뇌혈관 질환, 사고
3) 뇌혈관 질환, 사고, 심장병 4) 뇌혈관 질환, 고혈압, 사고
5) 간질환, 악성 신생물, 뇌혈관 질환

해답 ▸ **21.** 4) **22.** 3) **23.** 2) **24.** 3) **25.** 1) **26.** 2) **27.** 2)

28. 한탄강에서 바이러스가 발견된 감염병은?

1) 유행성출혈열　2) 쯔쯔가무시　3) 발진열
4) 발진티푸스　5) 브루셀라증

29. 바이러스성 질환으로 이루어진 것은?

1) 홍역, 백일해, 나병
2) 광견병, 일본 뇌염, 발진티푸스
3) 콜레라, 장티푸스, 결핵
4) 홍역, 폴리오, 일본 뇌염
5) 일본 뇌염, 결핵, 나병

30. 검역법의 대상 질환은?

1) 콜레라, 페스트, 황열
2) 콜레라, 페스트, 일본 뇌염
3) 페스트, 폴리오, 장티푸스
4) 홍역, 폴리오, 황열
5) 페스트, 황열, 장티푸스

31. 접촉감염지수가 높은 호흡기계 감염병은?

1) 백일해　2) 성홍열　3) 홍역
4) 소아마비　5) 디프테리아

32. 홍역의 특징인 것은?

1) 병인성이 낮고 병독성이 높다.
2) 법정 감염병 중 발생률이 가장 낮다.
3) 면역형성이 되지 않는다.
4) 환경위생과 밀접한 관계가 있다.
5) 감수성 지수가 가장 높다.

33. 중추신경계의 손상으로 영구 마비 가능성이 있는 질환인 것은?

1) 인플루엔자　2) 폴리오　3) 홍역
4) 결핵　5) 페스트

34. 잠복기가 짧은 소화기계 감염병은?

1) 장티푸스　2) 파라티푸스　3) 콜레라
4) 폴리오　5) 유행성 출혈열

해답 ▸ **28.** 5)　**29.** 4)　**30.** 1)　**31.** 3)　**32.** 4)　**33.** 2)　**34.** 3)

35. O-157과 관련이 있는 감염병인 것은?

1) 장출혈성 대장균 2) 발진티푸스 3) 발진열
4) 일본 뇌염 5) 유행성 출혈열

36. 리케치아성 질환으로 빈민층에서 90% 이상 발생하는 감염병은?

1) 재귀열 2) 유행성 출혈열 3) 일본 뇌염
4) 발진티푸스 5) 렙토스피라증

37. 일본뇌염에 대한 설명으로 옳은 것은?

1) 병원소는 돼지이다. 2) 대부분 현성감염이다.
3) 고령층에서 감수성이 높다. 4) 중국얼룩날개모기에 의해 감염된다.
5) 예방접종으로는 효과가 없다.

38. 신증후군 출혈열에 대한 설명으로 옳은 것은?

1) 주로 봄에 발생한다. 2) 병원체는 한탄바이러스이다.
3) 예방접종은 하지 않는다. 4) 바퀴벌레가 병원소이다.
5) 합병증으로 시력저하를 동반한다.

39. 환경위생과 무관한 감염성 질환은?

1) 장티푸스 2) 콜레라 3) 파라티푸스
4) 홍역 5) 이질

40. 병원소인 것은?

1) 생활용구 2) 주사기 3) 장난감 4) 식품 5) 토양

41. 각종 감염병에 감염된 후 생성되는 면역은?

1) 자연 수동면역 2) 자연 능동면역 3) 인공 수동면역
4) 인공 능동면역 5) 비특이적 면역

해답 ▸ **35.** 1) **36.** 4) **37.** 1) **38.** 2) **39.** 4) **40.** 5) **41.** 2)

42. 감염병의 전파 경로가 옳은 것은?

1) 비말전파 – 장티푸스
2) 절족동물 전파 – 안질
3) 토양전파 – 파상풍
4) 개달물 전염 –일본 뇌염
5) 간접전파 – 임질

43. 생물학적 전파양식과 질병의 연결이 옳은 것은?

1) 증식형 전파 – 페스트, 사상충
2) 발육형 전파 – 뎅기열, 재귀열
3) 발육증식형 전파 – 페스트, 말라리아
4) 배설형 전파 – 발진티푸스, 발진열
5) 난소전이형 – 록키산 홍반열, 발진열

44. 보건관리가 어려운 보균자는?

1) 회복기 2) 건강 3) 만성 4) 잠복기 5) 병후

45. 경태반 감염이 되는 감염병은?

1) 임질 2) 매독 3) 홍역 4) 장티푸스 5) 디프테리아

46. 국가필수예방접종 대상인 것은?

1) 디프테리아 2) 공수병 3) 암 4) 페스트 5) 콜레라

47. 임신 중 예방접종을 하지 않는 것은?

1) 일본 뇌염 2) 풍진 3) 백일해 4) 장티푸스 5) 콜레라

48. γ-globulin, antitoxin에 의한 혈청제제의 예방접종은?

1) 인공 능동면역
2) 인공 수동면역
3) 자연 수동면역
4) 자연 능동면역
5) 선천 면역

해답 ▸ **42.** 3) **43.** 4) **44.** 2) **45.** 2) **46.** 1) **47.** 2) **48.** 2)

49. 병후 보균자로서 전염력이 큰 것은?

1) 콜레라 2) 장티푸스 3) 일본 뇌염
4) 결핵 5) 백일해

50. 매개 곤충과 질병의 연결이 옳은 것은?

1) 모기 – 페스트 2) 이 – 발진티푸스 3) 파리 –양충병
4) 벼룩 – 한센병 5) 진드기 – 장티푸스

51. 유아기 결핵의 집단 검진시 처음 시행해야 할 것은?

1) X-ray 간촬 2) X-ray 직촬 3) 객담검사
4) PPD반응검사 5) 혈액검사

52. 모기의 구제와 관련이 있는 질병은?

1) 콜레라 2) 장티푸스 3) 홍역
4) 성홍열 5) 일본 뇌염

해답 ▸ **49.** 2) **50.** 2) **51.** 4) **52.** 5)

7 기생충 관리

각 문항을 읽고 가장 올바른 답가지 하나를 고르시오.

01. 어폐류 매개 기생충이 아닌 것은?

1) 유극악구충 2) 광절열두조충 3) 요꼬가와흡충
4) 폐흡충 5) 무구조충

02. 기생충과 중간 숙주의 연결이 옳지 않은 것은?

1) 간흡충 – 담수어
2) 폐흡충 – 미꾸라지
3) 요꼬가와흡충 – 은어
4) 광절열두조충 – 송어
5) 유극악구충 – 뇌어

03. 질환과 매개충의 연결이 옳지 않은 것은?

1) 사상충증 – Aedes togoi
2) 말라리아 – Anopheles속
3) 무구조충증 – 쇠고기
4) 선모충증 – 돼지고기
5) 유구조충증 – 쇠고기

04. 요충에 대한 설명으로 옳지 않은 것은?

1) 건조 저항성이 높다.
2) 소변검사로 감별한다.
3) 집단감염 가능성이 높다.
4) 산란과 동시에 감염능력이 있다.
5) 직장에 45일 기생 후 항문에서 산란한다.

05. 폐흡충의 제 1, 2 중간 숙주는?

1) 쇠우렁, 담수어 2) 다슬기, 가재 3) 쇠우렁, 가재
4) 다슬기, 담수어 5) 물벼룩, 담수어

해답 ▸ 1. 5) 2. 2) 3. 5) 4. 2) 5. 2)

06. 구충에 대한 설명으로 옳은 것은?

1) 장관 내 군거생활을 한다.
2) 구강 내 두 쌍의 구상치아가 있다.
3) 인체 감염후 70~80일에 성충이 된다.
4) 유충은 심장, 폐포, 기관지, 식도를 거친다.
5) 기생충약 투여 2주일 후 구제확인 검사를 한다.

07. 생선 및 두족류의 생식과 관련이 있는 기생충은?

1) 십이지장충
2) 말레이사상충
3) 질편모충
4) 아니사키스
5) 이질아메바

08. 송어, 연어, 농어 등이 중간숙주인 것은?

1) 회충
2) 십이지장충
3) 광절열두조충
4) 동양모양선충
5) 편충

09. 간흡충의 인체 감염형은?

1) 충란
2) 유미유충
3) 피낭유충
4) 성충
5) 섬모유충

10. 기생충과 기생 부위가 올바르게 연결된 것은?

1) 회충 – 대장
2) 요충 – 소장
3) 사상충 – 십이지장
4) 편충 – 소장벽
5) 십이지장충 – 소장

11. 간흡층의 제 1 중간 숙주는?

1) 잉어
2) 물벼룩
3) 쇠우렁
4) 가재
5) 다슬기

12. 제 4의 성병이라고 하는 것은?

1) 대장 바란티듐
2) 질트리코모나스
3) AIDS
4) 광절열두조충
5) 폐흡충

해답 ▸ 6. 2) 7. 4) 8. 3) 9. 3) 10. 5) 11. 3) 12. 2)

13. 오염된 밭에서 맨발 작업을 하면 감염될 수 있는 기생충은?
1) 회충 2) 폐흡충 3) 간흡충
4) 요충 5) 십이지장충

14. Scotch tape 진단을 하는 기생충은?
1) 요충 2) 회충 3) 십이지장충
4) 사상충 5) 간흡충

15. 폐흡충의 진단은?
1) 혈액검사 2) X-선 검사 3) 임파검사
4) 객담검사 5) 조직검사

16. 원충류인 것은?
1) 이질아메바 2) 십이지장충 3) 유구조충
4) 요충 5) 말레이사상충

17. 바다 서식 어류의 생식시 감염이 가능한 기생충은?
1) 폐흡충 2) 간흡충 3) 동양모양선충
4) 아니사키스증 5) 사상충

18. 간흡충의 인체 기생부위는?
1) 간 2) 담관 3) 신장
4) 소장 5) 대장

19. 돼지고기에서 유구낭미충이 발견되는 부위는?
1) 소장 2) 폐 3) 근육
4) 뼈 5) 혈액

해답 ▸ **13.** 5) **14.** 1) **15.** 4) **16.** 1) **17.** 4) **18.** 2) **19.** 3)

20. 람불편모충의 기생부위는?

1) 위장　　2) 십이지장　　3) 맹장
4) 회장　　5) 간장

21. 기생충 예방을 위한 분변의 여름철 부숙 기간은?

1) 1개월　　2) 2개월　　3) 3개월
4) 4개월　　5) 5개월

22. 가재즙을 생식할 경우 감염될수 있는 기생충은?

1) 폐흡충　　2) 간흡충　　3) 민촌충
4) 갈고리촌충　　5) 광절열두조충

해답 ▸ **20.** 2)　**21.** 1)　**22.** 1)

8 보건 행정 및 사회 보장

각 문항을 읽고 가장 올바른 답가지 하나를 고르시오.

01. 조선시대 왕실 의료를 담당했던 부서는?

1) 전의감 2) 광혜원 3) 내의원 4) 혜민서 5) 활인서

02. 조선시대 감염병 환자의 치료를 담당했던 부서는?

1) 활인서 2) 전형사 3) 내의원 4) 혜민서 5) 전의감

03. 우리나라에 서양 의학이 도입된 시기는?

1) 삼국시대 2) 조선시대 초기 3) 조선시대 중기
4) 조선시대 말기 5) 일제시대

04. 행정안전부의 직속 산하기관인 것은?

1) 보건소 2) 국립보건원 3) 국립재활원
4) 국립결핵병원 5) 국립의료원

해설 2021년 기준 보건소, 보건지소, 보건의료원은 행정안전부소속이다. (지방자치제도 개념)
2)~5)는 보건복지부 산하기관

05. 보건소의 소속 기관은? 문제 유형 변경

1) 고용노동부 2) 환경부 3) 교육부 4) 보건복지부 5) 행정안전부

06. 우리나라에 보건소가 최초로 설치된 시기는?

1) 1950년 2) 1956년 3) 1960년 4) 1962년 5) 1967년

07. 보건소의 업무로 적당한 것은?

1) 감염병 예방 관리 2) 의약품의 품질검사 및 평가
3) 의료법 개정 및 검토 4) 응급 처치
5) 임상 시험

해답 ▸ **1.** 3) **2.** 1) **3.** 3) **4.** 1) **5.** 5) **6.** 4) **7.** 1)

08. 직업병을 관장하는 부서는?

1) 보건복지부 2) 환경부 3) 고용노동부
4) 행정안전부 5) 여성가족부

09. WHO의 지역사무소 중 우리나라가 소속된 곳은?

1) 동남아시아 지역 2) 아시아 지역 3) 동지중해 지역
4) 남북아메리카 지역 5) 서태평양 지역

10. 우리나라 보건 행정이 폭넓게 실시된 시기는?

1) 조선시대 중기 2) 조선시대 말기 3) 일제시대
4) 미군정시대 5) 8·15 해방이후

11. 보건소 사업활동의 시초가 된 시기와 국가는?

1) 1856년, 프랑스 2) 1853년, 미국 3) 1859년, 영국
4) 1950년, 독일 5) 1854년, 러시아

12. WHO의 소속기관은?

1) 국제연맹 2) 국제연합 3) 국제노동기구
4) 민간조직단체 5) 국제의사단체

13. 사회보장제도가 잘 발달된 나라는?

1) 독일 2) 프랑스 3) 미국 4) 영국 5) 일본

14. 우리나라 전국민 의료보험이 실시된 연도는?

1) 1963년 2) 1965년 3) 1977년 4) 1983년 5) 1989년

15. 우리나라 건강보험의 특성으로 옳은 것은?

1) 선택 가입 2) 동일 보험료 3) 임의 보험
4) 의료의 균등급여 5) 근로자 대상

해답 ▸ 8. 3) 9. 5) 10. 4) 11. 3) 12. 2) 13. 4) 14. 5) 15. 4)

16. 사회보험 공공부조에 속하는 것은?

1) 개인연금　　2) 건강보험　　3) 산재보험
4) 의료보호　　5) 고용보험

17. 생활유지능력이 없거나 어려운 국민의 최저생활을 보장하고 자립을 지원해 주는 개념은?

1) 사회보험　　2) 공적부조　　3) 소득보장
4) 의료보장　　5) 공공서비스

18. 의료전달체계의 실시 목적으로 옳은 것은?

1) 전문의 자유 개업　　2) 자원의 효율적 관리
3) 의료의 시설일 집중화　　4) 의료기관의 기능 통합
5) 건강보험 보험료 증가

19. 우리나라의 건강보험 비급여 대상인 것은?

1) 분만　　2) 질병　　3) 사망
4) 부상　　5) 고의사고

해답 ▸ **16.** 4)　**17.** 2)　**18.** 2)　**19.** 5)

9 인구와 보건

각 문항을 읽고 가장 올바른 답가지 하나를 고르시오.

01. 신멜더스론의 인구억제 방법은?

1) 만혼　2) 피임　3) 성순결의 도덕성
4) 규제의 원리　5) 인구파동의 원리

02. 생산층의 인구가 전체 인구의 50%가 넘는 유형은?

1) 피라미드형　2) 종형　3) 항아리형
4) 별형　5) 기타형

03. 2차 성비란?

1) 태아 성비　2) 출생시 성비　3) 성년시 성비
4) 현재 인구의 성비　5) 노년 인구의 성비

04. 근대적 의미의 국세조사가 처음 실시된 국가는?

1) 스웨덴　2) 영국　3) 프랑스
4) 독일　5) 미국

05. 우리나라 국세조사의 간격 및 기준시점은?

1) 3년마다 1월 1일　2) 5년마다 1월 1일
3) 3년마다 7월 1일　4) 5년마다 11월 1일
5) 7년마다 1월 1일

06. 인구 정태 요인인 것은?

1) 출생　2) 사망　3) 성별　4) 전입　5) 전출

해답 ▸ 1. 2)　2. 4)　3. 2)　4. 5)　5. 4)　6. 3)

07. WHO에 의한 건강 수준의 비교 지표는?

1) 비례사망자수, 평균 여명, 조출생률
2) 비례사망자수, 영아 사망률, 평균수명
3) 비례사망자수, 평균 수명, 조사망률
4) 비례사망자수, 사인별 사망률, 영아 사망률
5) 영아 사망률, 평균 여명, 조사망률

08. 우리나라에서 증가추세에 있는 내용은?

1) 출생률 2) 사망률 3) 전출률 4) 인구 밀도 5) 인구 증가

09. 영아 사망률로 지역사회 보건 수준을 평가하는 중요한 이유는?

1) 통계적 유의성이 보편적으로 낮다
2) 영유아는 질병치료가 잘 되기 때문이다.
3) 지역간 영아 사망률의 변동 범위가 작다.
4) 일정 연령군으로 영양 수준, 환경위생 등에 민감하다.
5) 영아 사망률은 평균 수명과 직접적인 관계가 있어 평균 여명을 산출하기 용이하다.

10. 지역사회의 보건 수준을 평가하는 대표적인 지표는?

1) 평균 수명 2) 조사망률 3) 조출생률
4) 영아 사망률 5) 사인별 사망률

해답 ▸ **7.** 3) **8.** 4) **9.** 4) **10.** 4)

10 보건영양

각 문항을 읽고 가장 올바른 답가지 하나를 고르시오.

01. 인체의 열량소로 작용하는 물질은?

1) 탄수화물, 단백질, 수분
2) 탄수화물, 지질, 무기질
3) 탄수화물, 지질, 단백질
4) 무기질, 수분, 비타민
5) 단백질, 무기질, 수분

02. 성인이 하루에 필요한 kg당 단백질의 양은?

1) 0.5~1.0g
2) 1.0~1.5g
3) 1.5~2.0g
4) 2.0~2.5g
5) 2.5~3.0g

03. 지질의 영양학적 특징으로 옳은 것은?

1) 면역과 항독 물질 성분
2) 지용성 비타민의 저장
3) 아미노산
4) 생리기능의 조절
5) 효소, 호르몬의 성분

04. 비타민과 결핍증의 연결이 옳은 것은?

1) 비타민 A – 생식불능
2) 비타민 B_1 – 구루병
3) 비타민 C – 괴혈병
4) 비타민 D – 각기병
5) 비타민 E – 야맹증

05. 칼슘의 작용에 대한 설명으로 옳은 것은?

1) 피부의 수분증발 억제
2) 체액의 수지 균형
3) 혈액의 구성성분
4) 갑상성 기능 유지
5) 신경과 근육의 흥분성

06. 영유아기부터 학령기전 아동의 신체계측에 이용하는 판정법은?

1) Rohrer 지수
2) Vervaek 지수
3) Broca 지수
4) Kaup 지수
5) 비만도 (%)

해답 ▸ 1. 3) 2. 2) 3. 2) 4. 3) 5. 5) 6. 4)

07. Rohrer 지수에 의한 신체계측 판정법에서 비만지수는?

1) 100 이상 2) 120 이상 3) 140 이상
4) 160 이상 5) 180 이상

08. 5대 영양소 중 단백질, 지방, 탄수화물의 열량비는(kcal/g)?

1) 4. 9. 4 2) 4. 4. 9 3) 9. 4. 4
4) 4. 9. 9 5) 9. 4. 9

09. 이상적인 체중은?

1) 20대부터 40대까지 일정한 체중
2) 20대부터 40대까지 평균보다 약간 높은 체중
3) 20대부터 40대까지 평균보다 약간 낮은 체중
4) 20대 이전은 평균보다 약간 높고, 30~40대 이후는 평균보다 약간 낮은 체중
5) 20대 이전은 평균보다 약간 낮고, 30~40대 이후는 평균보다 약간 높은 체중

10. 인체에 많이 필요한 무기염류는?

1) 칼슘 2) 식염 3) 철분 4) 인 5) 요오드

11. 영아에게 많이 필요한 영양소는?

1) 철분 2) 칼슘 3) 비타민 4) 식염 5) 인

12. 뼈와 뇌신경의 주성분인 것은?

1) 철분 2) 인 3) 칼슘 4) 요오드 5) 비타민

13. 혈액응고 작용에 관여하는 비타민은?

1) A 2) B 3) C 4) E 5) K

해답 ▸ **7.** 4) **8.** 1) **9.** 5) **10.** 2) **11.** 1) **12.** 2) **13.** 5)

14. 단백질과 무기질이 부족하여 발생하는 전형적인 단백질 부족 증상은?

1) 탄수화물 결핍증 2) 빈혈 3) 콰시오커
4) 비만 5) 부종

15. 우리나라 성인 남자의 1일 에너지 권장량은(Kcal)?

1) 1,500 2) 2,000 3) 2,500
4) 3,000 5) 3,500

16. 임산부, 수유부가 많이 필요로 하는 조절소는?

1) 요오드 2) 식염 3) 비타민
4) 칼슘 5) 인

17. 비타민 부족시 생기는 결핍증인 것은?

1) 펠라그라 2) 부종 3) 빈혈
4) 신체 소모 5) 발육 정지

18. 성인의 비만증 판정에 사용하는 객관적 영양상태의 판정법은?

1) Kaup 지수 2) Rohrer 지수 3) Vervaek 지수
4) Broca 지수 5) 비만도(%)

19. 특이 동적작용(SDA)에 많이 소모되는 영양소는?

1) 단백질 2) 지방 3) 탄수화물
4) 무기질 5) 비타민

해답 ▸ 14. 3) 15. 3) 16. 4) 17. 1) 18. 4) 19. 1)

11 보건 지표

각 문항을 읽고 가장 올바른 답가지 하나를 고르시오.

01. 비례사망지수(PMI)가 높다는 의미는?

1) 그 지역의 건강 수준이 낮다.
2) 그 지역의 건강 수준이 높다.
3) 그 지역의 건강 수준이 낮다가 높아진다.
4) 그 지역의 건강 수준이 높다가 낮아진다.
5) 그 지역의 건강 수준과 관계 없다.

02. α-index 값이 1에 가깝다는 의미는?

1) 보건 수준이 높다.
2) 보건 수준이 낮다.
3) 보건 수준이 높아지다가 낮아진다.
4) 보건 수준이 낮아지다가 높아진다.
5) 보건 수준의 평가가 어렵다.

03. 발생률과 유병률이 거의 같게 되는 경우는?

1) 치명률이 낮은 경우
2) 질병의 2차 감염이 있는 경우
3) 질병의 유행기간이 짧은 경우
4) 질병의 이환기간이 불규칙한 경우
5) 비감염성 질환이 증가할 경우

04. 영아 사망률과 모성 사망률 계산시 분모에 해당하는 것은?

1) 출생아수
2) 가임여성 수
3) 사망자수
4) 연중앙인구
5) 전체 모성수

해답 ▸ **1.** 2) **2.** 1) **3.** 3) **4.** 1)

부록 연습문제

연습문제 1

01. 지역사회 보건수준을 나타내는 대표적인 지표는?

1) 인구밀도 2) 연간 감염병 이환율 3) 평균사망률
4) 영아사망률 5) 순재생산율

02. 미나마타병의 원인물질은?

1) 납 2) 수은 3) 비소
4) 카드뮴 5) 안티몬

03. 사회보장제도상 공적부조에 속하는 것은?

1) 건강보험 2) 의료보호 3) 산재보험
4) 취업알선 5) 연금보험

04. 실내공기의 오탁지표로 사용되는 것은?

1) 산소 2) 아황산가스 3) 일산화탄소
4) 이산화탄소 5) 질소화합물

05. 우리나라 환경정책기본법상 링겔만비탁표의 측정 허용기준은 매연농도가 몇%인가?

1) 0%(0도) 2) 20%(1도) 3) 40%(2도)
4) 80%(4도) 5) 100%(5도)

해답 ▸ **1.** 4) **2.** 2) **3.** 2) **4.** 4) **5.** 3)

06. 해충과 질병의 연결이 옳은 것은?

1) 모기 – 뎅기열　2) 이 – 양충병　3) 벼룩 – 황열
4) 파리 – 페스트　5) 진드기 – 발진티푸스

07. 소독약의 살균력 측정시험에서 지표로 사용되는 것은?

1) 크레졸　2) 알콜　3) 승홍　4) 석탄산　5) 역성비누

08. 이따이 이따이병의 원인물질은?

1) 납　2) 수은　3) 비소　4) 카드뮴　5) 코발트

09. 보툴리누스균식중독에 대한 설명으로 옳은 것은?

1) 황색 포도상이다.　2) 내열성 독소이다.
3) 장독소에 의해 발생한다.　4) 통조림, 소시지 등 밀폐식품이 원인
5) 화농성질환자의 식품취급 금지

10. vitamin과 결핍증상의 조합이 옳은 것은?

1) 비타민 A – 야맹증　2) 비타민 B_3 – 괴혈병　3) 비타민 C – 구루병
4) 비타민 D – 혈액응고장애　5) 비타민 K – 펠라그라

11. 급성 감염병의 역학적 특성을 잘 나타낸 것은?

1) 발생률과 유병률이 공히 높다.　2) 발생률과 유병률이 공히 낮다.
3) 발생률은 낮고 유병률은 높다.　4) 발생률은 높고 유병률은 낮다.
5) 발생률과 재발률이 낮다.

12. 감염병에 감염된 후 임상증상이 나타나기까지의 기간은?

1) 성장기　2) 발육기
3) 잠복기　4) 발현기
5) 회복기

13. 예방접종으로 형성되는 면역은?

1) 인공능동면역　2) 인공수동면역　3) 자연능동면역
4) 자연수동면역　5) 보통면역

해답 ▸ 6. 4)　7. 4)　8. 4)　9. 4)　10. 1)　11. 4)　12. 3)　13. 1)

14. 예방접종에 있어서 생균제제인 것은?

1) 파상풍　2) 디프테리아　3) 파라티푸스
4) 장티푸스　5) 결핵

15. 생산성 인구의 유입이 많은 사회에서의 인구 유형은?

1) 피라밋형　2) 종형　3) 항아리형
4) 별형　5) 기타형

16. 이상 기압과 관련된 직업병에 속하는 것은?

1) 잠함병　2) 열중증　3) 규폐병
4) 난청　5) 레이노씨병

17. 모성사망률 계산시 분모가 되는 것은?

1) 모성수　2) 가임 여성수　3) 여아사망률
4) 출생아수　5) 영아사망수

18. 감염병 관리상 어려운 대상은?

1) 사망자　2) 현성환자　3) 건강보균자
4) 회복기보균자　5) 치료 중인 환자

19. 우리나라가 속하는 세계보건기구 지역사무소는?

1) 동남아시아　2) 극동아시아　3) 동북아시아
4) 서태평양　5) 서남아시아

해답 ▸ 14. 5)　15. 4)　16. 1)　17. 4)　18. 3)　19. 4)

연습문제 2

01. 군집독 발생 예방과 관계있는 것은?

1) 손위생 2) 건강검진 3) 예방접종 4) 환기시설 5) 체력증진

02. 항문주위에 1 cm 정도의 충체를 발견했다면 어느 기생충이라 할 수 있겠는가?

1) 회충 2) 질트리코모나스 3) 요충
4) 촌충 5) 사상충

03. M.P.N은 무엇을 결정하는 인자인가?

1) 공기이온 2) 자동차 배기가스 3) 약품침전
4) 염소소독 5) 대장균

04. 50%의 사람이 불쾌감을 느끼는 불쾌지수는?

1) 65 이하 2) 70 3) 75 4) 80 5) 85

05. 병원소인 것은?

1) 토양 2) 물 3) 책상 4) 공기 5) 옷

06. 보건행정의 발전과정을 5단계로 구분할 때 3번째 단계로써 여명기라 불리는 시기는?

1) 고대기 2) 중세기 3) 발전기 4) 요람기 5) 확립기

해답 ▸ **1.** 4) **2.** 3) **3.** 5) **4.** 3) **5.** 1) **6.** 4)

07. 인구의 정태통계 내용인 것은?

1) 인구의 분포와 밀도 2) 출생 3) 사망
4) 전입 5) 전출

08. E.C.A Winslow의 공중보건의 개념들 중 적당한 것은?

1) 수명연장 2) 질병치료 3) 환경보존
4) 소득분배 5) 자원확보

09. 두 개의 지역사회나 국가의 보건상태를 비교하는 데 사용하는 통계인 것은?

1) 영아 사망률 2) 감수성 지수 3) 합계 생산율
4) 병상 이용률 5) 일반 출산율

10. 폐흡충증의 제1 중간숙주는?

1) 쇠우렁 2) 다슬기 3) 게
4) 가재 5) 민물고기

11. 영아사망률 산출시 분모에 해당하는 것은?

1) 1세 미만의 영아수 2) 연간 사망수 3) 연간 출생아수
4) 연 중앙인구 5) 가임여성 사망수

12. 손에 화농성 상처를 가진 사람이 식품을 다루었을 때 일어나기 쉬운 식중독은?

1) 포도상구균 식중독 2) 살모넬라 식중독 3) 보툴리누스 식중독
4) 웰치균 시중독 5) 장염비브리오 식중독

13. 콜레라 유행에 대하여 연구한 사람은?

1) E.C.A Winslow 2) T.R Malthus 3) Robert Kock
4) John Snow 5) Max von petten kofer

해답 ▸ **7.** 1) **8.** 2) **9.** 1) **10.** 2) **11.** 3) **12.** 1) **13.** 4)

14. 링겔만 비탁도는(Ringelman Smoke Chart) 몇 도로 되어 있는가?

1) 0~3도 2) 0~5도 3) 1~4도
4) 1~5도 5) 1~6도

15. 인구구성에서 농촌형(유출형)은?

1) 피라미드형 2) 벨형 3) 성형(별형)
4) 호로형 5) 항아리형

16. 민물고기의 생식으로 감염되는 기생충 질환은?

1) 편충증 2) 간 흡충증 3) 폐 흡충증
4) 유구조충증 5) 사상충증

17. 고기압 환경에서 발생하는 질환은?

1) 항공병 2) 고산병 3) 군집독
4) 산소중독 5) 잠함병

18. 분변의 소독제로써 적당한 것은?

1) 크레졸 2) 표백분 3) 생석회
4) 석탄산 5) 알콜

해답 ▸ **14.** 2) **15.** 4) **16.** 2) **17.** 5) **18.** 3)

연습문제 3

01. 한 나라의 보건지표로 이용되는 것은?

1) 사망률　2) 대기오염　3) 자살률　4) 영아사망률　5) 비만

02. 인구의 형태 중 정지형인 것은?

1) 피라미드형　2) 종형　3) 별형　4) 항아리형　5) 호로형

03. 활성전파체에 해당되는 것은?

1) 물　2) 음식물　3) 토양　4) 우유　5) 곤충

04. 공기의 쾌적도와 기류측정에 사용하는 것은?

1) 카타냉각력　2) 최적온도　3) 온열평가지수
4) 등온지수　5) 상대습도

05. 근로손실일수, 재해로 인한 피해정도를 의미하는 산업재해 지표는?

1) 건수율　2) 강도율　3) 도수율
4) 재해율　5) 만인율

06. W.H.O 서태평양지구 사무소는?

1) 이집트 알렉산드리아　2) 필리핀 마닐라　3) 미국 워싱턴
4) 덴마크 코펜하겐　5) 스위스 제네바

07. 우리나라의 매연 배출량 허용기준은?(링겔만 비탁도 이용)

1) 1도　2) 2도　3) 3도
4) 4도　5) 5도

해답 ▸ **1.** 4)　**2.** 2)　**3.** 5)　**4.** 1)　**5.** 2)　**6.** 2)　**7.** 2)

08. 관계있는 것으로 연결이 적당한 것은?

1) 불소 – 반상치 2) 급속여과 – 여과막(생물막) 3) 급속여과 – 자연침강
4) 잔류염소량 – 0.2 ppm 5) 완속여과법 – 약품침전

09. 감각온도의 3대 인자는?

1) 기온, 기류, 기습 2) 기류, 공기, 기압 3) 기류, 기압, 기습
4) 기압, 기습, 공기온도 5) 공기온도, 기온, 기류

10. Donor 선의 파장은?

1) 1000~1500 Å 2) 1500~2000 Å 3) 2000~2500 Å
4) 2500~2800 Å 5) 2800~3200 Å

11. 일산화탄소의 8시간 서한도는?

1) 0.01ppm 2) 0.1ppm 3) 10ppm
4) 100ppm 5) 1000ppm

12. 수질검사로 $KMnO_4$을 사용하는 이유는?

1) 대장균검사 2) 유기물질 3) 불소검사
4) 식중독검사 5) pH검사

13. 연결이 옳은 것은?

1) 콜레라 – 모기 2) 발진티푸스 –바퀴 3) 황열 – 이
4) 유행성출혈열 – 파리 5) 일본뇌염 – 모기

14. 중간숙주가 게인 것은?

1) 폐흡충 2) 간흡충 3) 회충
4) 유극악구충 5) 주혈흡충

해답 ▸ **8.** 1) **9.** 1) **10.** 5) **11.** 4) **12.** 2) **13.** 5) **14.** 1)

15. 태어날 때부터 모체로부터 면역을 넘겨받는 것은?

1) 선천면역　2) 후천면역　3) 집단면역
4) 감수성　5) 인공면역

16. 인공적인 면역을 얻기 위하여 약화 또는 사멸시킨 미생물에 의해 생산된 물질로 만든 것은?

1) DNA　2) RNA　3) 백신
4) 혈청　5) 항체

17. 비말감염으로 전파되는 것은?

1) 밀집상태　2) 공기　3) 토양
4) 우유　5) 식품

18. 감염성 질환에 속하는 것은?

1) 고혈압　2) 당뇨병　3) 악성신생물
4) 장결핵　5) 동맥경화

해답 ▸ **15.** 1)　**16.** 3)　**17.** 2)　**18.** 4)

연습문제 4

01. 공중보건 사업에서 가장 중요한 것은?

1) 보건 교육　2) 예방 접종　3) 보건 행정
4) 보건 관계법　5) 질병 치료

02. 대기오염을 일으키는 기상조건은?

1) 눈이 올 때　2) 비가 올 때　3) 기온역전이 생길 때
4) 진눈깨비가 올 때　5) 안개 낄 때

03. 인체의 발열에 영향을 미치는 외부조건은?

1) 기온, 기습, 기류, 복사열　2) 기온, 기습, 기류, 기압
3) 기압, 기습, 풍속, 기류　4) 기온, 기압, 기류, 복사열
5) 기압, 기습, 복사열, 풍속

04. Mills-Reincke현상과 관계가 있는 것은?

1) 공장폐수　2) 상수시설　3) 하수시설
4) 변소개량　5) 쓰레기 처리

05. 하천수의 용존산소량이 낮다는 의미인 것은?

1) 오염이 높다.　2) 오염이 낮다.
3) 물이 비교적 맑다.　4) 비 온 지가 얼마 안 된다.
5) 맑은 물에 의해 희석되었다.

06. 완속여과법에서 부유물질은 주로 어디에서 제거되는가?

1) 모래층 표면에서 제거된다.　2) 모래층 견부에서 제거된다.
3) 모래층 가운데서 제거된다.　4) 모래층 밑부분에서 제거된다.
5) 부유물질은 제거되지 않는다.

해답 ▸ **1.** 1)　**2.** 3)　**3.** 1)　**4.** 2)　**5.** 1)　**6.** 1)

07. Imhoff tank와 관계 있는 것은?
1) 상수처리 2) 진개처리 3) 공기정화
4) 하수처리 5) 매연처리

08. 수질 측정에서 암모니아성 질소 검출 시 의심되는 오염물질은?
1) 공장 폐수
2) 분변 오염(유기화합물)
3) 다이옥신
4) 광산 폐수
5) 산성비

09. 감염병 감염 후에 형성되는 면역은?
1) 선천면역 2) 인공수동면역 3) 인공능동면역
4) 자연능동면역 5) 자연수동면역

10. 지용성 비타민은?
1) 비타민 A, D 2) 비타민 B, C 3) 비타민 A, C
4) 비타민 C, K 5) 비타민 B, F

11. 발육증식형 전파를 하는 감염병은?
1) 페스트 2) 말라리아 3) 재귀열 4) 발진열 5) 발진티푸스

12. 생산연령 인구가 많이 유입된 지역의 인구형은?
1) 종형 2) 별형 3) 항아리형 4) 피라미드형 5) 기타형

13. 이따이이따이병의 원인물질은?
1) 비소 2) 카드뮴 3) 수은 4) 동 5) 아연

해답 ▸ 7. 4) 8. 2) 9. 4) 10. 1) 11. 2) 12. 2) 13. 2)

14. a-index의 값 중 보건수준이 높은 것은?

1) 1.0 이상일 때　2) 1.0 미만일 때　3) 1.0에 가까운 때
4) 0.1 이상일 때　5) 0.1 미만일 때

15. 고산지대에서 발생할 수 있는 질병은?

1) 산소 중독　2) 저산소증　3) 일산화탄소 중독
4) 이산화탄소 중독　5) 질소 중독

16. 질병과 발생원인의 연결이 옳은 것은?

1) 납중독 –제철소　2) 규폐증 – 암석 연마공　3) 잠수병 – 등반가
4) 열쇠약증 – 광부　5) 앵무병 – 인쇄공

17. 강도율의 분자에 해당되는 것은?

1) 재해건수　2) 근로손실일수　3) 연 근로일수
4) 평균 실근로일수　5) 연근로시간수

해답 ▸ **14.** 3)　**15.** 2)　**16.** 2)　**17.** 2)

연습문제 5

01. 지역사회의 보건수준 평가의 대표적인 지표는?

1) 질병이환율 2) 영아사망률 3) 조사망률
4) 조출생률 5) 병원이용률

02. 공중보건 사업의 대상으로 적합한 것은?

1) 모든 학생을 대상으로 한다. 2) 빈약한 환자를 대상으로 한다.
3) 영유아 및 빈민층을 대상으로 한다. 4) 지역사회 전체 주민을 대상으로 한다.
5) 교육정도가 낮은 사람을 대상으로 한다.

03. 정상 공기의 화학적 성분 중 체적 백분율이 옳은 것은?

1) 질소 – 58.2% 2) 산소 – 20.9% 3) 이산화탄소 – 15.3%
4) 아르곤 – 5.5% 5) 수소- 10.2%

04. 기온의 급격한 변화로 상부기온이 하부기온보다 상승하여 대기오탁을 초래하는 것은?

1) 기온역전 2) 기온변화 3) 온도변화
4) 온도전환 5) 온도교류

05. 링겔만 매연농도표는 몇도로 구분되는가?

1) 0~3도 2) 0~4도 3) 1~5도
4) 0~5도 5) 1~4도

06. 물의 자외선 살균법의 파장은?

1) 0~900Å 2) 900~1800Å 3) 1800~2000Å
4) 2500~2800Å 5) 3000~4000Å

해답 ▸ **1.** 2) **2.** 4) **3.** 2) **4.** 1) **5.** 4) **6.** 4)

07. 생물학적 산소요구량 측정시 온도와 측정시간은?

1) 20℃, 5일간 2) 20℃, 7일간 3) 10℃, 10일간
4) 20℃, 3일간 5) 10℃, 7일간

08. 하수처리 중 호기성 분해방법은?

1) Imhoff tank, 부패조 2) 살수여과법, 활성오니법 3) 산화지법, 부패조
4) 침전법, 염소소독 5) 완속여과, 급속여과

09. 이가 매개하는 감염병은?

1) 페스트 2) 콜레라 3) 발진열
4) 유행성출혈열 5) 발진티푸스

10. 감염병 중 관리하기가 어려운 대상은?

1) 만성전염 환자 2) 건강 보균자 3) 회복기 환자
4) 급성감염병 환자 5) 현성 환자

11. 항문주위에 흰 충체를 발견할 수 있고 소양감을 일으키며 scotch tape로 검사하는 기생충은?

1) 회충 2) 편충 3) 요충 4) 촌충 5) 십이지장충

12. 호흡기계 감염병인 것은?

1) 장티푸스, 폴리오 2) 콜레라, 바이러스성 간염
3) 백일해, 홍역 4) 파라티푸스, 세균성 이질
5) 아메바성 이질, 콜레라

13. 우리나라의 WHO의 가입년도는?

1) 1940년 2) 1942년 3) 1944년 4) 1948년 5) 1949년

해답 ▸ **7.** 1) **8.** 2) **9.** 5) **10.** 2) **11.** 3) **12.** 3) **13.** 4)

14. 모성사망률 산출에 사용하는 분모는?

1) 모성수 2) 전 가임여성 3) 연간 신생아수
4) 연간 출생아수 5) 영아사망수

15. 우리나라의 최초 국세간이조사의 실시년도는?

1) 1900년 2) 1910년 3) 1915년
4) 1920년 5) 1925년

16. 2차성비의 의미는?

1) 출생시 성비 2) 사망시 성비 3) 태아의 성비
4) 현재의 성비 5) 노인의 성비

17. 인구정지형으로 출생률과 사망률이 낮고 14세 이하가 64세 이상 인구의 2배 정도가 되는 인구의 구성형은?

1) 피라미드형 2) 종형 3) 항아리형
4) 기타형 5) 별형

18. 활성 전파체인 것은?

1) 토양 2) 곤충 3) 우유
4) 의복 5) 개달물

19. 기생충질환과 중간숙주의 연결이 옳은 것은?

1) 간흡충 – 소 2) 유구조충 – 돼지 3) 말라리아 – 개달물
4) 회충 – 고양이 5) 무구조충 – 채소

20. 3대 직업성 질환에 해당하는 것은?

1) 백내장 2) 파상풍 3) 납중독
4) 열쇠약 5) 잠함병

해답 ▸ **14.** 4) **15.** 5) **16.** 1) **17.** 2) **18.** 2) **19.** 2) **20.** 3)

연습문제 6

01. 이조시대의 일반행정을 담당한 부서는?

1) 혜민서　2) 활인서　3) 상약국　4) 태의감　5) 전의감

02. 질병의 적극적인 예방의학 단계에 속하는 것은?

1) 즉시치료　2) 기능상실 방지　3) 환경위생관리
4) 재 활　5) 사후진료

03. 야채를 요리할 때 파괴되기 쉬운 비타민은?

1) 비타민 A　2) 비타민 B　3) 비타민 C
4) 비타민 D　5) 비타민 E

04. 표준상태에서 정상 건조공기의 산소 백분율은?

1) 10%　2) 13%　3) 17%　4) 21%　5) 25%

05. 산업재해로 인한 근로손실일수를 계산하는 재해지표는?

1) 건수율　2) 도수율　3) 강도율　4) 중독률　5) 이환율

06. 숙주의 저항력이 커서 방어 능력이 있는 상태를 말하는 것은?

1) 이환　2) 면역　3) 감수성　4) 현성감염　5) 불현성감염

07. 리켓치아가 원인이 되는 질환인 것은?

1) 소아마비　2) 두창　3) 발진열　4) 일본뇌염　5) 유행성간염

08. 농작물 및 산림 등의 식물에 큰 피해를 주는 것은?

1) SO_2　2) CO_2　3) NO_2　4) CH　5) CO

해답 ▸ **1.** 5)　**2.** 3)　**3.** 3)　**4.** 4)　**5.** 3)　**6.** 2)　**7.** 3)　**8.** 1)

09. 활성오니법에 대한 설명으로 옳은 것은?

1) 높은 수압이 필요하다.
2) 파리의 발생과 악취가 발생하기 쉽다.
3) 수량이 갑자기 변해도 조치가 가능하다.
4) 침전실과 오니소화실로 구분된 혐기성 처리법이다.
5) 충분한 산소를 공급하고 호기성균이 풍부한 활성오니를 이용하는 방법이다.

10. 제1급 법정감염병의 신고 시기는?

1) 즉시　2) 3시간 이내　3) 12시간 이내
4) 24시간 이내　5) 7일 이내

11. BCG접종 후 면역획득 여부를 알기 위하여 다시 tuberculin 반응검사를 할 시기는?

1) 약 6개월 후　2) 약 1년 후　3) 약 2년 후
4) 약 3년 후　5) 약 4년 후

12. 환자와 접촉한 자 중에서 이환된 자의 비율을 표시하는 것은?

1) 발생률　2) 2차 발병률　3) 이환율　4) 유병률　5) 치명률

13. 우리나라 건강보험의 성격인 것은?

1) 공적부조이다.　2) 사회보험이다.
3) 선택 가입 성격이다.　4) 가입자만 대상이다.
5) 조세로 운영된다.

14. 0~14세 인구가 50세 이상 인구의 2배를 넘지 못하며 사망률이 낮고 정체적이지만 출생률이 사망률보다 더욱 낮아 인구가 감퇴하는 인구 구조형은?

1) 피라미드형　2) 종형　3) 항아리형　4) 별형　5) 호로형

15. 담수 중에 있는 게가 중간숙주인 기생충질환은?

1) 폐흡충증　2) 간흡충증　3) 십이지장충　4) 회충증　5) 요충증

해답 ▸ **9.** 5)　**10.** 1)　**11.** 1)　**12.** 2)　**13.** 2)　**14.** 3)　**15.** 1)

16. 모성사망률 산출에 사용하는 분모는?

1) 전 여성수
2) 전 가임부수
3) 연간 출생아수
4) 연간 사망자수
5) 연간 모성사망자수

17. WHO의 지역사무소 중 우리나라가 속한 곳은?

1) 동지중해 지역
2) 동남아시아 지역
3) 서태평양 지역
4) 서남아시아 지역
5) 범미주 지역

18. 무포자균을 빨리 살균할 수 있으며 자극성이 적어서 구내염, 입안세척, 상처소독 등에 많이 사용하는 것은?

1) 역성비누
2) 과산화수소
3) 생석회
4) 석탄산
5) 알코올

해답 ▸ 16. 3) 17. 3) 18. 2)

연습문제 7

01. 5단계 질병 자연사에 있어서 제 1단계 예방의 대상이 되는 시기는?

1) 불현성 감염기
2) 회복기
3) 비 병원성기
4) 발현성 질환기
5) 초기 병원성기

02. 공중보건 사업은 누구를 대상으로 하는가?

1) 지역사회의 모든 환자를 대상으로 한다.
2) 저소득층과 저학력층을 대상으로 한다.
3) 저소득층의 영세민을 대상으로 한다.
4) 지역사회의 전체주민을 대상으로 한다.
5) 비위생적 생활 습관자를 대상으로 한다.

03. 민물고기가 중간숙주인 것은?

1) 갈고리촌충, 간흡충
2) 민촌충, 폐흡충
3) 광절열두조충, 간흡충
4) 갈고리촌충, 폐흡충
5) 민촌충, 간흡충

04. 역학연구에 있어서 전향성연구의 장점은?

1) 빠른 시일에 결론을 얻는다.
2) 대상자의 수가 적게 든다.
3) 비교적 비용이 적게 든다.
4) 희귀한 질병조사에 적합하다.
5) 상대위험도와 발병률을 알 수 있다.

05. 발생률(발병률)에 대한 설명으로 옳은 것은?

1) 모든 환자수와 인구와의 비교
2) 특정한 환자수와 그 지역의 인구와의 비교
3) 일정한 기간의 특정환자수와 그 기간의 모든 인구와의 비교
4) 일정한 기간의 질병에 의한 사망자수와 그 지역의 인구와의 비교
5) 일정한 기간의 특정환자수와 그 원인에 노출되었던 인구와의 비교

해답 ▸ **1.** 3) **2.** 4) **3.** 3) **4.** 5) **5.** 3)

06. 결핵환자를 발견하기 위한 최초의 검사방법은?

1) BCG 검사 2) 투베르쿨린반응검사 3) Lepromin검사
4) 척수액 검사 5) 보체결합검사

07. 환경위생의 개선으로 감염병 관리의 효과를 크게 할 수 있는 질환은?

1) 결핵 2) 말라리아 3) 홍역
4) 장티푸스 5) 인플루엔자

08. 우리나라에서 시행하는 기초생활보장 수급자 등의 의료 문제를 해결하기 위한 제도로 옳은 것은?

1) 사회보험 2) 의료급여 3) 연금보험
4) 사회복지서비스 5) 기초노령연금

09. [농어촌 주민을 위한 특별조치법]에 의하여 의료취약지역에 설치하는 것은?

1) 종합병원 2) 보건소 3) 보건지소
4) 보건진료소 5) 모자보건센터

10. 보건복지부에서 우리나라의 결핵환자가 전 인구의 2.2%라고 하였다면 이는 무엇을 의미하는가?

1) 결핵발생률 2) 결핵유병률 3) 결핵발병률
4) 결핵치명률 5) 결핵치유율

11. 인구의 자연증가율이란?

1) 연말인구 – 연초인구 2) 조출생률 – 조사망률
3) 전입률 – 전출률 4) 사회증가율 – 인구증가율
5) 연초인구 – 현재인구

해답 ▸ **6.** 2) **7.** 4) **8.** 2) **9.** 4) **10.** 2) **11.** 2)

12. 실내공기오염의 지표가 되는 것은?

1) CO_2 2) CO 3) NO_2
4) NO_3 5) O_2

13. 전 세계적으로 공해 진정건수가 많은 것은?

1) 공장폐수 2) 매연 3) 진동
4) 소음 5) 하수

14. 동물성 식중독 원인물질은?

1) 아미그달린 2) 고씨폴 3) 무스카린
4) 솔라닌 5) 테트로도톡신

15. 내연기관의 배기 중 발암성물질은?

1) 3, 4 Benzophren 2) Formadehydes 3) Benzone
4) Sulfur dioxide 5) Ozone

16. 파리와 모기의 구제법으로 기본이 되는 것은?

1) 성충제거 2) 유충제거 3) 월동 곤충제거
4) 발생원 제거 5) 기계적 제거

17. 고기압 환경에서 발생하는 질환은?

1) 항공병 2) 고산병 3) 군집독
4) 산소중독 5) 잠함병

해답 ▸ **12.** 1) **13.** 4) **14.** 5) **15.** 1) **16.** 4) **17.** 5)

연습문제 8

01. 공중보건학의 발전단계는?

1) 여명기 – 중세기 – 확립기 – 발전기 – 고대기
2) 여명기 – 확립기 – 중세기 – 발전기 – 고대기
3) 고대기 – 중세기 – 여명기 – 확립기 – 발전기
4) 고대기 – 중세기 – 여명기 – 발전기 – 확립기
5) 고대기 – 여명기 – 중세기 – 확립기 – 발전기

02. 상부기온이 하부기온보다 높아 공기 이동이 없는 현상은?

1) 기온역전 2) 대류현상 3) 복사열 4) 맑은 날씨 5) 열대야

03. 사회보장제도에서 공적부조에 해당하는 것은?

1) 의료보험 2) 의료보호 3) 사회보장 4) 암보험 5) 자동차보험

04. 평상 시 수도꼭지에서의 유리잔류염소량은?

1) 0.1 mg/ℓ 2) 0.4 mg/ℓ 3) 0.6 mg/ℓ 4) 0.8 mg/ℓ 5) 1.0 mg/ℓ

05. 수질검사시 암모니아성 질소가 검출되었을 때의 위생학적인 의의는?

1) 음료수로써 매우 적합하다.
2) 해안지대의 하수에 의해 영향받고 있는 물질이다.
3) 수중에 용해되어 있는 산소의 양이 포화상태이다.
4) 유기성물질의 오염이 얼마 경과되지 않았고 분변오염을 의심할 수 있다.
5) 수중에 오염원이 될 수 있는 유기물질이. 여러 가지 미생물에 의해 산화분해되어 보다 안정된 물질이다.

06. 독미나리 중독의 원인은?

1) enterotoxin 2) ergotoxin 3) mytilotoxin
4) cicutoxin 5) solanine

해답 ▸ **1.** 3) **2.** 1) **3.** 2) **4.** 1) **5.** 4) **6.** 4)

07. 레이노드현상과 관계있는 것은?

1) 고압작업 2) 진동작업 3) 고열작업 4) 한냉작업 5) 저압작업

08. 우리나라 도시 환경 보건의 주된 문제점으로 옳은 것은?

1) 의료시설 2) 영양관리 3) 모자보건 4) 대기오염 5) 가축방역

09. 감염병이 2~4년 주기로 반복 유행하는 현상은?

1) 불규칙변화 2) 순환변화 3) 계절적변화
4) 장기변화 5) 추세변화

10. 역학과 관련이 <u>없는</u> 것은?

1) 인간 집단 대상 2) 질병의 원인 추정 3) 예방대책 강구
4) 유행병 연구 5) 질병치료

11. 인공능동면역이 가능한 것은?

1) 식중독 2) 이질 3) 파상풍 4) 임질 5) 말라리아

12. 연결이 옳은 것은?

1) 이 – 발진티푸스 2) 파리– 말라리아 3) 모기 – 유행성출혈열
4) 쥐 – 뎅기열 5) 진드기 – 일본뇌염

13. 보건소는 보건행정의 어느 계층에 해당하는가?

1) 보건사업의 기획 2) 보건사업의 수행 3) 보건사업의 감독
4) 보건사업의 정책수립 5) 보건사업의 평가

14. 인구가 증가하고 있는 사회에서의 인구 구성형태는?

1) 호로형 2) 별형 3) 항아리형 4) 피라미드형 5) 종형

해답 ▸ **7.** 2) **8.** 4) **9.** 2) **10.** 5) **11.** 3) **12.** 1) **13.** 2) **14.** 4)

15. 그 지역의 보건수준을 평가하는 자료로 주로 활용되는 것은?

1) 영아사망률 2) 모성사망률 3) 신생아사망률
4) 초생아사망률 5) 노인사망률

16. 공장폐수의 오염지표로 활용되는 것은?

1) 생화학적 산소요구량 2) 산소요구량 3) 용존산소
4) 화학적 산소요구량 5) 부유물질

17. 산소부족으로 인한 질병으로 올바른 것은?

1) 앵무병 2) 열중증 3) 규폐증
4) 고산증 5) 잠함병

해답 ▸ **15.** 1) **16.** 4) **17.** 4)

연습문제 9

01. Winslow의 공중보건의 정의로 옳은 것은?

1) 질병예방, 건강증진, 사회안정
2) 질병예방, 건강증진, 질병치료
3) 질병예방, 건강증진, 생명연장
4) 질병예방, 건강증진, 사회복귀
5) 질병예방, 건강회복, 질병치료

02. 쇠고기를 섭취했을 때 감염될 수 있는 기생충은?

1) 유구조충
2) 무구조충
3) 선모충
4) 간흡충
5) 폐흡충

03. 농약에 의해 체내에 축적되는 성분은?

1) 수은
2) 납
3) 비소
4) 카드뮴
5) 철

04. Donor(생명선)의 파장(Å)은?

1) 2900~3200
2) 3200~3500
3) 3500~4000
4) 4000~4500
5) 4500 이상

05. 기술역학과 관련이 있는 것은?

1) 전향성 조사
2) 후향성 검사
3) 코호트 조사
4) 가설 설정
5) 상관관계 조사

06. 쾌적습도의 범위는?

1) 60~70%
2) 70~80%
3) 80~90%
4) 90~100%
5) 100% 이상

해답 ▸ **1.** 3) **2.** 2) **3.** 1) **4.** 1) **5.** 4) **6.** 1)

07. 수인성감염병에 대한 설명으로 옳은 것은?

1) 발병양상이 전국적이다.
2) 급수지역에 국한된다.
3) 치명률과 발병률이 낮다.
4) 환자발생이 폭발적이지 않다.
5) 2차감염이 비교적 크다.

08. 공중보건의 내용으로 옳은 것은?

1) 신체재활
2) 고통경감
3) 건강회복
4) 질병치료
5) 질병 원인 규명

09. 신 맬서스 이론에 적당한 것은?

1) 피임
2) 순결
3) 낙태
4) 분만
5) 성의 도덕적 억제

10. DPT 접종은?

1) 인공수동면역
2) 인공능동면역
3) 자연수동면역
4) 자연능동면역
5) 정답 없음

11. dB이 의미하는 것은?

1) 음의 높이
2) 음의 파장
3) 음의 질
4) 음의 강도
5) 음의 크기

12. 임상적 증상이 없는 감염 상태인 것은?

1) 현성감염
2) 불현성감염
3) 혼합감염
4) 중감염
5) 자가감염

13. 보건행정 과정 중 먼저 해야 할 것은?

1) 그 지역의 현황과 문제점 파악
2) 예산확보
3) 계획 수립과 교육
4) 계획의 중간평가
5) 보건소장의 지역순찰

해답 ▸ **7.** 2) **8.** 5) **9.** 1) **10.** 2) **11.** 4) **12.** 2) **13.** 1)

14. 전리방사선에 대한 대책으로 사람에 대한 최대허용 반치사선량은?

1) 100 cGy
2) 200 cGy
3) 300 cGy
4) 400 cGy
5) 500 cGy

15. 수년을 주기로 발생하는 감염병 유행은?

1) 추세적 변화
2) 장기적 변화
3) 계절적 변화
4) 불규칙 변화
5) 순환 변화

16. 건강보험의 제외 대상으로 옳은 것은?

1) 사망
2) 고의적 사고
3) 질병
4) 분만
5) 치료

17. 군집독을 예방하기 위한 방법은?

1) 환기
2) 배수
3) 공기차단
4) 살수
5) 소독

해답 ▸ **14.** 4) **15.** 5) **16.** 2) **17.** 1)

연습문제 10

01. 공중보건학의 역사에서 나쁜 공기가 질병을 옮긴다는 개념은?

1) 신벌설　2) 장기설　3) 죄악설
4) 4액체설　5) 인종설

02. 포괄적의료(comprehensive medical care)에 대한 설명으로 옳은 것은?

1) 종합병원에서 종합적인 의료를 베푸는 것이다.
2) 의료전달체계에 의한 효율적 운영방법의 의료이다.
3) 예방의학과 치료의학을 포함한 종합적인 의료이다.
4) 급성 및 만성의 모든 질병을 치료하는 의료이다.
5) 의료관계인 전체가 종합적으로 베푸는 의료이다.

03. 광부들에게 많이 발생하는 직업병은?

1) 규폐증　2) 면폐증　3) 석면폐증
4) 결핵　5) 열중증

04. 하수처리에서 활성오니법의 작용으로 옳은 것은?

1) 유기성 오염물질의 희석작용　2) 고형 오염물질의 침전작용
3) 호기성세균에 의한 산화작용　4) 혐기성세균에 의한 부패작용
5) 화학적작용에 의한 산화작용

05. 식품과 독성의 연결이 옳은 것은?

1) 복어 – Tetrodotoxin　2) 맥각 – Venerupin
3) 버섯 – Saxitoxin　4) 바지락 – Ergotoxin
5) 홍합 – Solanine

해답 ▸ **1.** 2)　**2.** 3)　**3.** 1)　**4.** 3)　**5.** 1)

06. 음료수의 수질검사에서 대장균의 MPN 100이 의미하는 것은?

1) 물 1ml중에 대장균이 100일 가능성이 가장 크다.
2) 물 10ml중에 총균수가 100일 가능성이 가장 크다.
3) 물 10ml중에 대장균이 100일 가능성이 가장 크다.
4) 물 100ml중에 대장균이 100일 가능성이 가장 크다.
5) 물 100ml중에 총균수가 100일 가능성이 가장 크다.

07. 우리나라 상수도의 소독법으로 많이 이용하는 것은?

1) 열 소독법 2) 오존 소독법 3) 자외선 조사법
4) 염소 소독법 5) 과망간산 소독법

08. 중독성 물질이 인체에 침입하면 증상이 심각하고 빠르게 나타나는 경로는?

1) 피부 2) 호흡기 3) 소화기 4) 비뇨기 5) 점막

09. 질병의 자연사에 있어서 5단계 예방대책 중 불현성 감염을 조기에 발견하기 위한 대책은?

1) 환경개선 2) 재활의학 3) 집단검진 4) 예방접종 5) 환자치료

10. BCG 접종 후 얻게 되는 면역은?

1) 자연능동면역 2) 자연수동면역 3) 인공능동면역
4) 인공수동면역 5) 자연종합면역

11. 환자의 격리가 감염병관리상 절대적인 방법이 되지 못하는 이유로 옳은 것은?

1) 환자의 발생수가 적기 때문이다.
2) 발병자는 감염력이 있기 때문이다.
3) 환자의 감별이 곤란하기 때문이다.
4) 감염력이 발생 전부터 있기 때문이다.
5) 격리 후에는 발병력이 감소하기 때문이다.

해답 ▸ **6.** 4) **7.** 4) **8.** 2) **9.** 3) **10.** 3) **11.** 4)

12. 감염병 관리가 어려운 대상자는?

1) 건강보균자
2) 회복기보균자
3) 만성 감염병 환자
4) 급성 감염병 환자
5) 현성환자

13. 현재의 건강한 인구집단을 대상으로 향후 추적해 가면서 비교분석하는 역학방법은?

1) 관찰역학
2) 환자·대조군조사
3) 전향성조사
4) 후향성조사
5) 횡단면조사

14. 영아사망률 계산시 분모에 해당하는 것은?

1) 영아총수
2) 연간 영아사망수
3) 연간 출생아수
4) 연 중앙인구
5) 해당 연령의 인구

15. 인구의 자연증가율이란?

1) 연말인구 – 연초인구
2) 조출생률 – 조사망률
3) 전입률 – 전출률
4) 사회증가율 – 인구증가율
5) 연말인구 – 중앙인구

16. 보건소는 보건행정의 어느 계층에 속하는가?

1) 보건사업의 수행
2) 보건사업의 기획
3) 보건사업의 감독
4) 보건사업의 정책수립
5) 보건사업의 평가

17. 공공부조와 관련된 개념으로 옳은 것은?

1) 보험료 납부
2) 임의 가입
3) 4대 보험
4) 사회 최저
5) 모든 사람 대상

해답 ▸ 12. 1) 13. 3) 14. 3) 15. 2) 16. 1) 17. 4)

부록 모의고사

제1회

01. 공중보건학의 개념에 대한 설명으로 옳은 것은?

1) F.G. Clark의 질병발생 삼원론(三元論)은 병인, 전파, 환경이다.
2) 조직적인 지역사회의 노력으로 질병을 치료(완치)하는 개념이다.
3) Alma-Ata(1978)선언의 의미는 일차보건의료에 대한 실천 결의이다.
4) 공중보건학(public health)의 대상에서 최소단위는 개인 및 가정이다.
5) 보건학의 과제 중 3P란 고통(pain), 오염(pollution), 빈곤(poverty)이다.

02. 역학(epidemiology)에 대한 설명으로 옳은 것은?

1) Goldberger는 펠라그라(pellagra)의 원인을 규명하였다.
2) 범발적 유행(pandemic)이란 일부 한정된 지역의 질병발생이다.
3) 단면적 연구(cross sectional study)는 시간과 경비가 많이 든다.
4) 분석역학(analytical epidemiology)은 실험적 제1단계 역학이다.
5) 추세변화(secular change)란 계절적 변화이며 단기적 변화이다.

03. 인구에 대한 설명으로 옳은 것은?

1) 생물학적인 출생과 사망은 개방인구이다.
2) 말더스주의(Malthus)는 인구증가 이론이다.
3) 태아의 성비(sex ratio)를 제1차 성비라 한다.
4) 피라미드형(pyramid form)은 출생률이 낮고 사망률은 높다.
5) 순재생산율(net reproduction rate) 1.0 이상은 인구감소이다.

04. 감염병의 병원체(causative agent)가 바이러스(virus)인 것은?

1) 콜레라, 결핵
2) 백일해, 페스트
3) 디프테리아, 한센병
4) 코로나-19(COVID-19), 홍역
5) 발진열, 쯔쯔가무시증(양충병)

05. 동물병원소(animal reservoir)의 연결이 옳은 것은?

1) 쥐 – 탄저
2) 소 – 페스트
3) 개 – 발진열
4) 돼지 – 살모넬라증
5) 고양이 – 일본뇌염

06. 사회보장시스템 중 공공부조(public assistance)에 대한 설명으로 옳은 것은?

1) 재원은 개인과 국가가 균등하게 부담한다.
2) 최소한의 보험료에 의한 의료보험제도이다.
3) 국가최대(national maximum)원칙이 적용된다.
4) 일종의 사회부조(social assistance)시스템이다.
5) 의료보험, 공무원연금, 국민연금 등이 포함된다.

07. 풍진에 대한 설명으로 옳은 것은?

1) 제1급감염병으로 관리된다.
2) 소화기계감염병의 일종이다.
3) 병원체는 세균성(bacteria)이다.
4) 태아의 선천성 기형을 유발할 수 있다.
5) DPT로 예방접종하여 영구면역을 얻는다.

08. 간흡충증(간디스토마)의 제2중간 숙주는?

1) 게
2) 가재
3) 참붕어
4) 쇠우렁
5) 물벼룩

09. 무구조충(beef tapeworm, 민촌충)을 감염시키는 것은?

1) 어류
2) 어패류
3) 양고기
4) 쇠고기
5) 돼지고기

10. 불쾌지수(discomfort index: DI)산출에 포함되는 것은?

1) 습도
2) 오존
3) 자외선
4) 복사선
5) 일산화탄소

11. 염소요구량과 잔류염소에 대한 설명이 옳은 것은?

1) 잔류염소의 극대점(최상위점)을 불연속점(break point)이라한다.
2) 결합잔류염소는 차아염소산(HOCL)과 차아염소산 이온(OCL^-)의 형태로 존재한다.
3) 유리잔류 염소는 염소가 암모니아성 질소 등과 반응하여 chloramine 등의 염소 화합물로 존재한다.
4) 불연속점까지의 주입염소량을 염소요구량이라 하며 불연속점 이상 주입하여 소독하는 것을 불연속점처리라 한다.
5) 수도꼭지에서의 유리잔류염소 농도는 10 mg/L 이상이며, 병원성미생물 등에 오염 가능 경우에는 40 mg/L 이상이다.

12. 소독제의 살균력을 비교하기 위한 것은?

1) 승홍계수
2) 석탄산계수
3) 알코올계수
4) 염소량계수
5) 표백분계수

13. 기온역전(temperature inversion)에 대한 설명으로 옳은 것은?

1) 대기오염이 약해지는 기상조건이다.
2) 상층기온이 하층기온보다 낮아진다.
3) 대기는 고요한(안정) 상태가 지속된다.
4) 공기의 순환(확산)이 강하게 일어난다.
5) 대기 오염물질이 수직으로 빠르게 확산된다.

14. 생명표(life table)에 포함되는 것만 나열한 것은?

1) 순재산율, 생존율, 사망률, 영아사망률
2) 생존수, 사망수, 생존율, 비례사망지수
3) 총재생산율, 생존확률, 비례사망지수, 평균여명
4) 총재생산율, 비례사망지수, 사망률, 평균여명
5) 사망확률, 생존확률, 생존자수, 사망자수, 정지인구, 기대여명

15. 고령인구에 대한 UN의 정의는 전체인구 중 몇 세 이상의 인구비율을 말하는가?

1) 50 2) 55 3) 60 4) 65 5) 70

16. 다음 설명이 옳은 것은?

1) 모성사망률에는 임신, 출산, 감염병 사망이 포함된다.
2) 발병률 공식의 분자는 식중독이나 감염병 등 위험에 폭로된 인구수이다.
3) 영아사망률은 국가나 지역사회의 보건수준을 잘 나타내는 대표적인 보건지표이다.
4) 유병률은 현시점에서 특별한 건강 문제가 없는 사람의 수이며 분모는 전체인구 수이다.
5) 발생률은 과거에 발생한 환자수를 그 지역의 인구로 나눈 것으로 인구에 대한 정태통계이다.

17. 감염병과 병원체의 연결이 옳은 것은?

1) 결핵 – 세균 2) 홍역 – 세균 3) 나병 – 바이러스
4) 콜레라 – 바이러스 5) 인플루엔자 – 리케치아

18. 미나마타병(Minamata disease)의 원인 물질은?

1) 납 2) 수은 3) 질소
4) 염산 5) 카드뮴

19. 수질오염지표에 대한 설명으로 옳은 것은?

1) 수소이온농도(pH)는 1.6~1.8 이상이어야 어류의 생존에 적합하다.
2) 용존산소(DO)는 물에 녹아 있는 산소농도이며 ppm으로 나타낸다.
3) 생물화학적 산소요구량(BOD)이 높다는 것은 수질오염이 낮은 것이다.
4) 화학적 산소요구량(COD)은 20℃에서 5일간 반복적으로 측정해야 한다.
5) 과망간산칼륨($KMnO_4$)의 소비량이 많으면 유기물의 오염이 적은 것이다.

20. 생물테러감염병 또는 치명률이 높거나 집단 발생 우려가 커서 발생 또는 유행 즉시 신고하고 음압격리가 필요한 감염병은?

1) 탄저 2) 콜레라 3) 장티푸스
4) 파라티푸스 5) 세균성이질

제2회

01. 공중보건학의 최소 단위는?

1) 개인 2) 가정 3) 관공서
4) 초등학교 5) 지역주민

02. 성비(sex ratio)에 대한 설명이 옳은 것은?

1) 남자100명에 대한 여자 인구비이다.
2) 태아(fetus)성비를 2차 성비라 한다.
3) 출생시의 성비(2차성비)는 여자가 많다.
4) 폐쇄인구는 성비가 같거나 여자가 많다.
5) 65세 이상의 노년인구에서는 남자가 많다.

03. 다음과 같은 인구 구성은?

이상적인 형태로 인구정지형이며 출생률과 사망률이 낮고 14세 이하 인구가 65세 이상 인구의 2배인 인구구성.

1) 별형(star form) 2) 종형(bell form) 3) 항아리형(pot form)
4) 기타형(guitar form) 5) 피라미드형(pyramid form)

04. 질병발생의 역학적 인자를 병원체요인, 숙주요인, 환경요인 등의 상호 관계로 설명한 학설은?

1) 삼각형 모형설 2) 다원적 모형설 3) 거미줄 모형설
4) 마름모 모형설 5) 수레바퀴 모형설

05. 역학 연구방법에서 질병발생의 원인이 될 수 있다고 생각되는 동일한 특성의 집단을 대상으로 하는 연구는?

1) 코호트연구 2) 단면조사연구 3) 전수조사연구
4) 지역조사연구 5) 환자 대조군연구

06. 모체로부터 태반(placenta)이나 수유를 통해 수직적으로 얻어지는 면역(immunity)과 관계있는 것은?

1) 자연능동면역 2) 인공능동면역 3) 자연수동면역
4) 인공수동면역 5) 일반(보통)면역

07. 제2급감염병인 것은?

1) 홍역 2) 파상풍 3) B형간염
4) 일본뇌염 5) 말라리아

08. 폐흡충증(paragonimiasis)의 제1 중간숙주는?

1) 연어 2) 쇠우렁 3) 다슬기
4) 참붕어 5) 물벼룩

09. UN이 정의하는 고령사회(aged society)는 전체인구 중 65세 인구가 얼마인가?

1) 7% 미만 2) 7~14% 3) 14~20%
4) 20~26% 5) 30% 이상

10. 일교차가 크고 여름에는 저기압과 고온이 형성되며 겨울에는 맑은 날이 많은 기후는?

1) 해양성 2) 사막성 3) 산악성
4) 대륙성 5) 산림성

11. 중자외선인 생명선(Dorno-ray: vital ray)의 파장범위는?

1) 2,800-3,200 Å 2) 3,800-4,200 Å 3) 4,800-5,200 Å
4) 5,800-6,400 Å 5) 6,800-7,200 Å

12. 기초대사량(basal metabolism)에 대한 설명이 옳은 것은?

1) 기온 20℃에서 최대를 나타냄
2) 남성은 체중 1 kg당 1시간에 10 kcal를 소모
3) 체중 70 kg인 남성의 경우 하루에 168 kcal가 필요
4) 생물체가 생명을 유지하는데 필요한 최대한의 에너지량
5) 개인의 신진대사율이나 근육량 등 신체적인 요소에 따라 다름

13. 물의 염소소독처리에서 결합잔류염소의 최하강점은?

1) 부활점 2) 불연속점 3) 염소요구량점
4) 표백분 작용점 5) 유리잔류염소점

14. 파스퇴르(Pasteur)에 의해 고안되었으며 61~63℃에서 30분간 가열하여 아포를 형성하지 않는 세균을 사멸하는 것은?

1) 자비소독 2) 저온살균법 3) 간헐멸균법
4) 고압증기멸균법 5) 초고온순간멸균법

15. 감염형 식중독(food poisoning)으로만 나열된 것은?

1) 살모넬라균, 병원성대장균, 장염비브리오균
2) 포도상구균, 클로스트리움 보툴리누스균, 웰치균, 세레우스균
3) 포도상구균, 병원성대장균, 웰치균, 클로스트리움 보툴리누스균
4) 살모넬라균, 병원성대장균, 포도상구균, 클로스트리움 보툴리누스균
5) 살모넬라균, 장염비브리오균, 클로스트리움 보툴리누스균, 세레우스균

16. WHO에 대한 설명으로 옳은 것은?

1) WTO의 보건의료 전문기관이다.
2) 본부는 미국의 뉴욕(New York)에 있다.
3) 전 세계에 12개의 지역사무소를 운영한다.
4) 우리나라는 동남아시아지역에 소속되어있다.
5) 목적은 전 인류가 최고의 건강수준에 도달하는 것이다.

17. 폐흡충(lung fluke)의 전파과정에서 인체감염형인 피낭유충은?

1) Redia 2) Cercaria 3) Sporocyst
4) Meta cercaria 5) Daughter redia

18. 모성사망률에 포함되는 것은?

1) 감염병 2) 산욕열 3) 교통사고
4) 산재사망 5) 보통사망

19. 다음 중 지구온난화에 가장 크게 영향을 미치는 물질은?

1) 인 2) 질소 4) 수소
4) 헬륨 5) 이산화탄소

20. 단백질부족의 전형적인 질환은?

1) 괴혈병(scurvy) 2) 구루병(rickets) 3) 각기병(beriberi)
4) 펠라그라(pellagra) 5) 콰시오커(kwashiorkor)

제3회

01. 다음과 같은 건강의 정의를 내린 곳은?

> '건강이란 단순히 질병이 없고 허약하지 않은 상태만을 의미하는 것이 아니라 육체적 정신적 건강과 사회적 안녕이 완전한 상태'이다.

1) OECD
2) UNICEF
3) 세계보건기구
4) 범미보건기구
5) 국제공중보건처

02. 환경보건에 대한 설명으로 옳은 것은?

1) 쾌적한 습도는 14~17%이다.
2) 보건적 실내온도는 28±2℃이다.
3) 기온은 ℃ = 9/5(℉−32)의 관계이다.
4) 쾌적한 실내기류는 1.2~1.3 m/sec이다.
5) 불쾌지수(DI)는 고온다습에서 높아진다.

03. 기생충관리에 대한 설명으로 옳은 것은?

1) 질트리코모나스(trichomonas vaginalis)는 질의 흡충류기생충이다.
2) 아니사키스증(anisakiasis)의 인체감염 경로는 돼지고기를 생식하는 경우이다.
3) 말레이사상충증(filariasis)은 림프조직에 기생하면서 부종(edema)을 유발한다.
4) 흡충류(trematoda) 기생충란이 부화한 최초의 유충을 metacercaria라고 한다.
5) 폐흡충증(paragonimiasis)의 제2중간숙주는 참붕어 및 잉어, 모래무지 등이다.

04. 수중에서 생물이 생존하는데 필요한 생물화학적 산소요구량(BOD)은 얼마 이하인가?

1) 5 ppm
2) 10 ppm
3) 15 ppm
4) 20 ppm
5) 25 ppm

05. 최확수법(most probable number: MPN)이란?

1) 탁도 측정법
2) 잔류불소 측정법
3) 용존산소 검사법
4) 대장균군 검사법
5) 냄새 및 색도 검사법

06. 이타이이타이병(Itai Itai disease)과 관계있는 물질은?

1) 납　　2) 수은　　3) 알코올
4) 알미늄　　5) 카드뮴

07. 레이노드병(Raynaud disease)과 관계있는 것은?

1) 소음　　2) 대기오염　　3) 국소진동
4) 황사현상　　5) 중금속 중독

08. 테트로도톡신(tetrodotoxin)과 관계있는 동물성 자연독에 의한 식중독은?

1) 복어　　2) 감자　　3) 미나리
4) 독버섯　　5) 조개류

09. 산업재해 발생상황을 파악하기 위한 표준적인 지표이며 연 근로시간 당 재해발생건수를 의미하는 것은?

1) 건수율　　2) 도수율　　3) 강도율
4) 발병률　　5) 재해일수율

10. 분석역학(analytic epidemiology) 연구방법 중 동일한 특성을 지닌 인구집단을 대상으로 한 연구는?

1) 코호트 연구(cohort study)
2) 단면적 연구(cross sectional study)
3) 전수조사 연구(total sampling study)
4) 환자군-대조군 연구(case-control study)
5) 후향성 코호트 연구(retrospective cohort study)

11. 소화기계통(digestive system)의 감염병은?

1) 홍역, 백일해　　2) 풍진, 디프테리아
3) 백일해, 유행성이하선염　　4) 장티푸스, 폴리오(소아마비)
5) 중증급성호흡기증후군, 두창

12. MMR 혼합백신과 관계있는 것은?

1) 일본뇌염, 결핵, 파상풍
2) 폴리오, 말라리아, 공수병
3) 디프테리아, 파상풍, 백일해
4) 홍역, 유행성이하선염(볼거리), 풍진
5) 신증후군출혈열, 백일해, 렙토스피라증

13. 절족동물 매개 감염병은?

1) 폴리오(poliomyelitis)
2) 디프테리아(diphtheria)
3) 유행성이하선염(mumps)
4) 장티푸스(typhoid fever)
5) 쯔쯔가무시병(Tsu-tsugamushi)

14. 감염병예방법 제2조제11호에 따른 인수공통감염병은?

1) 백일해
2) 폴리오
3) 일본뇌염
4) 장티푸스
5) 세균성이질

15. 보건행정의 관리과정 중 Gulick이 설명한 POSDCoRB에서 S의 내용은?

1) 기획
2) 인사
3) 예산
4) 집행
5) 감독

16. 우리나라의 국세조사(national census)에 대한 설명으로 옳은 것은?

1) 10년마다 실시
2) 기준일은1월1일
3) 전수조사(全數調査)
4) 행정안전부에서 담당
5) 인구동태(movement of population)조사

17. 공중보건 발전사의 확립기에서 근로자질병보호법(1883)을 제정하여 사회보장의 기틀을 마련한 사람은?

1) Robert Koch
2) Louis Pasteur
3) Edward Jenner
4) Otto Von Bismark
5) Bernardio Ramazzini

18. 다음 설명으로 옳은 것은?

1) 발병률(attack rate)의 분모는 지역전체인구이다.
2) α-index가 1에 가까우면 보건수준이 낮은 것이다.
3) 모성사망률은 임신 중 감염병에 의한 사망을 포함한다.
4) 비례사망지수는 30세 이상의 사망수를 백분율로 표현한다.
5) 신생아사망률의 분자는 생후 28일 미만의 사망아 총수이다.

19. 신체계측에 대한 설명으로 옳은 것은?

1) Kaup 지수는 성인의 비만도 측정에 사용한다.
2) Roher 지수는 110 이상을 비만으로 판정한다.
3) Vervaek 지수 92 이하는 저체중으로 판정한다.
4) Broca에 의한 표준체중은(신장 cm − 100) × 0.9이다.
5) BMI(body mass index)가 10 이상이면 비만으로 판정한다.

20. 감염병예방법 제2조제9호에 따른 생물테러감염병은?

1) 페스트
2) 공수병
3) 일본뇌염
4) 연성하감
5) 콜레라

제4회

01. 다음과 같은 내용과 관계있는 사람은?

가) 조직화된 지역사회의 노력	나) 질병의 예방 및 조기발견
다) 생명의 연장 및 환경위생 향상	라) 신체적, 정신적 효율의 증진

1) Snow
2) Jenner
3) Winslow
4) Chadwick
5) Ramazzini

02. 역학의 코호트(cohort) 연구에서 코호트의 의미는?

1) 현재 치료중인 집단
2) 면역력이 있는 환자군
3) 동일한 특성의 인구집단
4) 현재 질병에 감염된 환자 집단
5) 질병이환 후 항체가 형성된 집단

03. 독감(influenza)이나 AIDS와 같은 질병의 유행 현상은?

1) 순환적(cyclic)
2) 산발적(sporadic)
3) 지방적(endemic)
4) 전국적(epidemic)
5) 범발적(pandemic)

04. 역학연구의 사례로 옳은 것은?

1) Doll – 풍진연구
2) Dorn – 결핵연구
3) Hill – 괴혈병연구
4) John Snow – 장티푸스연구
5) Goldberger – 펠라그라연구

05. 질병의 생물학적 전파에 대한 연결이 옳은 것은?

1) 증식형 – 쯔쯔가무시증, 말라리아
2) 발육형 – 사상충증, 로아사상충증
3) 발육증식형 – 뎅기열, 일본뇌염
4) 배설형 – 쯔쯔가무시증, 록키산홍반열
5) 경란형 – 수면병, 발진티푸스, 페스트

06. 감염병관리에서 모기와 관계있는 감염병은?

1) 발진열, 페스트
2) 풍진, 유행성이하선염
3) 이질, 폴리오, 장티푸스
4) 말라리아, 황열, 일본뇌염
5) 렙토스피라, 신증후군출혈열

07. 기생충의 매개물에 대한 설명으로 옳은 것은?

1) 접촉 – 회충증, 동양모양선충증
2) 어패류 – 편충증, 십이지장충증
3) 육류 – 무구조충증, 유구조충증
4) 토양 – 간흡충증, 요꼬가와흡충증
5) 물, 채소 – 요충증, 트리코모나스

08. 잠함병(caisson disease)과 관계있는 물질은?

1) Ar
2) O_2
3) O_3
4) N_2
5) CO

09. Mills–Reincke현상과 관계있는 것은?

1) 하수 종말처리
2) 불연속점 이론
3) 물의 여과 효과
4) 대장균군 검사법
5) 물의 자외선 소독

10. 정수법 중 완속여과법(slow sand filtration)에 대한 설명으로 옳은 것은?

1) 약품침전법을 이용한다.
2) 물의 탁도가 높을 때 유리하다.
3) 여과시설의 건설비가 적게 든다.
4) 여과속도는 120~150 m/day이다.
5) 세균에 대한 제거율은 98~99%이다.

11. 하수처리에 대한 설명으로 옳은 것은?

1) 오니처리–예비처리–본처리의 순으로 진행된다.
2) Screen 처리는 하수의 오염도를 측정하기 위함이다.
3) 혐기성분해처리법에는 부패조와 임호프탱크법이 있다.
4) 하수의 호기성처리 시에는 메탄가스가 많이 배출된다.
5) 활성오니법(촉진오니법)은 산소공급을 차단하는 방법이다.

12. **방한력의 단위인 1 CLO에 대한 설명으로 옳은 것은?**

1) 기온 12℃ 상태 2) 기습 90% 상태 3) 피부온도 33℃ 유지
4) 기류 30 cm/sec 상태 5) 열의 통풍력 단위

13. **Hanthan virus에 의한 제3급감염병이며 등줄쥐와 등줄쥐에 기생하는 진드기가 전파시키는 질병은?**

1) 페스트(pest)
2) 말라리아(malaria)
3) 발진티푸스(epidemic typhus)
4) 쯔쯔가무시병(tsutsugamushi fever)
5) 신증후군 출혈열(epidemic hemorrhagic fever)

14. **석탄산 계수(phenol coefficient)에 대한 설명으로 옳은 것은?**

1) 석탄산 계수가 낮으면 살균력이 강하다.
2) 소독제의 살균력을 비교 하는데 이용된다.
3) 결핵균주를 이용하여 100℃에서 시험한다.
4) 불안정한 석탄산을 표준으로 시험해야한다.
5) 석탄산 희석배수/소독약의 희석배수로 계산한다.

15. **Leavell과 Clark의 질병에 대한 자연사와 예방단계에서 감염은 되었으나 증상 나타나지 않는 시기는?**

1) 회복기 2) 비병원성기 3) 불현성감염기
4) 발현성감염기 5) 초기병원성기

16. **1일 8시간 또는 주 40시간 작업에서 반복적인 노출을 하여도 작업자가 건강상 영향을 받는 일이 없다고 생각되는 유해물질의 시간적 평균 중량농도는?**

1) TLV-LEL(Lower Explosion Limit)
2) TLV-C(Threshold Limit Value ceiling)
3) TLV-MAC(Maximum Acceptable Concentrate)
4) TLV-TWA(Threshold Limit Value Time Weighted Average)
5) TLV-STEL(Threshold Limit Value Short Term Exposure Limit)

17. **자연독에 의한 식중독의 연결이 옳은 것은?**

1) 감자 – Solanine
2) 복어 – Ergotoxin
3) 맥각 – Tetrodotoxin
4) 홍합(섭조개) – Venerupin
5) 굴, 모시조개(바지락) – Saxitoxin

18. **물리적 환경에 의한 질병의 연결이 옳은 것은?**

1) 저온작업 – 백내장(cataract)
2) 자외선 – 참호족(trench foot)
3) 진동 – 잠함병(caisson disease)
4) 이상고압 – 레이노드병(Raynaud disease)
5) 소음작업 – 생리적 장애(physiological disorder)

19. **레이노(Raynaud) 현상과 관계있는 것은?**

1) 이상기압
2) 고온작업
3) 저온작업
4) 진동작업
5) 분진작업

20. **국가필수예방접종 대상 감염병에 해당하는 것은?**

1) 매독
2) 한센병
3) 폴리오
4) 간흡충증
5) 후천성면역결핍증

제5회

01. 환경위생에 대한 설명으로 옳은 것은?

1) 대륙성기후는 일교차가 적다.
2) Dorno ray의 파장은 1,800~2,200Å이다.
3) DI = 85는 10%의 사람이 불쾌감을 느낀다.
4) 일산화탄소는 헤모글로빈(Hb)과 잘 결합한다.
5) 산소(O_2)의 정상적인 체적백분율은 78.10%이다

02. 실내공기의 오염지표로 이용되는 것은?

1) 질소(N_2)
2) 오존(O_3)
3) 아르곤(Ar)
4) 이산화탄소(CO_2)
5) 일산화 탄소(CO)

03. 환경보전에 대한 설명으로 옳은 것은?

1) 기온역전(temperature inversion)이 일어나면 대기오염은 약화된다.
2) 링겔만비탁표(Ringelmann chart)는 물의 오염을 측정하는 데 이용한다.
3) 미나마타병(Minamata disease)은 납이 지하수를 오염시켜 발생하였다.
4) 대기오염사례 중 미국의 Los Angeles형은 석탄연료가 주요 원인이었다.
5) 가스상 대기 오염물질에는 황산화물, 질소산화물, 일산화탄소 등이 있다.

04. 감염병관리에 대한 설명으로 옳은 것은?

1) 제1급 감염병인 일본뇌염은 세균에 의한 중추신경계 감염 질환이다.
2) 신증후군출혈열은 중국얼룩날개모기(anophles sinensis)가 전파한다.
3) 조류인푸루엔자 인체감염증은 세균성의 중증급성 소화기계 감염병이다.
4) 풍진의 병원체는rubivirus 속의 rubella virus이며 MMR로 예방접종한다.
5) 유행성이하선염의 증상은 구강내 반점(코플릭 반점: Koplik's Spot) 등이다.

05. 질병발생에 대한 가설을 설정하고 가설을 증명하는 2단계 역학은?

1) 기술역학
2) 실험역학
3) 분석역학
4) 이론역학
5) 시간역학

06. 감염병관리에 대한 설명으로 옳은 것은?

1) 일본뇌염의 전파체는 작은빨간집모기이다.
2) 폴리오(소아마비)와 홍역의 병원체는 세균이다.
3) 수두(chicken pox)와 결핵은 제3급 감염병이다.
4) 검역감염병 중 콜레라의 감시기간은 10일(240시간)이다.
5) 중증급성호흡기증후군(SARS)의 주 증상은 저체온증이다.

07. 생물테러감염병 또는 치명률이 높거나 집단 발생 우려가 커서 발생 또는 유행 즉시 신고하고 음압격리가 필요한 감염병은?

1) 콜레라
2) 장티푸스
3) A형간염
4) 파라티푸스
5) 보툴리눔독소증

08. 기생충관리에 대한 설명으로 옳은 것은?

1) 간흡충증(clonorchiasis)의 제2중간 숙주는 쇠우렁이다.
2) 폐흡충증(paragonimiasis)의 제1중간 숙주는 다슬기이다.
3) 아니사키스증(anisakiasis)의 감염은 쇠고기를 생식할 때이다.
4) 무구조충증(taenia saginata)은 일명 갈고리촌충이라고도 한다.
5) 질트리코모나스(trichomonas vaginalis)는 조충류(cestoda)이다.

09. Alma-Ata(1978) 선언과 관계있는 것은?

1) 질병의 치료
2) 환경권 확립
3) 1차 보건의료
4) 대기오염방지
5) 국민연금 제도

10. 인구에 대한 설명으로 옳은 것은?

1) 생물학적인 출생과 사망에 의한 것을 정지형 인구라 한다.
2) 말더스주의(Malthusism)는 인구증가를 위한 인구 이론이다.
3) 출생률과 사망률이 모두 높은 인구 구성은 벨형(bell form)이다.
4) 순 재생산율(net reproduction rate)이 1.0 이하면 인구의 증가를 의미한다.
5) 생명표(life table)에는 사망자수, 생존확률, 평균여명, 정지인구 등이 포함된다.

11. 어린이의 만성 단백질 결핍증은?

1) 괴혈병(scurvy)
2) 각기병(beriberi)
3) 펠라그라(pellagra)
4) 콰시오커(kwashiorkor)
5) 야맹증(night blindness)

12. 감염병의 접촉 감수성지수(susceptibility)가 높은 것부터 나열된 것은?

1) 홍역-백일해-성홍열-디프테리아-폴리오
2) 디프테리아-폴리오-백일해-홍역-성홍열
3) 백일해-성홍열-홍역-폴리오-디프테리아
4) 폴리오-디프테리아-성홍열-백일해-홍역
5) 성홍열-홍역-백일해-폴리오-디프테리아

13. 생물화학적 산소요구량(BOD)에 대한 설명으로 옳은 것은?

1) 30℃에서 2일간 측정한다.
2) 하수 중에 녹아있는 산소량이다.
3) 과망간산 칼륨 등 산화제를 사용한다.
4) 하수오염(수질오염)의 지표로 사용된다.
5) BOD가 높으면 유기물질이 적은 것이다.

14. 재해발생률을 표시하는 방법 중 하나인 도수율의 공식은?

1) 근로손실일수/연근로시간수 ×1,000
2) 재해건수/평균 실근로일수 × 1,000
3) 재해건수/연 근로시간수 × 1,000,000
4) 근로손실 일/연 근로시간 × 1,000,000
5) 손실 작업일수/재해건수 × 1,000,000

15. BCG(Bacillus Calmette-Guerin)접종 후에 형성되는 면역은?

1) 자연영구
2) 자연능동
3) 자연수동
4) 인공능동
5) 인공수동

16. MPN(most probable number)이 100인 경우의 의미는?

1) 물 1 mL 중 일반세균수 100
2) 물 10 mL 중 일반세균수 100
3) 물 100 mL 중 총 세균수 100
4) 물 100 mL 중 대장균수 100
5) 물 1,000 mL 중 대장균수 100

17. 병원체는 Taenia saginata이며 설사와 복통을 호소하고 쇠고기를 생식할 경우 감염되는 기생충 질환은?

1) 아니사키스증(anisakis)
2) 말레이 사상충증(filariasis)
3) 무구조충증(beef tapeworm)
4) 요코가와 흡충증(yokogawa fluke)
5) 이질 아메바증(entamoeba histolytica)

18. Imhoff tank와 관계 깊은 것은?

1) 하수처리
2) 오니처리
3) 상수저장
4) 매연측정
5) 공기순환

19. 사회보장제도 중 공공부조(공적부조)에 해당하는 것은?

1) 종신보험
2) 의료보험
3) 의료보호
4) 재해보호
5) 국민연금

20. 환자 및 불현성 감염자가 병원소이고 경구적으로 전파되며 중추신경계의 마비를 동반하는 감염병으로 혼합형 sabin vaccin을 경구투여하거나 주사용 salk vaccin으로 예방하는 감염병은?

1) 풍진
2) 페스트
3) 폴리오
4) 유행성이하선염
5) 중증급성호흡기증후군

제6회

01. 적정인구론과 관계있는 사람은?

1) 캐넌(Cannan) 2) 클라크(Clark) 3) 플레이스(Place)
4) 맬서스(Malthus) 5) 그라운트(Graunt)

02. 인공능동면역방법 중 생균백신을 사용하는 것은?

1) 결핵(tuberculosis) 2) 백일해(pertussis)
3) 장티푸스(typhoid fever) 4) 파라티푸스(paratyphoid fever)
5) 일본뇌염(Japanese encephalitis)

03. 평균수명이 높은 국가에서 나타나며 인구감소형 구조인 것은?

1) 종형 2) 별형 3) 기타형
4) 항아리형 5) 피라미드형

04. 물의 염소소독에 대한 설명으로 옳은 것은?

1) 결합형 잔류염소가 100이 되는 점을 불연속점이라 한다.
2) 불연속점 염소처리는 불연속점 이하로 염소를 주입한다.
3) 유리잔류염소는 결합형잔류염소보다 소독력이 약해진다.
4) 염소 소독된 물에 세균이 감소되는 것을 부활현상이라 한다.
5) 물의 유기성물질과 염소가 반응하여 생성된 물질을 총트리할로메탄(THMs)이라 한다.

05. 감염병의 병원체가 리케치아(rickettsia)인 것은?

1) 홍역 2) 소아마비 3) 일본뇌염
4) 발진티푸스 5) 후천성면역결핍증(AIDS)

06. 보건행정의 관리과정에서 Gulick이 설명한 POSDCORB 중 B의 의미는?

1) 예산 2) 보고 3) 조정
4) 지휘 5) 기획

07. WHO의 건강에 대한 정의 중 social well-being의 의미는?

1) 사회보장제도가 잘 발달한 상태
2) 의료보험제도가 잘 발달한 상태
3) 공공질서가 확립되어 안전한 상태
4) 개인의 역할을 충실히 할 수 있는 상태
5) 희귀질환 등에 대한 무료치료가 가능한 상태

08. 생리적 기능으로 로돕신(rhodopsin)을 생성하며 성인의 1일 필요량은 700~750 retinol equivalent(RE)인 비타민은?

1) A　　2) B군　　3) C
4) D　　5) E

09. 자외선(ultraviolet ray)중 Dorno선 에 대한 설명이 옳은 것은?

1) 파장은 1,800~3,800Å이다.
2) 인체에 유해한 작용을 한다.
3) 비타민(vitamin) K를 합성한다.
4) 살균작용과 구루병을 예방한다.
5) 신진대사에 대한 억제작용을 한다.

10. 다음 내용과 관계있는 것은?

> '한 여성이 일생 동안 몇 명의 여자아이를 출산하는가를 나타내며, 모성사망을 고려하지 않은 경우'

1) 조출생률　　2) 총재생산율　　3) 순재생산율
4) 합계생산율　　5) 일반출생률

11. 현대적 개념에서의 공중보건학이 추구하는 것은?

1) 포괄적 보건의료　　2) 임상의학의 지원　　3) 암환자 등록사업
4) 개인의 영양관리　　5) 첨단의료기기도입

12. 일교차(diurnal range)가 큰 지역의 순서로 나열된 것은?

1) 해안 〉 내륙 〉 산림
2) 해안 〉 산림 〉 내륙
3) 내륙 〉 해안 〉 산림
4) 내륙 〉 산림 〉 해안
5) 산림 〉 내륙 〉 해안

13. 0.001−1 μm 크기의 미립자이며 납, 산화아연, 산화우라늄 등 대기오염의 입자상 물질은?

1) 흄(fume)
2) 분진(dust)
3) 매연(smoke)
4) 스모그(smog)
5) 미스트(mist)

14. 녹조현상(green tide)과 관계있는 부영양화(eutrophication) 물질로 옳은 것은?

1) 산소
2) 질소
3) 자외선
4) 적외선
5) 일산화탄소

15. 우리나라의 보건소에 대한 설명으로 옳은 것은?

1) 국가운영 3차 진료기관
2) 진료비는 전액 국가가 부담
3) 시, 군, 구에 10개소씩 설치
4) 암전문관리센터의 필수 설치
5) 소장은 의무직 및 보건직 공무원

16. 다음 내용과 관계있는 것은?

> ‘1년간 출생아수와 임신 28주 이상의 태아 사망수에 대한 임신 28주 이상의 태아 사망과 생후 7일 이내의 영아 사망수의 비 즉, 임신 28주 이후의 사산아수 + 생후 7일 이내의 초생아 사망수/출생아수 + 임신 28주 이후의 사산아수 × 1000’

1) 모성사망률
2) 영아사망률
3) 신생아사망률
4) 주산기사망률
5) 비례사망지수

17. 다음은 무엇에 대한 설명인가?

> '하나의 출생 집단이 연령이 증가함에 따라 소멸되어 가는 과정을 나타낸 것으로 사망확률, 생존확률, 생존자 수, 사망자수, 정지인구, 기대여명 등이 포함된다.'

1) 생명표(life-table)
2) 통계표(statistical table)
3) 국세조사(national census)
4) 표본조사(sampling survey)
5) 도수분포(frequency distribution)

18. 비례사망지수(proportional mortality indicator: PMI)는 연간 사망수에 대한 몇 세 이상의 사망수를 백분율로 나타낸 지수인가?

1) 30세
2) 40세
3) 50세
4) 60세
5) 70세

19. Rabies virus와 관계있는 것은?

1) 탄저
2) 공수병
3) 사상충증
4) 렙토스피라증
5) 쯔쯔가무시증

20. 브라질 리우선언(Rio declaration, 1992)의 의미와 관계있는 것은?

1) 유네스코(UNESCO) 세계문화유산 등록
2) 환경적으로 건전하고 지속 가능한 개발
3) 기온역전(temperature inversion) 방지협약
4) 대기오염(air pollution)에 관한 국제 규약
5) PPP(polluters, pay, principle)원칙의 채택

제7회

01. 포도상구균 식중독(staphylococcal food poisoning)에 대한 설명으로 옳은 것은?

1) 살모넬라와 같이 계절에 관계없이 발병한다.
2) 황색포도상구균은 신경독소(neurotoxin)이다.
3) 독소는 열에 약하여 70℃에서 모두 사멸된다.
4) 잠복기는 평균 30시간이며 급성 신경증상을 보인다.
5) 창상감염으로 가스괴저(gas gangrene)의 원인이 된다.

02. 감염병의 역학적 특성에 대한 설명이 옳은?

1) 급성감염병은 발생률이 높고 유병률은 높다.
2) 만성감염병은 발생률이 낮고 유병률은 낮다.
3) 유행기간이 길 때는 발생률과 유병률이 같다.
4) 수인성감염병의 역학적 특성은 집단적(폭발적)이다.
5) 병원체에 대한 주민의 면역이 약하면 치명률이 낮다.

03. 질병의 비교 위험도(위험비)를 나타내는 공식은?

1) 어느 시점(기간)의 환자수/인구
2) 연간 발병자수/위험에 폭로된 인구
3) 어느 기간의 환자 발생수/그 지역의 전체 인구
4) 연간 특정 질병에 의한 사망수/그 질병의 환자수
5) 위험에 폭로된 집단의 발병률/비 폭로집단의 발병률

04. 감염병 질환에 이환된 후 임상적 증상이·소실되었으나 병원체를 배출하는 것은?

1) 건강 보균자
2) 활성 보균자
3) 유행 보균자
4) 잠복기 보균자
5) 회복기 보균자(병후 보균자)

05. 홍역(紅疫, measles)에 대한 설명으로 옳은 것은?

1) 만성소화기계 질환
2) 완쾌 후 일시적 면역
3) 병원체는 세균(bacteria)
4) 추세변화(secular trend)
5) 구강 내 코플릭반점(Koplik's spot)

06. 한탄바이러스(Hantaan virus)와 관계있는 감염병은?

1) 유행성 간염(epidemic hepatitis)
2) 유행성 이하선염(mumps, 볼거리)
3) 유행성 인플루엔자(epidemic influenza)
4) 유행성 일본뇌염(epidemic Japanese encephalitis)
5) 유행성 출혈열(epidemic hemorrhagic fever : 신증후군 출혈열)

07. PPD(purified protein derivates)와 관계있는 것은?

1) 홍역 2) 결핵 3) 백일해
4) 한센병 5) 디프테리아

08. 폐흡충(lung fluke)의 전파과정에서 인체감염형인 피낭 유충은?

1) Redia 2) Cercaria 3) Sporocyst
4) Meta cercaria 5) Daughter redia

09. BCG(결핵), 일본뇌염, 폴리오, 홍역, 풍진 등의 예방접종과 관계있는 것은?

1) 자연능동면역 2) 인공능동면역 3) 자연수동면역
4) 인공수동면역 5) 일반(보통)면역

10. 다음의 내용과 관계있는 것은?

환경보전에 대한 국제적 노력에서 인간환경선언과 오직 하나 뿐인 지구(The only one earth)의 슬로건을 채택

1) Nairobi(1982)선언 2) Montreal(1987)선언
3) Stockholm(1972)선언 4) Johannesburg(2002)선언
5) Rio de Janeiro(1992)선언

11. γ-globulin이나 anti-toxin 등의 면역혈청 제제에 의한 면역은?
1) 집단 수동면역(herd passive immunity)
2) 자연 능동면역(natural active immunity)
3) 인공 능동면역(artificial active immunity)
4) 자연 수동면역(natural passive immunity)
5) 인공 수동면역(artificial passive immunity)

12. 인공능동면역(artificial active immunity)과 인공수동면역(artificial passive immunity)의 특성으로 옳은 것은?
1) 인공 능동면역은 효과의 지속력이 짧다.
2) 인공 수동면역은 효과가 느리게 나타난다.
3) 인공 능동면역은 효과 개시 기간이 빠르다.
4) 인공 수동면역의 부작용으로 혈청병이 나타난다.
5) 인공 수동면역은 면역효과에 대한 지속력이 길다.

13. 펠라그라(pellagra)와 관계있는 것은?
1) Niacin　2) Thiamin　3) Calciferol
4) Tocopherol　5) Cholecystokinin(CCK)

14. 우리나라의 국세조사(national census)는?
1) 매년 1월 1일　2) 매년 7월 1일　3) 5년마다 6월 30일
4) 5년마다 11월 1일　5) 5년마다 12월 30일

15. α-index에 대한 설명에서 보건수준이 가장 높은 것은?
1) 0.2　2) 0.4　3) 0.6
4) 0.8　5) 1.0

16. 경구용 소아마비 vaccine은?
1) DPT　2) Sabin　3) BCG
4) Salk　5) PPD

17. Lepromin 검사와 관계있는 감염병은?

1) 홍역
2) 폴리오
3) 파상풍
4) 일본뇌염
5) 나병(한센병)

18. 기생충 질환에 대한 설명이 옳은 것은?

1) 간흡충증의 제1중간 숙주는 쇠우렁
2) 폐흡충증의 제2중간 숙주는 다슬기
3) 유구조충의 감염은 쇠고기와 관련됨
4) 무구조충의 중간숙주는 돼지와 모기
5) 광절열두조충의 제2중간 숙주는 물벼룩

19. 보건영양의 에너지 대사에 대한 설명으로 옳은 것은?

1) 에너지 대사에 사용되는 에너지의 단위는 gram이다.
2) 기초대사율의 측정은 식후 2시간 이후에 측정해야 한다.
3) 성인의 기초대사량은 모두 같으며 이를 항상성이라 한다.
4) 수면 시의 비교에너지 대사량(RMR)은 기초대사량의 0.9이다.
5) 인체의 생명유지에 필요한 최소한의 에너지를 활동대사라 한다.

20. 다음 질병의 감염경로는?

가) 매독(syphilis)	나) 파상풍(tetanus)
다) 임질(gonorrhea)	라) 연성하감(Molluscum contagiosum)

1) 주사기
2) 경구적
3) 신경계
4) 호흡기계
5) 피부점막

제 8 회

01. 로카(Lotka)의 인구통계 이론이며 인구의 규모는 변화되지만, 인구의 구조는 변하지 않는 것은?

1) 말더스주의
2) 정지인구론
3) 적정인구론
4) 안정인구론
5) 신 말더스주의

02. 다음 중 옳은 것은?

1) 거실의 보건적 온도는 1.8℃±2℃이다.
2) 인간의 쾌적한 보건적 습도(기습)는 80~90%이다.
3) 기온은 지상 15 m에서 대기의 건구온도를 의미한다.
4) 복사열은 발열체로부터 거리의 제곱에 반비례하여 온도가 감소한다.
5) 실외에서의 쾌적한 기류(바람)는 1 m/sec 이하이고 실내에서는 0.2~0.3 m/sec이다.

03. 특정 위험 요인에 폭로된 집단 중의 발생률과 비폭로 집단의 발생률 비(ratio) 즉, 폭로집단이 비폭로 집단에 비해 질병발생 위험이 몇 배 더 높은가를 나타내는 것은?

1) 민감도
2) 특이도
3) 신뢰도
4) 타당도
5) 비교위험도

04. 자연독에 의한 식중독에서 연결이 옳은 것은?

1) Solanine – 독버섯
2) Venerupin – 조개류
3) Muscaridine – 감자
4) Saxitoxin – 독미나리
5) Tetrodotoxin – 곰팡이

05. 환경보건에 대한 설명으로 옳은 것은?

1) 프레온가스(CFCs)는 성층권에서 오존층의 파괴를 보호하는 물질이다.
2) CO_2(이산화탄소)는 CH_4(메탄) 등과 함께 6대 온실가스 중의 하나이다.
3) Belgium의 Meuse valley 대기오염은 자동차 배기가스가 원인물질이었다.
4) Itai Itai Disease(이따이이따이병)는 메틸수은이 지하수를 오염시켜 발생하였다.
5) 엘니뇨 현상은 동태평양의 수온이 평년보다 5개월 이상 1.5℃ 정도 낮게 지속되는 것이다.

06. 환경위생(environmental sanitation)에 대한 설명으로 옳은 것은?

1) 실내 자연환기에서 중성대는 방바닥 가까이에 형성되어야 한다.
2) 의복의 방한력이 가장 좋은 것은 4 CLO이며 보통 작업복은 1 CLO이다.
3) MPN(Most Probable Number)은 물의 암모니아성 질소 검출에 사용된다.
4) 물의 소독에서 부활현상(after growth)이란 염소처리 후 세균이 감소되는 것이다.
5) 방역용 석탄산(phenol)은 30~50%의 수용액을 사용하며 저온일수록 효과가 더 크다.

07. 가임여성 감염 시 선천성 기형을 유발할 수 있는 감염병은?

1) 홍역　　2) 풍진　　3) 일본뇌염
4) 쯔쯔가무시증　　5) 유행성 이하선염

08. 코호트 연구(cohort study)에 대한 설명이 옳은 것은?

1) 신뢰도가 낮은 단점이 있다.
2) 시간과 노력 및 비용이 적게 든다.
3) 연구대상자의 중도 탈락 가능성이 낮다.
4) 시간의 흐름에 따른 정보를 얻을 수 있다.
5) 비교위험도와 귀속위험도를 측정하기 어렵다.

09. 역학조사방법에 대한 설명으로 옳은 것은?

1) 단면적 연구(cross-sectional study)는 가설을 검증하는 상관관계연구이다.
2) 전향성 코호트 연구(cohort study)는 질병에 이환된 집단을 대상으로 연구한다.
3) 후향성 코호트 연구(cohort study)는 과거 질병이 없는 집단을 대상으로 연구한다.
4) 환자-대조군 연구(case-control study)는 많은 대상자가 필요하고 비용이 많이 든다.
5) 환자-대조군 연구(case-control study)는 현재 질병이 없는 집단을 대상으로 연구한다.

10. 역학(epidemiology)에 대한 설명으로 옳은 것은?

1) 역학의 현상에는 시간적, 지리적, 생물학적, 사회적 현상 등이 있다.
2) 전향성 코호트 연구(prospective cohort study)는 대표적인 기술역학이다.
3) 질병의 유행 형태에서 pandemic은 일부 지역에 특수하게 발병하는 것이다.
4) 질병 유행의 추세변화(secular trend)는 수개월을 주기로 반복되는 현상이다.
5) 분석역학(analytical epidemiology)은 질병과 관계되는 내용을 기록하는 것이다.

11. 산업보건에 대한 설명으로 옳은 것은?

1) 비교에너지대사율(RMR)이 4~7이면 경(輕)노동을 의미한다.
2) 레이노(Raynaud)현상은 저온환경에서 일어나는 참호족이다.
3) 전리방사선에 의한 인체의 감수성은 근육과 골 성분이 가장 높다.
4) X−선과 γ선은 대표적인 비전리방사선(non−ionizing radiation)이다.
5) 산업 재해의 도수율은 발생 빈도값이며, 국내(국제)간 비교에 사용된다.

12. 자연독에 의한 식중독의 설명으로 옳은 것은?

1) 조개류의 유독성분은 solanine이다.
2) 독버섯의 유독성분은 tetrodotoxin이다.
3) 감자의 유독성분은 muscarin과 neurin이다.
4) 복어중독의 주 증상은 운동마비 등 신경독이다.
5) 바지락 등에 있는 venerupin은 30℃, 30분 가열로 사멸된다.

13. 바이러스성 식중독으로만 나열한 것은?

1) 로타, 장관 아데노, 노로
2) 여시니, 장관 아데노, 노로
3) 비브리오, 세레우스, 장관 아데노
4) 로타, 클로스트리움 보툴리누스균
5) 클로스트리움 보툴리누스균, 장관 아데노

14. 산업재해에서 하인리히(Heinrich)법칙의 중상해(현성재해), 경상해(불현성재해), 무상해(잠재성재해) 사고의 비율은?

1) 1 : 29 : 30
2) 1 : 29 : 300
3) 1 : 39 : 300
4) 29 : 300 : 500
5) 29 : 300 : 1000

15. 식품위생의 3대 요소는?

1) 안전성, 위생성, 건전성
2) 안전성, 신뢰성, 타당성
3) 안전성, 완전무결성, 건전성
4) 건전성, 청결성, 완전무결성
5) 건전성, 신뢰성, 완전무결성

16. 신경독소에 의한 식중독은?

1) 살모넬라
2) 장염비브리오
3) 장출혈성대장균
4) 포도상(포도알)구균
5) 클로스트리움 보툴리누스균

17. C5-dip 현상과 관계있는 것은?

1) 소음
2) 고압
3) 온열
4) 한냉
5) 중금속

18. 수질오염지표에 대한 설명으로 옳은 것은?

1) 순수한 물의 DO는 10°C에서 19.17 mg/L이다.
2) 자연수 중의 COD는 BOD보다 낮은 값을 나타낸다.
3) 생물화학적 산소요구량(BOD)이 높으면 수질오염이 약해진다.
4) 화학적 산소요구량(COD)의 측정은 20°C에서 5일간 측정한다.
5) 용존산소(DO)는 물에 녹아있는 산소이며 BOD가 높으면 DO는 낮다.

19. 물고기의 서식에 필요한 수질 환경은?

1) DO 0.5 ppm 이상, BOD 0.5 ppm 이상
2) DO 1.0 ppm 이상, BOD 1.0 ppm 이상
3) DO 5.0 ppm 이상, BOD 5.0 ppm 이하
4) DO 5.0 ppm 이하, BOD 5.0 ppm 이하
5) DO 5.0 ppm 이하, BOD 0.5 ppm 이상

20. 질병의 역학적 개념에서 암 등 만성질환을 잘 설명하는 것은?

1) 삼각형모형설
2) 단면적모형설
3) 거미줄모형설
4) 환경적모형설
5) 수레바퀴모형설

제 9 회

01. 인위적인 항원을 투여하여 항체를 형성시키는 방법이며 생균백신, 사균백신, 순화독소 등 예방접종 후 형성되는 면역은?

1) 자연능동면역(natural active immunity)
2) 집단수동면역(herd passive immunity)
3) 자연수동면역(natural passive immunity)
4) 인공수동면역(artificial passive immunity)
5) 인공능동면역(artificial active immunity)

02. 동물병원소 중 소, 돼지, 말, 쥐, 고양이와 관계있는 것은?

1) 두창 2) 탄저 3) 볼거리
4) 살모넬라증 5) 삼일열말라리아

03. 병원소로부터 병원체의 탈출경로 중 말라리아, 사상충증 등 주사기나 곤충의 흡혈에 의한 것은?

1) 위장관 탈출 2) 기계적 탈출 3) 개방병소 탈출
4) 호흡기계 탈출 5) 비뇨기계 탈출

04. 호흡기계감염병에서 다음(　　)에 적당한 말은?

가) (　　　)	나) 디프테리아	다) 백일해
라) 유행성이하선염(볼거리)	마) 풍진	바) 성홍열
사) 두창(천연두)	아) 수두	자) 인플루엔자
차) 중증급성호흡기증후군(SARS)		

1) 홍역 2) 콜레라 3) 파라티푸스
4) 세균성이질 5) 장출혈성대장균감염증

05. 복사역전(방사성역전)의 대표적인 대기오염사건은?

1) 런던스모그 2) 가네미 사건 3) 후쿠시마 사건
4) 체르노빌 사건 5) 인도 Bopal 사건

06. 오존층 파괴물질(프레온 가스)에 대한 규제를 목적으로 발효된 국제협약은?

1) 리우선언
2) 람사르협약
3) 알마아타선언
4) 스톡홀름선언
5) 몬트리올 의정서

07. 제3급 감염병인 신증후군출혈열(유행성출혈열)의 병원소는?

1) 돼지
2) 벼룩
3) 등줄쥐
4) 작은빨간집모기
5) 중국얼룩날개모기

08. 만성감염병(chronic communicable disease) 관리와 관계있는 것은?

1) 탄저, 페스트
2) 두창, 발진열
3) 콜레라, 폴리오
4) 페스트, 일본뇌염
5) 결핵, 한센병(나병)

09. 사회최저의 원칙이 적용되고 생활보호 및 의료보호가 있으며 재정은 국가나 지방자치 단체가 부담하는 사회보장시스템은?

1) 국민연금
2) 산재보험
3) 사학연금
4) 생명보험
5) 공공부조(공적부조)

10. DPT(DTaP) 접종과 관계있는 것은?

1) 폴리오, 풍진, 홍역
2) 홍역, 백일해, 볼거리
3) 디프테리아, 수두, 파상풍
4) 디프테리아, 풍진, 백일해
5) 디프테리아, 백일해, 파상풍

11. 인구 구성 중 선진국형이며 인구가 감소하고 출생률이 사망률보다 낮아 14세 이하의 인구가 65세 이상의 2배 이하인 경우는?

1) 종형
2) 별형
3) 기타형
4) 항아리형
5) 피라미드형

12. 영양소 결핍증상에 대한 연결이 옳은 것은?

1) Niacin – 야맹증
2) 단백질 – 콰시오커
3) 비타민 K – 야맹증
4) 비타민 B_1 – 괴혈병
5) 탄수화물 – 악성빈혈

13. 국가나 지역사회의 보건수준을 평가하는 대표적인 지표로 옳은 것은?

1) 재생산율 2) 총재생산율 3) 순재생산율
4) 영아사망률 5) 모성사망률

14. 다음과 관계있는 것은?

> 가) 환경위생, 모자보건 등의 공중보건수준을 잘 반영
> 나) 12개월 미만의 일정한 연령군이 대상으로 통계적 유의성이 큼
> 다) 국가나 지역사회의 보건수준을 가장 잘 설명하는 대표적 보건지표

1) 모성사망률 2) 영아사망률 3) 일반사망률
4) 비례사망지수 5) 사인별사망지수

15. 현대적 개념의 건강관리이며 질병의 치료는 물론 예방, 재활, 건강증진, 건강보호활동 등 인간의 전 생애적 건강관리와 관계있는 것은?

1) 포괄적 보건의료 2) 일차적 보건의료 3) 노년기 보건의료
4) 임상적 보건의료 5) 일반적 보건의료

16. 이질, 설사, 장염 등의 환자가 감소된 Mills-Reincke 현상과 관계있는 것은?

1) 하수처리 2) 대기오염측정 3) 수질오염측정
4) 물(상수)의 여과급수 5) 생물화학적산소요구량

17. MPN(Most Probable Number, 최적확수 시험법, 최확수법)과 관계있는 검사는?

1) 임호프탱크 2) 부유물질검사 3) 대장균군 검사
4) 잔류염소 검사 5) BOD & COD 측정

18. 상수의 염소소독의 기준에서 수도꼭지(수도전)나 음용직전의 유리잔류염소 규정은?

1) 평상시 – 0.1 mg/L, 비상시 – 0.2 mg/L
2) 평상시 – 0.1 mg/L, 비상시 – 0.3 mg/L
3) 평상시 – 0.1 mg/L, 비상시 – 0.4 mg/L
4) 평상시 – 0.2 mg/L, 비상시 – 0.4 mg/L
5) 평상시 – 0.2 mg/L, 비상시 – 0.6 mg/L

19. 프리온(prion) 단백질과 관계있으며 사람 등 동물에 감염되면 뇌에 스펀지처럼 구멍이 발생하는 것은?

1) 탄저병　2) 페스트　3) 브루셀라증
4) 쯔쯔가무시증　5) 변종크로이츠펠트-야콥병

20. 파스퇴르가 고안한 저온소독법(pasteurization) 중 우유의 습열멸균 조건은?

1) 23°C - 10분　2) 33°C - 20분　3) 43°C - 30분
4) 53°C - 30분　5) 63°C - 30분

제10회

01. 소독제의 살균력을 비교하기 위한 석탄산계수(phenol coefficient)에 사용되는 시험균주는?

1) 콜레라균, 폐렴구균
2) 장티푸스균, 폴리오균
3) 살모넬라균, 콜레라균
4) 풍진균(rubella), 리켓치아
5) 장티푸스균, 포도알균(포도상구균)

02. 국제인간환경회의(인간환경선언, 스웨덴 스톡홀름)와 관계있는 슬로건은?

1) 건강증진
2) 일조권확보
3) 온실가스 감축
4) 지속 가능한 발전
5) 오직 하나뿐인 지구

03. 매연의 배출허용기준에서 링겔만비탁표(Ringelmann chart, 링겔만차트)는 얼마 이하로 규정하는가?

1) 2
2) 4
3) 6
4) 8
5) 10

04. 영양염류가 많아 조류가 발생하여 수질이 오염되는 부영양화와 관계있는 물질은?

1) 질소, 인
2) 석탄산, 염소
3) 황산동, PAN
4) 생석회, 활성탄
5) 석탄산, 질산염

05. 공업중독에 대한 연결이 옳은 것은?

1) 산소 – 잠함병
2) 벤젠 – 레이노드병
3) 카드뮴 – 악성중피종
4) 유기수은 – 미나마타병
5) 크롬 – 이따이이따이병

06. 식중독의 분류에서 자연독에 대한 연결이 옳은 것은?

1) 감자 – Tetrodotoxin, Solanine
2) 복어 – Muscarin, Cholin, Risin
3) 모시조개, 바지락, 굴 – Venerupin
4) 청매 – Saxitoxin, Ergotoxin, Risin
5) 독버섯 – Solanine, Venerupin, Cicutoxine

07. 세균성 식중독(bacterial food poisoning)의 독소형식중독에서 신경독소인 것은?

1) 살모넬라균 2) 장염비브리오균 3) 장출혈성대장균
4) 포도상구균(포도알균) 5) 클로스트리움 보툴리누스균

08. 산업재해지표에서 재해발생의 빈도를 나타내며 국제간 또는 국내산업 간의 비교에 사용되는 것은?

1) 강도율 2) 결근율 3) 도수율
4) 평균손실일 5) 평균생산율

09. 다음 설명 중 옳은 것은?

1) 리우환경선언(Rio declaration)의 개념은 1차 보건의료의 실천이다.
2) 링겔만비탁표(Ringelmann chart)는 수질오염 측정하는 데 이용한다.
3) 기온역전(temperature inversion)이 일어나면 대기오염은 감소한다.
4) 이따이이따이병(Itai-itai disease)은 카드뮴이 지하수를 오염시켜 발생하였다.
5) 대기오염사례 중 벨기에의 Meuse valley형은 방사성물질의 누출로 발생하였다.

10. 감염병의 발생 및 유행에서 활성전파체에 해당하는 것은?

1) 물, 식품 2) 파리, 모기, 벼룩 3) 식품, 헌책, 손수건
4) 장난감, 공기, 헌의복 5) 수술기구, 생활용구, 물

11. 역학의 질병발생모형 중 인간숙주의 내적요인인 유전적요인(genetic factor)이 핵심부위에 있다는 것은?

1) 환경 요인설 2) 미생물 요인설 3) 거미줄 모형설
4) 삼각형 모형설 5) 수레바퀴 모형설

12. 대기오염물질의 생성 메커니즘에서 1차 오염물질이 대기 중에 반응하여 발생된 2차 오염물질은?

1) O_3 2) CO 3) SO_2
4) NH_3 5) CO_2

13. 질병발생모형(삼각형모형, 수레바퀴모형, 거미줄모형)의 공통점은?

1) 유전적 요인
2) 다원적 요인
3) 수직적 환경
4) 숙주의 면역성
5) 인종 및 면역의 상호작용

14. 숙주의 감수성 및 면역에 관한 내용 중 감염병에 감염된 후 형성되는 면역으로 옳은 것은?

1) 자연수동면역
2) 일반수동면역
3) 인공능동면역
4) 인공수동면역
5) 자연능동면역

15. 인구 재생산 지표에서 여성 1명이 일생 동안(15~49세) 몇 명의 아기를 출산하는가를 나타낸 것은?

1) 재생산율
2) 총재생산율
3) 순재생산율
4) 보통출산율
5) 합계출산율

16. 영양상태 판정의 신체계측법에서 영유아기부 터 학령 전반기까지 사용되는 비만판정 지수는?

1) BMI
2) Kaup
3) Broca
4) Rohrer
5) α-index

17. 감염병의 예방 및 관리에서 감염병의 역학적 특성에 대한 설명이 옳은 것은?

1) 급성감염병은 발생률이 높고 유병률은 높다.
2) 만성감염병은 발생률이 낮고 유병률은 낮다.
3) 유행기간이 길 때는 발생률과 유병률이 같다.
4) 수인성감염병의 발생학적 특성은 개인적이다.
5) 병원체에 대한 면역이 약하면 치명률이 높다.

18. 환경보전에 대한 설명으로 옳은 것은?

1) 기온역전(temperature inversion)은 대기오염 감소이다.
2) 링겔만비탁표(Ringelmann chart)는 대장균의 수를 검사한다.
3) 미나마타병(Minamata disease)은 크롬이 지하수를 오염시켰다.
4) 대기오염 사례 중 미국의 Los Angeles형은 석탄연료가 주요 원인이다.
5) O_3, H_2O_2, PBN, PAN, 케톤, 알데히드 등의 광화학 산화물은 2차 오염물질이다.

19. 호흡기계감염병으로 만 나열된 것은?

1) 콜레라, 장티푸스, 결핵, 한센병, 성병, AIDS, 트라코마
2) A형간염, 폴리오, 렙토스피라증, 브루셀라증, 조류인플렌자인체감염증
3) 성홍열, 두창, 디프테리아, 백일해, 홍역, 유행성이하선염, 풍진, 수두, SARS
4) 장티푸스, 콜레라, 폴리오, 세균성이질, 장출혈성대장균감염증, 파라티푸스
5) 파라티푸스, 쯔쯔가무시병, 일본뇌염, 말라리아, 사상충증, 페스트, 황열, 공수병

20. 기생충 감염에 대한 설명이 옳은 것은?

1) 간흡충증의 제1중간 숙주는 쇠우렁
2) 폐흡충증의 제2중간 숙주는 다슬기
3) 유구조충증의 감염은 쇠고기와 관련
4) 무구조충증의 중간숙주는 돼지와 관련
5) 광절열두조충증의 제2중간 숙주는 물벼룩

제11회

01. 수질의 오염지표에 대한 설명이 옳은 것은?

1) DO는 물에 녹아있는 오존량이다.
2) BOD가 높은 경우에는 DO가 높다.
3) DO가 높은 경우에는 수질오염이 증가한다.
4) BOD가 높은 경우에는 수질오염이 감소한다.
5) 수중의 유기물이 산화될 때 소모되는 산소의 양이 BOD이다.

02. 수질의 오염지표에 대한 설명이 옳은 것은?

1) BOD는 20℃에서 1일간 소비하는 산소의 양이다.
2) 생물화학적 산소요구량이 높으면 수질오염이 낮다.
3) 수중생물이 생존하기 위한 용존산소량은 5 ppm 이하이다.
4) BOD가 높으면 분해 가능한 유기물질이 적은 것이며 오염도가 낮다.
5) COD는 공장폐수 등의 오염을 측정하며 과망간산칼륨($KMnO_4$)으로 측정한다.

03. 직업병에 관한 연결이 옳은 것은?

1) 질소 기포 – 잠함병
2) 카드뮴 중독 – 각기병
3) 수은 중독 – 레이노드병
4) 국소적 진동 – 미나마타병
5) 크롬 중독 – 이따이이따이병

04. Kyoto protocol(교토의정서)와 관계있는 것은?

1) 온실가스 감축
2) 오존층 파괴물질 생산규제
3) 습지 보전에 대한 실천결의
4) 일차보건의료에 대한 실천결의
5) 지구환경 보전에 대한 기본원칙

05. 중간숙주가 하나인 기생충 감염증은?

1) 회충증
2) 간흡충증
3) 폐흡충증
4) 무구조충증
5) 광절열두조충증

06. 환경관련 선언 내용 중 다음 내용과 관계있는 것은?

> 가) 기후변화협약
> 나) 생물다양성 협약
> 다) 21세기 행동강령 의제21(Agenda 21) 채택
> 라) 리우선언(Rio declaration, 브라질, 1992)

1) 유네스코(UNESCO)세계문화유산 등록
2) 환경적으로 건전하며 지속 가능한 개발
3) 오직 하나뿐인 지구(the only one earth)
4) 대기오염(air pollution)에 관한 국제 규약
5) 기온역전(temperature inversion)방지협약

07. 질병의 예방 및 조기발견, 조기치료, 건강증진, 재활 등 인간의 전 생애적 보건개념은?

1) 가정보건관리 2) 기초보건의료 3) 일차보건의료
4) 일반보건관리 5) 포괄보건의료

08. 영아사망자 중 신생아 사망비이며 1에 가까울수록 보건수준이 높은 것은?

1) 일반사망률 2) 특수사망률 3) 비례사망지수
4) 주산기 사망률 5) 알파-인덱스(α-index)

09. 실내공기의 오염지표로 이용되는 물질 및 서한량(恕限量, 許容量)은?

1) 질소(N_2) - 0.01%(100 ppm) 2) 오존(O_3) - 0.01%(100 ppm)
3) 아르곤(Ar) - 0.01%(100 ppm) 4) 일산화질소(NO) - 0.2%(2000 ppm)
5) 이산화탄소(CO_2) - 0.1%(1000 ppm)

10. PPD(순화단백제, Purified protein derivatives(PPD)에 대한 설명이 옳은 것은?

1) MMR 예방접종여부 판정 2) AIDS에 대한 감염여부 진단
3) 피하주사 후 22시간 후에 판정 4) 발적부위 직경 10mm 이상은 양성
5) Sabin vaccine & Salk vaccine 접종 판단

11. 제3급 감염병으로 발생 또는 유행 시 24시간 이내에 신고하고 발생을 계속 감시할 필요가 있는 감염병은?
1) 탄저 2) 두창 3) 마버그열
4) 일본뇌염 5) 중증급성호흡기증후군(SARS)

12. 주로 단백질 식품이 혐기성 미생물에 의해 분해되어 악취와 독성을 생성하는 것은?
1) 부패 2) 변패 3) 산패
4) 산화 5) 자가소화

13. 수인성 감염병의 특징에 대한 설명이 옳은 것은?
1) 이환율과 치명률이 높다. 2) 주사기 공동사용이 원인이다.
3) 겨울철에 집중적으로 발생한다. 4) 학령기 아동에게 많이 발생한다.
5) 환자 발생이 집단적, 폭발적이다.

14. Rubella virus에 의해 감염되며 선천성 기형아 출산과 관계있는 것은?
1) 풍진 2) 홍역 3) 백일해
4) 디프테리아 5) 메르스(MERS)

15. 기온역전(temperature inversion)에 대한 설명으로 옳은 것은?
1) 공기의 순환이 강하게 일어난다.
2) 공기의 수직적 확산이 강해진다.
3) 대기의 오염물질이 수직상승한다.
4) 대기오염이 심해지는 기상조건이다.
5) 상층기온이 하층 기온보다 낮아진다.

16. 물의 염소소독에서 잔류염소가 감소하여 0이 되는 상태(break point, 최하강점)는?
1) 부활현상 2) 불연속점 3) 불소투입점
4) 유리잔류염소량 5) 결합형잔류염소

17. **감염병 중 추세변화와 관계있는 감염병으로만 나열한 것은?**

1) 홍역, 유행성이하선염, 결핵
2) 백일해, 말라리아, 발진티푸스
3) 장티푸스, 디프테리아, 인플루엔자
4) 일본뇌염, 쯔쯔가무시증, 신증후군출혈열
5) 알본뇌염, 렙토스피라증, 후천성면역결핍증(AIDS)

18. **일반정수법을 순서적으로 나열한 것은?**

1) 침사–침전–여과–소독–급수
2) 침전–침사–여과–소독–급수
3) 소독–침전–여과–침사–급수
4) 여과–침전–소독–침사–급수
5) 여과–침전–침사–소독–급수

19. **염소소독에서 염소가 검출되도록 주입하는 방법이며 결합형 잔류염소의 최하강점인 불연속점처리에 대한 설명으로 옳은 것은?**

1) 간헐적인 염소처리
2) 유리잔류염소 출현까지 염소처리
3) 잔류염소 최하강점 이하로 염소처리
4) 잔류염소 최상승점 이상으로 염소처리
5) 잔류염소 최하강점 이상으로 염소처리

20. **감염병의 생성의 6단계 과정에 대한 순서가 옳은 것은?**

1) 병원체 – 병원체 증식 – 병원소 – 신숙주 침입 – 감수성 숙주 감염 – 전파
2) 병원소 – 병원체 – 병원체 증식 – 감수성 숙주 감염 – 신숙주 침입 – 전파
3) 병원체 – 병원소 – 병원소로부터 병원체 탈출 – 전파 – 신숙주 침입 – 감수성 숙주 감염
4) 병원소 – 병원소로부터 병원체 탈출 – 전파 – 병원체 – 감수성 숙주 감염 – 신숙주 침입
5) 병원체 – 신숙주 침입 – 병원소 – 병원소로부터 병원체 탈출 – 감수성 숙주 감염 – 전파

제12회

01. WHO의 건강에 대한 정의 중 사회적 안녕의 의미는?

1) 경제적으로 안정된 사회
2) 의료보험제도가 안정된 사회
3) 공공부조(공적부조)가 안정된 사회
4) 내부환경의 항상성이 유지되는 사회
5) 자신의 역할과 기능을 충실히 수행할 수 있는 사회

02. 대장균군 검출과 관계있는 것은?

1) MMR 2) MPN 3) DTP
4) PPD 5) RMR

03. 특정 질병이 있는 환자를 검사하여 질병이 있다고 판정한 내용은?

1) 민감도 2) 신뢰도 3) 정확도
4) 특이도 5) 예측도

04. 독소형 식중독으로만 나열된 것은?

1) 포도상구균, 웰치균, 병원성대장균
2) 살모넬라, 웰치균, 클로스트리움 보튤리누스균
3) 포도상구균, 살모넬라균, 클로스트리움 보튤리누스균
4) 장염비브리오균, 웰치균, 클로스트리움 보튤리누스균
5) 포도상구균, 웰치균, 클로스트리움 보튤리누스균, 세레우스균

05. 질병발생에 대한 가설을 설정하고 가설을 증명하는 2단계 역학인 분석역학(analytic epidemiology)의 연구방법으로 옳은 것은?

1) 단면적 연구, 환자군 – 대조군 연구, 코호트 연구
2) 기술적 연구, 환자군 – 대조군 연구, 코호트 연구
3) 실험적 연구, 환자군 – 대조군 연구, 기술적 연구
4) 이론적 연구, 환자군 – 대조군 연구, 실험적 연구
5) 기술적 연구, 환자군 – 대조군 연구, 실험적 연구

06. 설명이 옳은 것은?

1) 1차 및 2차 성비는 여 〉 남이다.
2) 총재생산율은 모성 사망률을 고려한 것이다.
3) α-index가 1에 가까우면 보건수준이 낮은 것이다.
4) 모성사망률은 감염병에 의한 사망을 포함하는 것이다.
5) 인구안정론은 인구 규모는 변하지만, 인구구조는 변하지 않는다.

07. 분석역학에서 환자군-대조군 연구(case-control study)의 특징으로 옳은 것은?

1) 대조군의 선정이 쉽다.
2) 시간과 비용이 많이 든다.
3) 연구대상자가 적어도 가능하다.
4) 장기간에 결론을 얻을 수 있다.
5) 1단계 역학인 기술역학(descriptive epidemiology)이다.

08. 하수처리에서 혐기성 분해처리(anaerobic disposal)로 옳은 것은?

1) 관계법 2) 살수여과법 3) 활성오니법
4) 접촉여상법 5) 임호프 탱크법

09. 세균 및 바이러스 등의 병원체가 숙주(host)에 침입 후 증상이 나타나기까지의 기간으로 옳은 것은?

1) 잠복기 2) 감염기 3) 증식기
4) 유행기 5) 발육기

10. 검역 감염병의 격리기간(감시기간)에 대한 연결이 옳은 것은?

1) 콜레라 – 5일 2) 황열 – 5일
3) 페스트 – 5일 4) 중증급성호흡기증후군 – 6일
5) 중동호흡기증후군(MERS) – 10일

11. **인구의 구성에 대한 설명이 옳은 것은?**
1) 현재 성비를 3차 성비라 한다.
2) 출생 시의 성비는 여자가 많다.
3) 65세 이상의 노년인구는 남자인구가 많다.
4) 성비는 남자 100명에 대한 여자 인구비이다.
5) 폐쇄인구는 인구의 유입 및 전출이 있는 인구이다.

12. **복사열의 측정에 적합한 온도계는?**
1) 풍차속도계
2) 카타온도계
3) 흑구온도계
4) 아네모메타
5) 수은온도계

13. **공중보건의 발달과정 중 확립기에 대한 것은?**
1) John Snow – 콜레라 역학조사
2) Edward Jenner – 우두종두법 개발
3) Anton van Leeuwenhoek – 현미경 발견
4) Bernardio Ramazzini – 직업병에 대한 저서
5) 세계보건기구(World Health Organization : WHO)발족

14. **병원체가 침입하여 증식 및 발육하여 다른 숙주에 전파될 수 있는 상태로 저장되는 병원소(reservoir)로 만 나열된 것은?**
1) 침구, 우유, 손수건, 토양
2) 환자, 보균자, 동물, 토양
3) 동물, 토양, 헌책, 장난감
4) 보균자, 간과환자, 헌 의복
5) 보균자, 은닉환자, 헌의복, 침구

15. **감염병의 병원체(causative agent)가 세균성(bacteria인 것은?**
1) 홍역, 폴리오
2) 한센병, 백일해
3) 유행성 일본뇌염, 공수병
4) 후천성면역결핍증, A형간염
5) 록키산홍반열, 쯔쯔가무시증(양충병)

16. **인구성장에 대한 C.P Blacker의 5단계 이론에서 출생률이 사망률보다 낮아지는 인구감소형은?**

1) 1단계(고위정지기)　2) 2단계(초기확장기)　3) 3단계(후기확장기)
4) 4단계(저위정지기)　5) 5단계(감퇴기)

17. **생명표(life table)에 포함되는 것만 나열한 것은?**

1) 사망확률, 생존확률, 생존자 수, 사망자수, 정지인구, 기대여명
2) 생존 수, 영아사망률, 생존율, 사망률, 비례사망지수, 일반출생률
3) 생존 수, 사망수, 생존율, 사망률, 일반출생률, 총재생산율, 합계생산율
4) 총재생산율, 사망수, 생존율, 사망률, 평균여명, 정지인구, 보통출생률
5) 총재생산율, 보통출생률, 생존율, 사망률, 평균여명, 정지인구, 기대여명

18. **감염병의 감염형태 중 임상적인 증상이 없는 감염상태는?**

1) 중감염　2) 현성감염　3) 자가감염
4) 혼합감염　5) 불현성감염

19. **환경위생에 대한 설명으로 옳은 것은?**

1) 이산화탄소(CO_2)는 실내공기의 오염지표로 이용된다.
2) 일산화탄소(CO)는 헤모글로빈(Hb)과 산소의 결합을 촉진한다.
3) MPN(most probable number)은 수영장의 유리잔류염소를 나타낸다.
4) 물의 소독에서 불연속점 염소처리법은 불연속점 이하로 염소를 주입한다.
5) 소독약의 살균을 비교하는 석탄산계수(phenol coefficient)는 $\frac{\text{석탄산의 희석배수}}{\text{소독약의 희석배수}}$ 이다.

20. **다음과 같은 인구 구성은?**

인구정지형으로 출생률과 사망률이 낮으며 14세 이하 인구가 65세 이상 인구의 2배인 인구 구성

1) 항아리형　2) 종형(벨형)　3) 피라미드형
4) 역피라미드형　5) 기타형(호로형)

제13회

01. 급성감염병에 대한 역학적 특성을 올바르게 설명한 것은?

1) 발생률은 높고 유병률은 낮음
2) 발생률은 낮고 유병률은 높음
3) 발생률과 유병률이 모두 높음
4) 발생률과 유병률이 모두 낮음
5) 발생률과 유병률이 모두 일정함

02. 폐암 및 악성중피종(malignant mesothelioma)과 관계있는 발암물질은?

1) 크롬　2) 석면　3) 카드뮴
4) 메틸수은　5) 일산화탄소

03. 국가나 지역사회의 보건 수준을 비교할 경우 대표적인 3대 지표는?

1) 영아사망률, 비례사망지수, 평균수명
2) 보통사망률, 영아사망률, 합계생산율
3) 정지인구, 비례사망지수, 사인별사망률
4) 보통사망률, 총재생산율, 영유아사망률
5) 영아사망률, 모성사망률, 평균수명(평균여명)

04. RMR에 따른 노동의 강도 분류에서 중노동의 비교 에너지 대사량(relative metabolic rate : RMR)은?

1) 0~1　2) 1~3　3) 3~4
4) 4~7　5) 7 이상

05. 절족동물(arthropod borne infection)이 매개하는 감염병은?

1) 폴리오　2) 볼거리　3) A형간염
4) 장티푸스　5) 쯔쯔가무시증(양충병)

06. 잠복기(latent period)를 거친 후 병원체가 배출되기 시작하여 배출이 끝날 때까지의 기간은?

1) 회복기　　2) 발병기　　3) 세대기
4) 잠복기　　5) 감염(전염)기

07. 다음과 같은 내용과 관계있는 사람은?

가) 조직화된 지역사회의 노력	나) 질병의 예방 및 조기발견
다) 생명의 연장 및 환경위생 향상	라) 신체적, 정신적 효율의 증진

1) 코흐(Koch)　　2) 채드윅(Chadwick)　　3) 파스퇴르(Pasteur)
4) 윈슬로우(Winslow)　　5) 라마찌니(Ramazzini)

08. 모기와 관계있는 감염병은?

1) 발진열, 페스트　　2) 풍진, 유행성이하선염
3) 이질, 폴리오, 장티푸스　　4) 말라리아, 황열, 일본뇌염
5) 렙토스피라, 신증후군출혈열

09. 공중보건의 발달과정 중 다음 내용과 관계있는 시기는?

가) John Graunt(사망통계)	나) Edward Jenner(우두종두법 실시)
다) Bernardio Ramazzini(직업병 저서)	라) Edwin Chadwick(위생관련 보고서)

1) 고대기　　2) 중세기　　3) 발전기
4) 확립기　　5) 요람기(여명기)

10. 투베르쿨린 반응 검사(Tuberculin test)에 대한 설명으로 옳은 것은?

1) OT(Old Tuberculin: OT) – 정맥주사 후 72시간 후에 판정
2) OT(Old Tuberculin: OT) – 정맥주사 후 1 mm 이상 양성판정
3) PPD(Purified protein derivates) – 피하주사 후 72시간에 판정
4) PPD(Purified protein derivates) – 피하주사 후 1 mm 이상 양성판정
5) PPD(Purified protein derivates) – 정맥주사 후 0.1 mm 이상 양성판정

11. 실내의 환기량이 큰 중성대의 위치는?

1) 방의 바닥 2) 방의 아랫목 3) 방의 4면 벽쪽
4) 방의 가쪽 부분 5) 천정 가까운 부분

12. 국가예방접종 대상 감염병에 해당하는 것은?

1) 콜레라 2) AIDS 3) 대상포진
4) 폐흡충증 5) BCG(피내용)

13. 호흡기계통(respiratory system)의 감염병은?

1) 콜레라, 폴리오 2) 폴리오, 장티푸스
3) 장티푸스, A형간염 4) 일본뇌염, 말라리아
5) 백일해, 유행성이하선염

14. 이론역학의 지리적 현상에서 인플루엔자(독감, influenza)나 코로나-19(COVID-19)의 경우는 어느 현상에 해당되는가?

1) 인종적(민족적, racial) 2) 지방적(편재적, endemic)
3) 전국적(유행적, epidemic) 4) 산발적(불규칙적, sporadic)
5) 범세계적(범발적, pandemic)

15. 검역대상 감염병 환자에 대한 격리기간은?

1) 최소 잠복기간 2) 감염(전염)기간
3) 유행기간(유행시기) 4) 세대기간(generation time)
5) 감염력이 없을 때까지(완치까지)

16. 일차보건의료의 실천을 결의한 선언은?

1) Seoul 선언 2) Nairobi 선언 3) Montreal 선언
4) Alma-Ata 선언 5) Stockholm 선언

17. 2차 성비가 105란 의미는?

1) 현재 성비가 여자 100명에 대해 남자 105명이다.
2) 태아 성비가 여자 100명에 대해 남자 105명이다.
3) 태아 성비가 남자 100명에 대해 여자 105명이다.
4) 출생 성비가 여자 100명에 대해 남자 105명이다.
5) 출생 성비가 남자 100명에 대해 여자 105명이다.

18. 특정 질환에 감염된 후 영구면역이 형성되는 감염병은?

1) 홍역 2) 매독 3) 임질
4) 말라리아 5) 세균성이질

19. 혈청응집반응검사(Widal test)와 관계있는 것은?

1) 콜레라 2) 폴리오 3) A형간염
4) 디프테리아 5) 장티푸스

20. BCG(Bacillus Calmette Guerin)와 관계있는 것은?

1) 결핵의 균 2) 결핵의 치료 3) 결핵 예방대책
4) 결핵 반응검사 5) 결핵균 배양검사

제14회

01. 상수에 대한 미생물학적 오염지표로 옳은 것은?

1) 탁도 2) 색도 3) 영구경수
4) 일시경수 5) 대장균 수

02. 소독 방법에서 소독력이 강한 순서는?

1) 멸균 〉 소독 〉 방부
2) 멸균 〉 방부 〉 소독
3) 소독 〉 멸균 〉 방부
4) 방부 〉 멸균 〉 소독
5) 방부 〉 소독 〉 멸균

03. 보건행정에서 기획, 사업, 예산, 체계와 관계있는 것은?

1) OR 2) SA 3) PPBS
4) PERT 5) POSDCoRB

04. 감염병의 병원체가 인체에 침입하여 증상을 나타내는 사람으로서 실험실 검사를 통해 감염병병원체가 확인된 사람은?

1) 감염병 환자 2) 병원체 보유자 3) 불현성 감염자
4) 감염병 의사 환자 5) 감염병 완치 환자

05. 감염병병원체가 인체에 침입한 것으로 의심이 되나 감염병환자로 확인되기 전 단계에 있는 사람은?

1) 감염병 환자 2) 병원체 보유자 3) 불현성 감염자
4) 감염병 의사 환자 5) 감염병 완치 환자

06. 임상적인 증상은 없으나 감염병병원체를 보유하고 있는 사람은?

1) 감염병 환자 2) 병원체 보유자 3) 불현성 감염자
4) 감염병 의사 환자 5) 감염병 완치 환자

07. 질병의 가장 효율적이고 적극적인 예방대책은?

1) 조기치료　2) 의학교육　3) 노화방지
4) 환경개선　5) 영양제 복용

08. Imhoff tank와 관계있는 것은?

1) 수질오염 측정　2) 호기성하수처리　3) 상수의 여과급수
4) 혐기성 하수처리　5) 공장폐수 오염측정

09. 활성오니법과 관계있는 것은?

1) 수질오염 측정　2) 상수의 여과급수　3) 호기성 하수처리
4) 혐기성 하수처리　5) 공장폐수 오염측정

10. 하수처리의 2대 방법으로 호기성 분해방법은?

1) 부패조 – 임호프탱크　2) 부패조 – 활성오니처리법
3) 임호프탱크 – 살수여과법　4) 임호프탱크 – 활성오니처리
5) 법살수여과법 – 활성오니처리법

11. 3대 직업병으로 나열된 것은?

1) 규폐증, 납중독, 벤젠중독　2) 규폐증, 납중독, 수은중독
3) 백혈병, 납중독, 벤젠중독　4) 규폐증, 납중독, 레이노드병
5) 레이노드병, 납중독, 벤젠중독

12. 동물성 독소와 관계있는 것은?

1) Solanine　2) Muscarin　3) Aflatoxin
4) Ergotoxin　5) Tetrodotoxin

13. 제1급~제3급 감염병 외에 유행 여부를 조사하기 위해 표본감시 활동이 필요한 감염병은?

1) 파상풍　2) B형간염　3) 일본뇌염
4) C형간염　5) 간흡충증

14. 발생 또는 유행 시 24시간 이내에 신고하고 발생을 계속 감시할 필요가 있는 감염병은?

1) 요충증
2) 일본뇌염
3) 간흡충증
4) 폐흡충증
5) 인플루엔자

15. 우리나라가 소속되어있는 세계보건기구(WHO)의 지역사무소는?

1) 극동 지역
2) 서태평양 지역
3) 동지중해 지역
4) 동남아시아 지역
5) 남북아메리카 지역

16. 생산연령인구가 유입되는 인구 구성이며, 생산연령인구가 전체 인구의 50% 이상인 것은?

1) 종형
2) 별형
3) 항아리형
4) 피라미드형
5) 표주박형(기타형, 호로형)

17. 다음 내용과 관계있는 것은?

> 가) 대상은 지역사회 주민
> 나) 지역(공동)사회의 조직적인 노력
> 다) 질병예방, 수명연장, 신체적 및 정신적 효율의 증진 목적
> 라) 환경위생 개선, 감염방지, 위생관리, 보건교육 등을 통하여 목적달성

1) 예방의학의 정의
2) 재활의학의 정의
3) 임상의학의 정의
4) 공중보건학의 정의
5) 정신건강의학의 정의

18. C. E. A. Winslow가 설명한 공중보건의 정의로 나열된 것은?

1) 조직화된 지역사회, 질병의 예방, 수명의 연장, 신체적·정신적 효율증진
2) 개인 및 가정의 노력, 신체적 건강증진, 생명의 연장, 질병의 임상 치료
3) 개인 및 학교의 노력, 개인적 건강증진, 생명의 연장, 정신적인 건강증진
4) 질병의 임상 치료, 신체적 건강증진, 재활에 의한 생명의 연장, 정신적 건강증진
5) 학교보건관리 및 영양관리, 질병의 임상적인 치료, 신체적 건강증진, 생명의 연장

19. Health for all by the year 2000과 관계있는 것은?

1) Seoul(2002) 선언
2) Montreal(1987) 선언
3) Alma-Ata(1978) 선언
4) Stockholm(1972) 선언
5) Rio de Janeiro(1992) 선언

20. 건강증진의 개념을 확인하고 실천사항에 대한 채택과 관계있는 것은?

1) 오타와 헌장
2) 람사르 선언
3) 알마아타 선언
4) 리우환경 선언
5) 스톡홀름 선언

제15회

01. 염소화합물인 비닐, 프라스틱, 살충제 등의 화학공장이나, 쓰레기 소각장에서 발생되는 내분비교란물질(환경호르몬)은?

1) 비소　　2) 불소　　3) 오존
4) 카드뮴　　5) 다이옥신

02. 다음과 같은 감염병과 관계있는 것은?

가) 재귀열(회귀열)	나) 록키산홍반열
나) 쯔쯔가무시병(양충병)	다) 신증후군 출혈열(유행성 출혈열)

1) 이　　2) 벼룩　　3) 진드기
4) 체체파리　　5) 작은빨간집모기

03. 병원소는 사람(환자)이며 배출된 병원체가 식수나 음식물에 오염되어 소화기계로 감염되는 제2급 감염병은?

1) 콜레라　　2) 백일해　　3) 페스트
4) 유행성 일본뇌염　　5) 유행성 이하선염

04. 생균이나 사균 백신 등 항원(antigen)을 투여하여 항체(antibody)를 형성하는 면역은?

1) 인공능동　　2) 자연수동　　3) 인공수동
4) 자동면역　　5) 자연능동

05. 생물테러감염병 또는 치명률이 높거나 집단 발생 우려가 커서 발생 또는 유행 즉시 신고하고 음압격리가 필요한 감염병은?

1) 풍진　　2) 백일해　　3) A형간염
4) 유행성이하선염　　5) 에볼라바이러스병

06. 전파가능성을 고려하여 발생 또는 유행 시 24시간 이내에 신고하고 격리가 필요한 감염병은?

1) 탄저 2) 두창 3) 한센병
4) 페스트 5) 중증급성호흡기증후군(SARS)

07. 발생 또는 유행 시 24시간 이내에 신고하고 발생을 계속 감시할 필요가 있는 감염병은?

1) 편충증 2) 요충증 3) 간흡충증
4) 폐흡충증 5) 신증후군출혈열

08. 제1급~제3급 감염병 외에 유행 여부를 조사하기 위해 표본감시 활동이 필요한 감염병은?

1) 큐열 2) 황열 3) 공수병
4) 뎅기열 5) 인플루엔자

09. 기후의 3요소는?

1) 기온, 기습, 기류 2) 기온, 기습, 구름 3) 기온, 기습, 복사량
4) 강우, 구름, 일조량 5) 강설, 기온, 복사량

10. 대기 중 광화학반응에 의해 발생되는 대표적인 광화학산화물이며 기침과 폐렴 등을 유발하는 2차 대기오염물질은?

1) O_2 2) O_3 3) CO
4) CO_2 5) NH_3

11. 역학(epidemiology)의 목적은?

1) 질병의 완치 2) 감염병 관계 법률제정
3) 임상적 치료방법 개발 4) 감염병 예방주사제 개발
5) 질병 발생원인 파악 및 예방대책 수립

12. 자연방사선에 의한 피폭선량은?

1) 1.4 mSv 2) 2.4 mSv 3) 3.4 mSv
4) 4.4 mSv 5) 5.4 mSv

13. 다음 중 방사선 피폭에 가장 민감한 부위는?

1) 뼈 2) 근육 3) 신경조직
4) 지방조직 5) 고환, 난소

14. 직업병에 대한 다음 설명과 관계있는 것은?

> 장시간의 컴퓨터 사용에 의한 안구건조증, 거북목 증상, 어깨 및 목 통증 등을 포함하는 증후군

1) VDT syndrome 2) Down syndrome
3) Cat cry syndrome 4) Raynaud syndrome
5) Edwards Syndrome

15. 식품의 원재료 생산부터 가공, 유통 등 모든 과정에서 생물학적, 화학적, 물리적 위해 요소가 혼합되거나 오염되는 것을 방지하기 위한 위생관리 system은?

1) FDA 2) GMO 3) GEO
4) PERT 5) HACCP

16. 에너지 부족과 함께 단백질이 부족하여 발생하는 것은?

1) Scurvy 2) Rickets 3) Beriberi
4) Pellagra 5) Marasmus

17. 수중의 부유물질에 의한 산란정도를 측정하여 NTU(nephelo-metric turbidity unit)로 나타내는 것은?

1) 맛 2) 냄새 3) 탁도
4) 경도 5) 색도

18. 하수의 오염도 측정에서 산화제인 과망간산칼륨($KMnO_4$)의 소비량과 관계있는 것은?

1) pH　　2) DO　　3) BOD
4) COD　　5) MPN

19. 성접촉 매개 감염병에서 바이러스성인 것은?

1) 매독　　2) 임질　　3) 연성하감
4) 클라미디아 감염증　　5) 후천성면역결핍증(AIDS)

20. 감염병의 예방 및 관리에 관한 법률 제2조 제6호에 따른 기생충감염병은?

1) 간흡충증　　2) 유구조충증　　3) 무구조충증
4) 광절열두조충증　　5) 말레이사상충증

제16회

01. WHO에서 제시하는 3대 보건지표로 올바른 것은?
1) 평균여명, 보통출생률, α-index
2) 평균여명, 일반출산률, 비례사망률
3) 평균여명, 비례사망지수, 영아사망률
4) 평균수명, 비례사망지수, 보통사망률
5) 평균수명, 주산기사망률, 보통사망률

02. 공중보건학에서 제시하는 목표로서 적절하지 않은 것은?
1) 감염병 관리
2) 환경위생 개선
3) 개인위생 교육 및 관리
4) 새로운 질병의 치료기술 도입
5) 건강유지에 대한 사회적 제도 확립

03. 공중보건의 역사에서 검역제도를 시행하게 된 원인 질병으로 옳은 것은?
1) 탄저
2) 콜레라
3) 한센병
4) 페스트
5) 천연두

04. 군집독의 예방대책으로 적절한 것은?
1) 난방
2) 환기
3) 냉방
4) 차광
5) 가습

05. 인체의 체온 조절 기능 중 체온 생산이 가장 많은 부위는?
1) 허파
2) 심장
3) 피부
4) 콩팥
5) 골격근

06. 불쾌지수 측정에 필요한 요소로 옳은 것은?
1) 온도, 습도
2) 온도, 기류
3) 복사, 기류
4) 습도, 냉각력
5) 복사, 냉각력

07. 일반적으로 생물학적 산소 요구량의(BOD)의 측정 기준으로 옳은 것은?

1) 10°C에서 1일간 소모된 산소량
2) 10°C에서 3일간 소모된 산소량
3) 10°C에서 5일간 소모된 산소량
4) 20°C에서 5일간 소모된 산소량
5) 20°C에서 10일간 소모된 산소량

08. 상부의 기온이 하부의 기온보다 높게 되어 대기가 안정화되는 현상으로 옳은 것은?

1) 대류
2) 대기순환
3) 기온역전
4) 복사냉각
5) 지구 온난화

09. 다음 중 식품의 보존을 위한 방법 중 특성이 다른 것은?

1) 염장
2) 냉동
3) 건조
4) 방사선 조사
5) 움(지하)저장

10. 식품의 안전성과 건전성을 확보하기 위하여 위해요소 방지와 관리기법을 마련하기 위해 시행하는 제도로 옳은 것은?

1) GMO
2) KGMP
3) MNEL
4) UNDP
5) HACCP

11. 식중독 발생의 일반적 특징으로 옳은 것은?

1) 잠복기가 매우 길다.
2) 집단적으로 발생한다.
3) 발생지역이 범발적이다.
4) 겨울철에 주로 발생한다.
5) 주로 호흡기를 통해 발생한다.

12. 뇌의 온도상승에 의한 체온 조절 중추신경 장애는?

1) 열사병
2) 열피로
3) 열허탈
4) 열경련
5) 열성발진

13. 상대에너지대사율(작업대사율)에 따른 노동강도의 분류에서 중노동의 대사율 구간으로 옳은 것은?

1) 0~1 2) 1~2 3) 2~4
4) 4~7 5) 7 이상

14. 감염병의 병원체가 세균으로 옳은 것은?

1) 폴리오 2) 장티푸스 3) 말라리아
4) 일본뇌염 5) COVID-19

15. 병인, 숙주, 환경의 불균형에 의한 질병 발생 이론은?

1) 원인망 모형 2) 자연발생 모형 3) 수레바퀴 모형
4) 유전적 소인 모형 5) 역학적 삼각형 모형

16. 역학 연구의 시간적 변수로서 감염병이 수십 년(20~30년) 주기로 발생하는 형태로 옳은 것은?

1) 주기변화 2) 계절변화 3) 추세변화
4) 단기변화 5) 불규칙변화

17. 모기의 구제와 관련이 있는 기생충 질환으로 옳은 것은?

1) 회충증 2) 구충증 3) 요충증
4) 왜소조충 5) 말레이사상충증

18. 피임에 의한 인구 억제를 주장한 인구론 학자로 옳은 것은?

1) 롯카(Lotka) 2) 캐넌(Cannan) 3) 플레이스(Place)
4) 맬서스(Malthus) 5) 그라운트(Graunt)

19. 콰시오커(Kwashiorkor)와 관계있는 영양소는?

1) 지방 2) 무기질 3) 단백질
4) 비타민 5) 탄수화물

20. 우리나라 보건행정의 최일선 조직으로 옳은 것은?

1) 보건소 2) 보건복지부 3) 국립의료원
4) 국립검역소 5) 질병관리본부

제17회

01. 질병의 자연사 5단계에서 집단검진 및 조기진단 및 치료를 통해 질병을 예방하는 단계로 옳은 것은?

1) 회복기　2) 비 병원성기　3) 불현성 감염기
4) 발현성 감염기　5) 초기 병원성기

02. 공중보건학과 관련한 학문으로 적절하지 않은 것은?

1) 위생학　2) 사회의학　3) 예방의학
4) 치료의학　5) 건설의학

03. Mills-Reincke 현상과 관계있는 것은?

1) 하수처리　2) 대기오염　3) 수질오염측정
4) 물의 여과급수　5) 생물화학적산소요구량

04. 일산화탄소에 대한 설명으로 옳지 않은 것은?

1) 산소해리장애
2) 산소운반장애
3) 고압 산소요법으로 치료
4) 흡기 중 0.05~0.1% 이상이면 중독
5) 1차 오염물질의 광화학 반응으로 발생

05. 카타냉각력을 고안한 사람은?

1) 힐(Hill)　2) 엘리스(Ellis)　3) 야글루(Yaglou)
4) 민라드(Minrad)　5) 베르논(Vernon)

06. 군집독 발생의 주 원인으로서 실내 공기의 조성물질로 옳은 것은?

1) 질소　2) 산소　3) 오존
4) 일산화탄소　5) 이산화탄소

07. 대기 오염에서 염화불화탄소(프레온가스)와 관련 있는 것은?

1) 산성비
2) 온실효과
3) 오존층 파괴
4) 엘니뇨 현상
5) 사막화 현상

08. 삭시톡신(saxitoxin)에 의한 식중독과 관련 있는 것은?

1) 굴
2) 홍합
3) 고둥
4) 바지락
5) 모시조개

09. 자연독성분 중 그 발생이 다른 것은?

1) 뉴린(neurin)
2) 콜린(cholin)
3) 팔린(phaline)
4) 무스카린(muscarin)
5) 에르고메트린(ergometrine)

10. 식품이나 첨가물의 최대무작용량을 판정하는 목적으로 시행하는 것은?

1) HACCP
2) 급성독성실험
3) 만성독성실험
4) 아급성독성실험
5) 반수치사량실험

11. 단백질 분해 작용으로 암모니아 등이 생성되어 악취를 발생하는 상태로 옳은 것은?

1) 부패
2) 변패
3) 산패
4) 발효
5) 산화

12. 물리적 인자에 의한 건강 장해 중 다행증(euphoria)과 관련이 있는 것은?

1) 산소
2) 질소
3) 염소
4) 이산화탄소
5) 메틸알코올

13. 우리나라의 근로기준법상 제한하고 있는 근로자의 연령기준으로 옳은 것은?

1) 11세 미만
2) 13세 미만
3) 15세 미만
4) 17세 미만
5) 19세 미만

14. 숙주의 감수성과 관련하여 저항력을 키워 감염병의 발생을 예방하는 방법으로 가장 적절한 것은?

1) 환경위생 2) 예방접종 3) 치료약 투여
4) 구충 및 구서 5) 감염환자의 격리

15. 기술 역학에 대한 설명으로 옳은 것은?

1) 역학의 최종단계
2) 관찰연구 방법 사용
3) 질병의 진단 및 치료방법의 개발
4) 질병 발생의 원인에 대한 가설 설정
5) 질병 발생과 위험요인의 인과관계 규명

16. 급성 감염병의 역학적 특성으로 옳은 것은?

1) 발생률, 유병률 모두 낮다.
2) 발생률, 유병률 모두 높다.
3) 발생률은 낮고 유병률은 높다.
4) 발생률은 높고 유병률은 낮다.
5) 발생률과 유병률의 상관관계는 없다.

17. 주로 은어의 생식으로 사람에게 감염되는 기생충 질환으로 옳은 것은?

1) 간흡충증 2) 폐흡충증 3) 스파르가눔증
4) 이질 아메바증 5) 요꼬가와 흡충증

18. 인구의 증가를 식량문제로만 국한할 것이 아니라 인간다운 생활수준에 두어야 한다고 주장한 학자로 옳은 것은?

1) 롯카(Lotka) 2) 캐넌(Cannan) 3) 플레이스(Place)
4) 블랙커(Blacker) 5) 맬서스(Malthus)

19. 영양소 중 성질과 기능이 다른 것은?

1) 루신(leucine)
2) 라이신(lysine)
3) 이소루신(isoleucine)
4) 토코페롤(tocopherol)
5) 메티오닌(methionine)

20. 우리나라 사회보장 체계에서 공공부조에 해당하는 것은?

1) 국민연금
2) 고용보험
3) 의료급여
4) 산재보험
5) 건강보험

제18회

01. 알마아타(alma-ata)선언과 관련이 있는 것으로 옳은 것은?

1) 건강　2) 환경오염　3) 온실가스
4) 기후변화　5) 생물다양성

02. 세균의 분리배양을 성공하여 질병의 원인에 대한 세균학의 발전을 가져온 세균학의 아버지라 칭하는 사람으로 옳은 것은?

1) 코흐(Koch)　2) 파스퇴르(Pasteur)
3) 비스마르크(Bismark)　4) 페텐코프(Pettenkofer)
5) 존 스노우(John snow)

03. 물의 소독과 정수에서 세탁 시 의류가 흑갈색으로 착색되는 것을 방지하는 것과 관련 있는 것은?

1) 철 제거　2) 불소주입　3) 망간 제거
4) 석회소다법　5) 제오라이트법

04. CLO에 대한 설명으로 옳지 않은 것은?

1) 기온 21도(C)　2) 기습 50% 이하　3) 기류 10 cm/sec
4) 피부온도 23도(C)　5) 신진대사율 50 Kcal/m^2/h

05. 산업현장 및 야외에서 폭염으로 인한 피해를 예방하기 위해 사용하는 기후지수로 옳은 것은?

1) 쾌감대　2) 감각온도　3) 불쾌지수
4) 카타냉각력　5) 온열평가지수

06. 살균작용이 있는 자외선의 파장 범위로 옳은 것은?

1) 1,000~1,500Å　2) 1,500~2,800Å　3) 2,800~3,200Å
4) 3,200~4,800Å　5) 4,800~7,200Å

07. 도시에서 발생하는 열로 인해 공기가 상승하게 되고, 도시 주변으로부터 찬 공기가 지표면을 따라 유입되어 도심 내 먼지지붕이 형성되는 현상으로 옳은 것은?

1) 사막화 2) 스모그 3) 온실효과
4) 열섬현상 5) 온난화현상

08. 독미나리와 관련 있는 자연독은?

1) 리신(risin) 2) 테뮬린(temuline) 3) 고씨폴(gossypol)
4) 시큐톡신(cicutoxin) 5) 아미그달린(amygdalin)

09. 당질이나 지방질 성분이 많은 식품이 미생물의 번식으로 분해되는 것은?

1) 부패 2) 변패 3) 산패
4) 발효 5) 산화

10. 독소형 식중독으로 옳은 것은?

1) 살모넬라 2) 장염비브리오 3) 병원성대장균
4) 노로바이러스 5) 포도상구균(포도알균)

11. 산업장에서 발생하는 소음강도가 110 dB일 때 일일 허용 노출시간은?

1) 30분 2) 1시간 3) 4시간
4) 6시간 5) 8시간

12. 산업재해 지표에서 근로손실일수를 의미하며 재해로 인한 피해정도를 나타내는 지표로 옳은 것은?

1) 도수율 2) 강도율 3) 건수율
4) 재해율 5) 업무상 사고 사망만인율

13. 공업중독의 종류에서 비중격 천공을 유발하는 원인물질로 옳은 것은?

1) 납 2) 수은 3) 크롬
4) 벤젠 5) 카드뮴

14. 면역글로불린으로부터 얻어지는 면역은?

1) 선천형성면역 2) 자연능동면역 3) 인공능동면역
4) 인공수동면역 5) 자연수동면역

15. 분석역학의 방법으로 옳은 것은?

1) 임상연구 2) 개입연구 3) 치료시험
4) 예방시험 5) 단면조사 연구

16. 역학적 연구방법의 사례로 옳게 연결된 것은?

1) 힐(Hill) – 괴혈병 2) 제너(Jenner) – 직업병
3) 스노우(Snow) – 페스트 4) 골드버그(Goldberger) – 펠라그라
5) 제임스 린드(James Lind) – 흡연과 폐암

17. 항문소양증의 감염증상을 나타내며, 가족이나 집단에 쉽게 감염되기 때문에 집단 구충을 실시하는 기생충으로 옳은 것은?

1) 회충증 2) 구충증 3) 요충증
4) 무구조충증 5) 유구조충증

18. 인구정태와 관련이 있는 것은?

1) 성별 2) 출생 3) 사망
4) 전입 5) 혼인

19. 프로트롬빈 등 혈액 응고와 관련 있는 비타민으로 옳은 것은?

1) 비타민 A 2) 비타민 B 3) 비타민 D
4) 비타민 E 5) 비타민 K

20. 최초로 근대적 의미의 사회보장에 관한 법을 제정한 나라로 옳은 것은?

1) 영국 2) 미국 3) 일본
4) 스웨덴 5) 프랑스

제19회

01. 공중보건학의 목표달성을 위한 방법으로 옳은 것은?

1) 개인의 노력
2) 환자들의 관리
3) 환경시설의 개선
4) 신약 및 치료기술의 개발
5) 지역사회의 조직화된 노력

02. 최초로 공중보건학의 저서를 출간한 학자로 옳은 것은?

1) 제너(Jenner)
2) 프랭크(Frank)
3) 그라운트(Graunt)
4) 채드윅(Chadwick)
5) 라마찌니(Ramazzini)

03. 수도전(꼭지)이나 음용직전의 유리잔류염소량으로 옳은 것은?

1) 평상 시−0.1 mg/L, 비상 시−0.8 mg/L
2) 평상 시−0.2 mg/L, 비상 시−0.4 mg/L
3) 평상 시−0.3 mg/L, 비상 시−0.4 mg/L
4) 평상 시−0.1 mg/L, 비상 시−0.6 mg/L
5) 평상 시−0.1 mg/L, 비상 시−0.4 mg/L

04. 온열요소가 아닌 것은?

1) 기습
2) 기온
3) 기단
4) 기류
5) 복사열

05. 온열조건 중 병실의 최적온도 조건으로 옳은 것은?

1) 15±1°C
2) 18±1°C
3) 18±2°C
4) 21±2°C
5) 25±2°C

06. 단백질의 주요 작용으로 옳은 것은?

1) 피부탄력
2) 포만감 유발
3) 호르몬의 성분
4) 비타민 A, D, E, K
5) 열량공급(1 g당 9 kcal)

07. 엘니뇨, 라니냐 현상과 관계가 있는 것으로 옳은 것은?

1) 오존층
2) 스모그
3) 무역풍
4) 산성비
5) 기온역전

08. 식품의 가열처리에서 포자를 형성하는 균의 가열 처리법은?

1) 60도 20분
2) 80도 30분
3) 120도 20분
4) 150도 30분
5) 180도 30분

09. 단백질, 지방, 탄수화물이 분해되어 그 생산물이 유용하게 이용되는 경우로 옳은 것은?

1) 산패
2) 절임
3) 산화
4) 발효
5) 농축

10. 식중독 원인균 중 신경독소를 분비하여 가장 치명률이 높은 식중독 원인균으로 옳은 것은?

1) 살모넬라균
2) 황색포도알균
3) 보툴리누스균
4) 장염비브리오균
5) 장출혈성대장균

11. 근로자 수에 대한 재해 발생의 빈도에 사용되는 지표는?

1) 도수율
2) 강도율
3) 건수율
4) 재해율
5) 사고 사망 만인율

12. 산업현장에서 발생하는 소음의 허용기준으로 옳은 것은?

1) 90 dB에 8시간 노출
2) 90 dB에 16시간 노출
3) 100 dB에 4시간 노출
4) 100 dB에 8시간 노출
5) 100 dB에 16시간 노출

13. 하인리히(Heinrich)의 법칙에서 현성 재해 1건당 잠재성 재해의 비율로 옳은 것은?

1) 1
2) 29
3) 30
4) 99
5) 300

14. 등줄쥐가 병원소인 절족동물 매개 감염병으로 옳은 것은?
1) 황열
2) 공수병
3) 일본뇌염
4) 브루셀라증
5) 신증후군 출혈열

15. 역학조사 방법에서 실험자나 피실험자의 주관적 편견이 작용하는 것을 배제하기 위한 기술적 방법으로 옳은 것은?
1) 맹검법
2) 정도관리
3) 전수조사
4) 관찰오차 보정
5) 실험 개체 통일

16. 현재 시점에서 질병의 원인요소와 질병을 동시에 조사하기 위하여 서로 간의 관련성을 알아보는 역학적 연구방법으로 옳은 것은?
1) 임상 연구
2) 전향적 연구
3) 코호트 연구
4) 단면조사 연구
5) 환자-대조군 연구

17. 주로 돼지고기의 생식으로 감염되는 기생충으로 옳은 것은?
1) 유구조충증
2) 무구조충증
3) 왜소조충증
4) 스파르가눔증
5) 이질아메바증

18. 공장폐수 등의 오염 측정에 주로 사용되는 지표는?
1) SS
2) DO
3) COD
4) BOD
5) MPN

19. 블랙커(Blacker)의 인구성장 5단계에서 우리나라 형태인 인구증가 정지 단계는?
1) 1단계
2) 2단계
3) 3단계
4) 4단계
5) 5단계

20. 모성사망률 통계와 관련이 없는 것은?
1) 유산
2) 산욕열
3) 약물중독
4) 임신중독증
5) 자궁외 임신

제20회

01. 장기설에 의해 질병의 발생을 예측하였던 시기로 옳은 것은?
1) 고대기　2) 중세기　3) 여명기
4) 확립기　5) 발전기

02. 세포이론과 세균설을 기반으로 전문가 중심의 의료체계를 강조하는 건강모형으로 옳은 것은?
1) 전인적 모형　2) 역학적 모형　3) 웰니스 모형
4) 생의학적 모형　5) 사회·생태학적 모형

03. 소독약의 살균력을 나타내는 비교지표는?
1) 승홍계수　2) 알카리계수　3) 표백분계수
4) 석탄산계수　5) 생석회계수

04. 실내 기류의 측정에 적합한 도구로 옳은 것은?
1) 풍차속도계　2) 카타온도계　3) 흑구온도계
4) 아네모메타　5) 피토트튜브

05. 포화습도, 무풍기류 상태에서 동일한 온감을 주는 기온을 의미하는 것으로 옳은 것은?
1) 쾌감대　2) 감각온도　3) 불쾌지수
4) 등온지수　5) 카타냉각력

06. 광화학반응에 의한 2차 오염물질을 발생시키는 원인물질은?
1) 불화수소　2) 황산화물　3) 일산화탄소
4) 이산화탄소　5) 질소산화물

07. 오존층 파괴와 관련하여 작용하는 원인물질로 옳은 것은?

1) 암모니아
2) 아황산가스
3) 프레온가스
4) 일산화탄소
5) 포름알데히드

08. O-157과 관련이 있는 식중독은?

1) 독소형 식중독
2) 살모넬라 식중독
3) 노로바이러스 식중독
4) 병원성대장균 식중독
5) 장염 비브리오 식중독

09. 건조법에 의한 식품보존 시 적당한 수분함량으로 옳은 것은?

1) 15% 이하
2) 20% 이하
3) 25% 이하
4) 30% 이하
5) 35% 이하

10. 조개류에 의한 자연독 성분으로 옳은 것은?

1) 무스카린(muscarin)
2) 베네루핀(venerupin)
3) 시큐톡신(cicutoxine)
4) 아미그달린(amygdalin)
5) 테트로도톡신(tetrodotoxine)

11. 분진에 의한 건강장해 중 악성중피종, 폐암의 주된 원인물질은?

1) 납
2) 벤젠
3) 석면
4) 망간
5) 비스무스

12. 비타민 B1의 결핍으로 발생하는 만성적 열중증 장해로 옳은 것은?

1) 열경련
2) 열탈진
3) 열사병
4) 열쇠약
5) 열성발진

13. 감염병 발생의 연쇄과정으로 옳은 것은?

1) 병원체 – 병원체 탈출 – 병원소 – 침입 – 전파 – 숙주의 감수성
2) 병원체 – 병원소 – 병원체 탈출 – 전파 – 침입 – 숙주의 감수성
3) 병원체 – 병원소 – 전파 – 침입 – 병원체 탈출 – 숙주의 감수성
4) 병원소 – 병원체 – 병원체 탈출 – 전파 – 침입 – 숙주의 감수성
5) 병원소 – 병원체 – 전파 – 병원체 탈출 – 침입 – 숙주의 감수성

14. 생물테러 감염병으로 옳지 않은 것은?

1) 탄저 2) 두창 3) 에볼라
4) 라싸열 5) 브루셀라

15. 질병의 발생에서 노출군의 발생률과 비노출군의 발생률의 차이를 나타내는 것으로 옳은 것은?

1) 교차비 2) 민감도 3) 위음성률
4) 양성예측도 5) 기여위험도

16. 코호트 연구의 특징으로 옳은 것은?

1) 시간, 노력, 비용이 적게 든다.
2) 비교위험도를 측정할 수 있다.
3) 시간적 선후관계를 알 수 없다.
4) 자료나 결과의 신뢰성은 낮은 편이다.
5) 소수의 대상자만으로도 결과를 알 수 있다.

17. 말레이 사상충의 중간숙주로 옳은 것은?

1) 쥐 2) 모기 3) 물벼룩
4) 다슬기 5) 해산어류

18. WHO의 분류에서 고령사회의 65세 이상 노인인구의 비율은?

1) 0~7% 2) 7~14% 3) 14~20%
4) 20~27% 5) 27% 이상

19. 현재 우리나라 국세조사의 내용으로 옳은 것은?

1) 표본조사
2) 10년 주기
3) 11월 1일 기준
4) 보건복지부 담당
5) 명칭은 '인구정밀조사'

20. 몸무게(kg)/신장(m)^2 × 10,000의 공식으로 산출하는 신체 지수는?

1) BMI
2) WHR
3) Kaup
4) Broca
5) Rohrer

부록 모의고사 해설 및 해답

제1회

1. 3)

해설 1) F.G. Clark의 질병발생 삼원론(三元論)은 병인, 숙주, 환경이다.
2) 지역사회의 노력으로 질병 예방 및 생명을 연장시키며 신체적, 정신적 효율을 증진시키는 기술이며 과학이다(Winslow의 정의).
3) Alma-Ata(1978)선언의 의미는 일차보건의료에 대한 실천 결의이다.
4) 공중보건학(public health)의 대상에서 최소단위는 지역사회 주민이다.
5) 보건학의 과제 중 3P란 인구(population), 오염(pollution), 빈곤(poverty)이다.

2. 1)

해설 1) Goldberger는 펠라그라(pellagra)의 원인을 규명하였다.
2) 범발적 유행(pandemic)이란 전 세계적인 유행(발병)을 말한다.
3) 단면적 연구(cross sectional study)는 시간과 경비가 적게 든다.
4) 분석역학(analytical epidemiology)은 제2단계 역학을 의미한다.
5) 추세변화는 장티푸스 등 장기변화이며 10년 또는 20~30년 주기로 유행한다.

3. 3)

해설 1) 생물학적인 출생과 사망에 의한 것을 폐쇄인구라 한다.
2) 말더스이론(Malthusian theory)은 인구 억제에 대한 이론이다.
3) 태아성비는 1차, 출생 시 성비는 2차, 현재 성비는 3차 성비이다.
4) 피라미드형(pyramid form)의 인구 구성은 출생율과 사망률이 높다.
5) 순재생산율(net reproduction rate)에서 1.0 이상은 인구 증가이다.

4. 4)

5. 4)

해설 1) 쥐: 페스트, 발진열, 양충병 등
2) 소: 결핵, 탄저, 광우병, 파상열, 살모넬라증 등
3) 돼지: 살모넬라증, 일본뇌염, 파상열 등
4) 양: 탄저, 파상열 등
5) 개: 광견병, 톡소프라스마증, 살모넬라증 등
6) 말: 탄저, 유행성뇌염 등
7) 고양이: 톡소프라스마증, 살모넬라증 등

6. 4)

7. 4)

해설 1) 감염자 분비액의 비말이나 직접 접촉에 의해 감염된다.
2) 바이러스성(rubella virus)이며 제2급감염병으로 관리된다.
3) 가임여성은 태아의 선천성 기형을 유발할 수 있는 감염병이다.
4) 일회의 생백신 접종으로 98~99%에서 평생 면역을 획득할 수 있다.
5) 홍역(measles), 볼거리(mumps), 풍진(rubella)등 MMR 예방접종을 실시한다.
* MMR이란 홍역(measles), 볼거리(유행성이하선염, mumps), 풍진(rubella)의 영문명 첫 글자이며 홍역·볼거리·풍진을 예방하기 위해 개발된 백신으로, 닭의 배아세포에서 배양하는 과정을 거친다.

8. 3)

해설 간흡충증: 제1중간숙주 – 쇠우렁,
제2중간숙주 – 잉어, 참붕어, 피라미, 모래무지
폐흡충증: 제1중간숙주 – 다슬기, 제2중간숙주 – 가제, 게

9. 4)

해설 유구조충(갈고리촌충): 돼지고기
무구조충(민촌충): 쇠고기
광절열두조충증: 제1중간숙주는 물벼룩, 제2중간숙주는 송어, 연어

10. 1)

해설 기온이나 습도 등이 인체에 주는 쾌감, 불쾌감의 정도를 수량화한 지수로서, 주로 기온과 습도만으로 계산하는 방법이 보급되어 있으며, (건구온도℃ + 습구온도℃) × 0.72 + 40.6으로 산출한다.
불쾌지수(DI) 50이하는 모든 사람이 쾌적감을 느끼는 수치이다.

11. 4)

해설 1) 잔류 염소의 극소점(최하강점)을 불연속점(break point)이라 한다.
2) 유리잔류 염소는 차아염소산(HOCL)과 차아염소산 이온(OCL^-)의 형태로 존재한다.
3) 결합잔류염소는 염소가 암모니아성 질소 등과 반응하여 chloramine 등의 염소 화합물로 존재한다.
4) 불연속점까지의 주입염소량을 염소요구량이라 하며 불연속점 이상 주입하여 소독하는 것을 불연속점처리라 한다.
5) 수도꼭지에서의 유리잔류염소 농도는 0.1 mg/L 이상이며, 병원성미생물 등에 오염 가능 경우는 0.4 mg/L 이상이다.

12. 2)

해설 석탄산계수는 소독약의 살균력을 비교하기 위한 계수이며 성상이 안정되고 순수한 석탄산을 표준으로 한다.
석탄산계수 = 소독약의 희석배수/석탄산의 희석배수

13. 3)

해설 1) 대기오염이 심해지는 기상조건이다.
2) 상층기온이 하층기온보다 높아진다.
3) 대기는 안정한(고요한) 상태가 지속된다.
4) 공기의 순환(확산)이 약하게 일어난다.
5) 자동차 배출가스 등의 오염물질이 수직으로 확산되지 못하고 지면에 깔린다.
* 기온은 100 m 상승 시 마다 1℃ 정도 하강하는데 기온역전에서는 상층기온이 하층기온보다 높아진다.

14. 5)

해설 동시출산집단에 대한 생존과 사망현상을 일정시간으로 나타낸 것이며 사망확률, 생존확률, 생존자수, 사망자수, 정지인구, 기대여명 등으로 작성됨.

15. 4)

16. 3)

해설 1) 모성사망률에는 임신, 출산, 산욕기 사망이 포함된다.
2) 발병률(attack rate)의 분모는 위험 요인에 폭로된 인구수이다.
3) 영아사망률은 국가나 지역사회의 보건수준을 잘 나타내는 대표적인 보건지표이다.
4) 유병률은 현시점에서 특별한 건강 문제가 있는 사람의 수이며 분모는 특정 시점의 인구이다.
5) 발생률은 새로 발생한 환자수(신환자)를 그 지역의 인구로 나눈 것이며 인구에 대한 동태통계이다.

17. 1)

해설 병원체의 종류
1) 세균(bacteria): 콜레라, 장티푸스, 디프테리아, 결핵, 한센병, 백일해, 페스트 등.
2) 바이러스(virus): 인플루엔자, 소아마비, 홍역, 유행성이하선염, 일본뇌염, 공수병, 간염, 두창, AIDS 등.
3) 리케치아(rickettsia): 발진티푸스, 발진열, 쯔쯔가무시증(양충병), 록키산홍반열 등.
4) 프리온(prion, 변형단백질): 크로이츠펠트-야곱병(Creutzfeldt-Jakob disease) 등.
5) 진균(fungi)또는 사상균(fungus): 무좀, 칸디다증 등.
6) 기생충(parasite): 회충증, 구충증, 간흡충증, 폐흡충증, 유구조충증, 무구조충증, 이질아메바증, 트리코모나스증, 말라리아, 사상충증 등.

18. 2)

해설 유해금속물질
1) 비소: 구토, 설사
2) 납: 신경장애, 관절통
3) 크롬: 비중격 천공, 피부염
4) 수은: 메틸수은에 의한 미나마타병(Minamata disease).
5) 카드뮴: 호흡기질환, 골다공증, 골연화증, 이따이이따이병.
* 카드뮴 중독의 3대 증상은 폐기종, 콩팥기능장애, 단백뇨임.
* 미나마타병(Hunter-Russel syndrome): 1953년 일본의 미나마타시 공장에서 초산 알데히드 제조과정 중 메틸수은이 유출되어 어패류를 오염시킴. 사지마비, 청력장애, 언어장애 등의 증상.
* 이따이이따이병: 1945년 일본 도마현의 미쯔이 공장에서 폐광석에 함유된 카드뮴이 지하수, 농작물 등을 오염시킴. 신기능 저하, 칼슘과 인의 배출 등에 의한 심한 통증.

19. 2)

해설 1) 수소이온농도는 6.0~8.0 이상이어야 어류의 생존에 적합하다.
2) 용존산소는 물에 녹아 있는 산소농도이며 ppm으로 나타낸다.
3) 생물화학적 산소요구량(BOD)이 높으면 수질오염이 높은 것이다.
4) 화학적 산소요구량(COD)에 대한 측정은 2~3시간 정도 소요된다.
5) 과망간산칼륨($KMnO_4$)의 소비량이 많으면 유기물의 오염이 많다.

20. 1)

해설 법정감염병 분류체계 개편 등에 따른 변경사항(2020년 1월 1일, 자료출처, 질병관리본부)
분류체계 개편 배경
질환별 특성(물/식품매개, 예방접종대상 등)에 따른 군(群)별 분류에서 심각도·전파력·격리수준을 고려한 급(級)별 분류로 개편
(개정 전) 제1군~제5군감염병 및 지정감염병 총 80종 → (개정 후) 제1급~제4급감염병 총 86종
① 바이러스성 출혈열(1종)을 개별 감염병(에볼라바이러스병, 마버그열, 라싸열, 크리미안콩고출혈열, 남아메리카출혈열, 리프트밸리열)으로 분리·열거
② 인플루엔자 및 매독을 제4급감염병(표본감시대상)으로 변경
③ 사람유두종바이러스감염증을 제4급감염병에 신규 추가
법정감염병 분류체계 개편 등에 따른 변경사항
분류체계 개편
질환별 특성(물/식품매개, 예방접종대상 등)에 따른 군(群)별 분류에서 심각도·전파력·격리수준을 고려한 급(級)별 분류로 개편
(개정 전) 제1군~제5군감염병 및 지정감염병 총 80종 → (개정 후) 제1급~제4급감염병 총 86종
① 바이러스성 출혈열(1종)을 개별 감염병(에볼라바이러스병, 마버그열, 라싸열, 크리미안콩고출혈열, 남아메리카출혈열, 리프트밸리열)으로 분리·열거
② 인플루엔자 및 매독을 제4급감염병(표본감시대상)으로 변경
③ 사람유두종바이러스감염증을 제4급감염병에 신규 추가
제1급감염병 (17종)
생물테러감염병 또는 치명률이 높거나 집단 발생 우려가 커서 발생 또는 유행 즉시 신고하고 음압격리가 필요한 감염병으로 다음과 같다.
가) 에볼라바이러스병 나) 마버그열 다) 라싸열 라) 크리미안콩고출혈열 마) 남아메리카출혈열 바) 리프트밸리열 사) 두창 아) 페스트 자) 탄저 차) 보툴리눔독소증 카) 야토병 타) 신종감염병증후군 파) 중증급성호흡기증후군(SARS) 하) 중동호흡기증후군 거) 동물인플루엔자인체감염증 너) 신종인플루엔자 더) 디프테리아
제2급감염병 (20종)
전파가능성을 고려하여 발생 또는 유행시 24시간 이내에 신고하고 격리가 필요한 감염병으로 다음과 같다.
가) 결핵 나) 수두 다) 홍역 라) 콜레라 마) 장티푸스 바) 파라티푸스 사) 세균성이질 아) 장출혈성대장균감염 자) A형간염 차) 백일해 카) 유행성이하선염 타) 풍진 파) 폴리오 하) 수막구균 감염증 거) b형헤모필루스인플루엔자 너) 폐렴구균 감염증 더) 한센병 러) 성홍열 머) 반코마이신내성황색포도알균(VRSA)감염증 버) 카바페넴내성장내세균속균종(CRE) 감염증
제3급감염병 (26종)

발생 또는 유행 시 24시간 이내에 신고하고 발생을 계속 감시할 필요가 있는 감염병으로 다음과 같다.
가) 파상풍 나) B형간염 다) 일본뇌염 라) C형간염 마) 말라리아 바) 레지오넬라증 사) 비브리오패혈증 아) 발진티푸스 자) 발진열 차) 쯔쯔가무시증 카) 렙토스피라증 타) 브루셀라증 파) 공수병 하) 신증후군출혈열 거) 후천성면역결핍증(AIDS) 너) 크로이츠펠트-야콥병(CJD) 및 변종크로이츠펠트-야콥병(vCJD) 더) 황열 러) 뎅기열 머) 큐열 버) 웨스트나일열 서) 라임병 어) 진드기매개뇌염 저) 유비저 처) 치쿤구니야열 커) 중증열성혈소판감소증후군(SFTS) 터) 지카바이러스 감염증
제4급감염병 (23종)
제1급~제3급 감염병 외에 유행 여부를 조사하기 위해 표본감시 활동이 필요한 감염병으로 다음과 같다.
가) 인플루엔자 나) 매독 다) 회충증 라) 편충증 마) 요충증 바) 간흡충증 사) 폐흡충증 아) 장흡충증 자) 수족구병 차) 임질 카) 클라미디아감염증 타) 연성하감 파) 성기단순포진 하) 첨규콘딜롬 거) 반코마이신내성장알균(VRE)감염증 너) 메티실린내성황색포도알균(MRSA) 감염증 더) 다제내성녹농균(MRPA)감염증 러) 다제내성아시네토박터바우마니균(MRAB)감염증 머) 장관감염증 버) 급성호흡기감염증 서) 해외유입기생충감염증 어) 엔테로바이러스감염증 저) 사람유두종바이러스감염증

제2회

1. 5)

해설 공중보건사업의 대상에서 최소단위는 지역사회 전체주민이며 예방의학의 최소단위는 가족(개인) 그리고 임상의학은 개인별 진료 및 치료(개인)가 최소단위이다.

2. 4)

해설 1) 여자100명에 대한 남자 인구비이다.
2) 태아(fetus)성비를 1차 성비라 한다.
3) 출생 시의 성비(2차성비)는 남자가 많다.
4) 폐쇄인구는 성비가 같거나 여자가 많다.
5) 65세 이상의 노년인구에서는 여자가 많다.

3. 2

해설 1) 별형(star form): 생산연령 인구가 많이 유입되는 도시의 인구로 생산인구가 전체인구의 50% 이상인 인구구성.
2) 종형(bell form): 인구정지형으로 출생률과 사망률이 낮고 14세 이하 인구가 65세 이상 인구의 2배인 인구구성.
3) 항아리형(pot form): 출생률이 사망률보다 낮고 평균수명이 높은 선진국형이며, 인구 감퇴형으로 방추형 인구임.
4) 기타형(guitar form): 별형의 반대 형태로 생산층 인구가 유출되는 형태이며 생산인구가 전체 인구의 50% 미만임.
5) 피라미드형(pyramid form): 인구증가형으로서 출생률과 사망률이 높고 14세 이하 인구가 65세 이상의 2배 이상임.

4. 1)

해설 – 삼각형 모형설: 병원체요인, 숙주요인, 환경요인 등의 상호작용
– 거미줄 모형설: 특정요인만이 아닌 다원적인 요인 관련설로써 질병발생에서 여러 요인들이 복합적으로 관여하며, 질병이 발생하는 경로를 파악하여 질병예방대책수립에 도움을 줄 수 있는 모형
– 수레바퀴 모형설: 생물학적 환경, 물리화학적 환경, 사회적 환경, 유전적 요인 등의 상호작용 모형

5. 1)

해설 전향성 코호트와 후향성 코호트가 있다.

6. 3)

해설 능동면역: 숙주스스로 면역체를 형성하여 면역을 형성함
1) 자연능동면역: 감염병 등에 감염된후 형성되는 면역
2) 인공능동면역: 생균, 사균, 순화독소 등으로 예방접종 후 얻는 면역
수동면역: 다른 숙주에 의해 형성된 면역체를 받아서 면역력을 가지는 것
1) 자연수동면역: 모체(모성)으로부터 태반이나 수유를 통해 얻어지는 면역
2) 인공수동면역: 감마 글로블린이나 antitoxin 등의 접종에 의한 면역형성
* 수동면역은 인공능동면역에 비해 면역효력이 빠르게 나타나지만 효력지속기간이 짧음(2개월 정도)

7. 1)

8. 3)

해설 1) 연어는 광절열두조충증의 제2중간숙주
2) 쇠우렁은 간흡충증의 제1중간숙주
3) 다슬기(marsh snail)는 폐흡충증의 제1중간숙주
4) 참붕어는 간흡충증의 제2중간숙주
5) 물벼룩(water flea)은 광절열두조충증의 제1중간숙주

9. 3)

해설 총인구에서 65세 이상 인구가 차지하는 비율이 7% 이상은 고령화사회(aging society), 14% 이상은 고령사회(aged society) 20% 이상은 초고령사회(후기고령사회, super aged society, post-aged society)라고 한다.

10. 4)

11. 1)

12. 5)

13. 2)

해설 물의 염소소독처리에서 결합잔류염소의 최하강점을 불연속점(break point)이라 하며 불연속점이상으로 염소를 주입하여 소독하는 것이 불연속점염소 처리이다.
부활현상은 염소처리 후에 일시적으로 평상시보다 세균이 증가하는 현상이다.
또한 염소소독 중 불연속점(break point)의 의미는 잔류염소곡선의 최하강점(최소점)이상으로 염소를 주입하는 염소소독방법이다.

14. 2)

해설 1) 자비소독: 주사기 등을 끓는 물에 15~20분간 소독.
2) 저온살균법: 파스퇴르에 의해 고안되었으며 61-3℃에서 30분간 가열하여 아포를 형성하지 않는 세균을 사멸.
3) 유통증기멸균법: 포자형성균에서 Arnold멸균기나 Koch멸균기를 사용하여 100℃의 유통증기를 30~60분 가열.
4) 고압증기멸균법: 포자형성균의 멸균에 사용하며 115℃에서 30분, 121.5℃에서 20분, 126.5℃에서 15분간 처리.
5) 초고온순간멸균법: 멸균처리 시간을 단축하고 영양소 파괴를 최소화하며 우유의 경우 130~150℃에서 2초간 처리.

15. 1)

해설 감염형 식중독은 리스테리아균, 병원성 대장균, 살모넬라균, 여시니아균(돼지장염균), 장염비브리오균, 캄필로박터균 등이며 독소형 식중독은 바실러스 세레우스균, 클로스트리움 보툴리누스균, 황색포도상구균, 웰치균 등이 있다.

16. 5)

해설 1) UN의 경제사회 이사회 전문기관의 하나이다.
2) 본부는 스위스의 제네바(Geneva)에 있다.
3) 전 세계에 6개의 지역사무소를 운영하고 있다.
4) 우리나라는 서태평양지역 사무소에 소속되어 있다.
5) 목적은 전 인류가 최고의 건강수준에 도달하는 것이다.

17. 4)

18. 2)

해설 모성사망은 임신, 분만, 산욕기 등과 관계되는 질병과 합병증에 의한 사망을 의미하며 임신중 감염병이나 교통사고 등에 의한 사망은 포함되지 않는다.

19. 5)

20. 5)

해설 1) 괴혈병(scurvy) – 비타민C
2) 구루병(rickets) – 비타민D
3) 각기병(beriberi) – 비타민 B_1
4) 펠라그라(pellagra) – 비타민 B_3(니아신)
5) 콰시오커(kwashiorkor) – 단백질 부족

제3회

1. 3)

2. 5)

해설 1) 쾌적한 습도는 40~70%이다.
2) 보건적 실내온도는 18±2℃(16~20℃)이다.
3) 기온은 ℃ = 5/9(℉ –32)의 관계이다.
4) 쾌적한 실내기류(氣流)는 0.2~0.3 m/sec이다.
5) 불쾌지수(DI)는 고온다습에서 높아진다.

3. 3)

해설 1) 질트리코모나스는 원충류임
2) 아니사키스증(anisakiasis)의 인체감염은 해산어류를 생식할 때 감염됨
3) 말레이사상충증(filariasis)은 림프조직에 기생하면서 부종(edema)을 유발함
4) 흡충류 기생충란이 부화한 최초의 유충은 miracidium임. Metacercaria는 피낭유충 단계임
5) 폐흡충증(폐디스토마, paragonimiasis)의 제2중간숙주는 가제, 게 등이며 제1중간숙주는 다슬기임

4. 1)

해설 하수의 오염도 측정에는 생물화학적 산소요구량, 화학적 산소요구량, 용존산소 등이 있으며 수중생물이 생존할 수 있는 용존산소량은 5 ppm 이상, 생물화학적 산소요구량은 5 ppm 이하이다.

5. 4)

해설 1. 대장균의 수질오염에서 최확수법(most probable number: MPN)은 검수 100 mL 당 대장균 수(즉, 검수 100 mL 중에 이론상 있을 수 있는 대장균 수)를 말하고, 대장균지수(Coli index)는 대장균을 검출할 수 있는 최소 검수량의 역수(예: 50 mL에서 처음 대장균을 검출하였다면 대장균 지수는 1/50)로 표시하며, 먹는 물에 대한 대장균 검사는 추정시험 → 확정시험 → 완전시험의 단계로 진행한다.
2. 대장균군은 분변오염의 지표로 중요하다.
1) 대장균 지수(Coli index): 대장균을 검출할 수 있는 최소검수량의 역수, 즉 10 cc에서 양성이 나왔다면 대장균 지수는 0.1 cc이다.
2) MPN(most probable number): 검수 100 cc 중 대장균군의 최확수, 즉 MPN이 100이라면 물 100 cc 중 대장균이 100이 있다는 의미이다(수질기준상 대장균군은 100 cc 중에서 검출되면 안 된다).

6. 5)

7. 3)

해설 진동에 의한 장애에는 전신적인 진동장애와 국소적인 진동장애가 있으며 특히 자동톱, 전기해머, 착암기 작업 등에 의한 국소적인 진동장애 시 레이노현상(Raynaud's phenomenon)에 의한 장애가 일어난다.

8. 1)

해설 식물성자연독에서 독버섯에는 알광대버섯, 무당버섯 등이 있으며 독버섯의 독성분은 muscarin, muscaridine, cholin 등이 있다. 감자는 solanine, 맥각은 ergotoxin, 황미변독은 afatoxin, 독미나리는 cicutoxin등의 독성분이 있다.

9. 2)

해설 재해지표에는 건수율(incidence rate), 도수율(frequency rate), 강도율(severity rate), 재해일수율 등이 있다.

10. 1)

해설 환자군–대조군 연구(case–control study)와 후향성 연구(retrospective study)는 같은 의미이며 코호트 연구(cohort study)의 단점을 보완한 것이 후향성 코호트연구(retrospective cohort study)임

11. 4)

해설 1~4는 호흡기계 감염병이며 이외에도 수두, 인플루엔자, 성홍열 등의 호흡기계 감염병이 있다.

12. 4)

해설 홍역(measles), 유행성이하선염(볼거리, mumps), 풍진(rubella)의 혼합백신임.

13. 5)

해설 절족동물(arthropod, 絕足動物)매개 감염병은 페스트(벼룩), 발진티푸스(이), 일본뇌염(모기), 발진열(벼룩), 말라리아(모기), 양충병(쯔쯔가무시병, 진드기), 황열(모기), 신증후군출혈열(들쥐의 배설물, 진드기) 등이다.

14. 3)

해설 감염병의 예방 및 관리에 관한 법률 제2조제11호에 따른 인수공통감염병의 종류는 다음과 같다
1) 장출혈성대장균감염증 2) 일본뇌염 3) 브루셀라증 4) 탄저 5) 공수병 6) 동물인플루엔자 인체감염증 7) 중증급성호흡기증후군(SARS) 8) 변종크로이츠펠트–야콥병(vCJD) 9) 큐열 10) 결핵

15. 2)

16. 3)

해설 1) 5년마다 실시된다.
2) 연앙인구인 7월 1일이 기준이나 우리나라는 11월 1일에 조사한다.
3) 전수조사(全數調査)이다.
4) 기획재정부 통계청에서 담당한다.
5) 인구정태(state of population)조사이다.

17. 4)

18. 5)

해설 1) 발병률(attack rate)의 분모는 위험에 노출된 인구이다. 발생률(incidence rate)의 경우 분모는 인구(지역인구)이다.
2) 알파지수(α-index)가 1에 가까우면 보건수준이 높은 것이다.
3) 모성사망률은 임신 중 감염병에 의한 사망을 포함하지 않는다.
4) 비례사망지수(PMI)는 50세 이상의 사망수를 백분율로 표현한다.
5) 신생아사망율의 분자는 생후 28일 미만에 발생한 사망아의 총수이다.

19. 4)

해설 1) Kaup 지수는 영유아 및 학령전기의 비만도 측정에 사용한다.
2) Roher 지수에 대한 판정법에서 160 이상은 비만으로 판정한다.
3) Vervaeck 지수 92 이상은 비만으로, 82 이하는 야윈 체중으로 판정한다.
4) Broca 지수는 성인의 비만판정에 사용되며 표준체중은(신장 cm – 100) × 0.9이다.
5) BMI(체질량지수, body mass index)가 18.5 미만이면 저체중, 30 이상이면 비만으로 판정한다.

20. 1)

해설 감염병의 예방 및 관리에 관한 법률 제2조제9호에 따른 생물테러감염병의 종류는 다음과 같다.
1) 탄저 2) 보툴리눔독소증 3) 페스트 4) 마버그열
5) 에볼라열 6) 라싸열 7) 두창 8) 야토병

제4회

1. 3)

해설 Winslow의 공중보건학에 대한 정의임
1) Edward Janner: 여명기(우두 종두법개발)
3) Bernardio Ramazzini: 여명기(직업병 저서)
4) John Snow: 확립기(콜레라 역학조사)
5) Edwin Chadwick: .여명기(열병환자 보고서)

2. 3)

해설 코호트(cohort)는 시간적 개념이 내포된 것이 특징임
Birth cohort: 특정기간에 출생한 인구집단, Marriage cohort: 특정기간에 결혼한 인구집단
Smoking cohort: 동일한 흡연집단 등이 있음

3. 5)

해설 1) 범발적(pandemic)–AIDS, 인플루엔자
2) 전국적(epidemic) – 장티푸스
3) 지방적(endemic) – 간흡충증, 폐흡충증, 사상충증
4) 산발적(sporadic) – 렙토스피라
5) 순환적(cyclic) – 백일해, 홍역, 일본뇌염 등이며 순환적 유행은 시간적인 현상임.

4. 5)

해설 * Dorn, Doll, Hill – 폐암연구*
John Snow – 콜레라(cholera)연구
* Goldberger – 펠라그라(pellagra)연구
* James Lind – 괴혈병(scurvy)연구
* Pellagra는 niacin(nicotinic acid) 부족에 의한 영양결핍증임을 실험역학적으로 증명한 사례임.

5. 2)

해설 1) 증식형: 병원체가 수적으로만 증식 후 전파하며 쥐벼룩(페스트), 모기(뎅기열, 황열, 일본뇌염), 이(재귀열, 발진티푸스), 벼룩(발진열) 등.
2) 발육형: 수적인 증식없이 발육 후 전파하며 모기(사상충증), 파리(로아사상충증) 등.
3) 발육증식형: 병원체가 발육과 증식이 같이 일어난 후 전파하며 모기(말라리아), 체체파리, tse-tse파리(수면병) 등.
4) 배설형: 곤충의 위장관 내에서 병원체가 증식한 후 배설을 통해 전파하며 이(발진티푸스), 벼룩(발진열, 페스트) 등.
5) 경란형(난소 전이형): 알을 통해 다음 세대까지 병원체가 전파되며 진드기(쯔쯔가무시증, 재귀열, 록키산홍반열) 등.

6. 4)

해설 1) 말라리아, 황열, 일본뇌염 - 모기
2) 이질, 폴리오, 장티푸스 – 파리
3) 발진열, 페스트 – 쥐벼룩
4) 렙토스피라, 신증후군출혈열 – 쥐, 등줄쥐
5) 풍진, 유행성이하선염 – 비말

7. 3)

해설 1) 간흡충증, 요꼬가와흡충증 – 어패류
2) 편충증, 십이지장충증 – 토양
3) 육류 – 무구조충증, 유구조충증
4) 회충증, 동양모양선충증 – 물, 채소.
5) 요충증, 트리코모나스 – 접촉

8. 4)

해설 잠함병(잠수병)은 고압환경에서 보통기압으로 돌아오는 과정에서 발생하는 여러 가지 장애이며 감압병이라고도 한다. 원인은 질소가스의 기포에 의한 가스색전증으로, 관절통, 근육통, 척추마비, 혈액순환장애 등의 증상을 보이며 심할 경우 사망할 수 있다.

9. 3)

해설 수돗물의 잡균이나 대장균에 의한 열을 수도열(Hannover fever, water fever)이라 하며 Mills와 Reincke는 물을 여과 공급하여 수인성질병의 발생을 감소시킴.

10. 5)

해설 1) 보통침전법을 이용한다.
2) 물의 탁도가 높을 때 불리하다.
3) 여과시설 건설비가 많이 든다.
4) 여과속도는 보통 3~8 m/day이다.
5) 세균에 대한 제거율은 98~99%이다.

11. 3)

해설 1) 예비처리–본처리–오니처리의 순으로 진행된다.
2) Screen 처리는 부유물질을 제거하기 위함이다.
3) 혐기성처리에는 부패조와 임호프탱크법이 있다.
4) 하수의 혐기성처리 시에는 메탄가스가 많이 배출되고 호기성에서는 이산화탄소의 발생이 많다.
5) 호기성 분해처리 중 활성오니법(activated sludge process)은 충분한 산소를 공급하는 방법이다.

12. 3)

해설 1) 기온 21℃
2) 기습 50%
3) 피부온도 33℃ 유지
4) 기류 10 cm/sec
5) 열의 차단력 단위

13. 5)

해설 1) 페스트(pest): 제1급감염병이며 쥐벼룩의 토물에 의해서

사람에게 전파
2) 말라리아(malaria): 제3급감염병이며 학질모기(중국얼룩날개모기)가 전파
3) 발진티푸스(epidemic typhus): 제3급감염병이며 이(louse)의 배설물에 의해 전파
4) 쯔쯔가무시증(tsutsugamushi fever): 제3급감염병이며 털진드기가 매개곤충임
5) 신증후군 출혈열(유행성 출혈열, epidemic hemorrhagic fever) 제3급감염병이며 등줄쥐와 등줄쥐에 기생하는 진드기가 전파

14. 2)

해설 1) 석탄산 계수가 높으면 살균력이 강하다.
2) 소독제의 살균력을 비교하는데 이용된다.
3) 장티푸스균을 이용하여 20℃에서 시험한다.
4) 안정한 석탄산을 표준으로 시험해야한다.
5) 소독약의 희석배수/석탄산 희석배수로 계산한다.

15. 3)

해설 Leavell과 Clark의 질병에 대한 자연사와 예방단계에서 증상이 나타나 질병발생이 확인되어 진단과 치료가 진행되는 시기는 발현성감염기(발현성질환기)임

16. 4)

해설 1) TLV-LEL(Lower Explosion Limit): 가연성 가스가 공기와 혼합하여 착화에 의한 폭발을 일으키는 최저농도
2) TLV-C(Threshold Limit Value ceiling): 노출한도치(작업노출에서 순간적으로 넘어서면 안되는 유해물질의 농도)
3) TLV-MAC(Maximum Acceptable Concentrate): 최고허용농도
4) TLV-TWA(Threshold Limit Value Time Weighted Average): 건강에 영향이 없는 유해물질의 시간적 평균농도
5) TLV-STEL(Threshold Limit Value Short Term Exposure Limit): 단시간 피폭한도치(작업자가 15분간 연속 노출되었어도 매일의 노출이 TLV-TWA이하이면 건강상 작업자에게 악영향을 미치지 않는 유해물질의 농도).

17. 1)

해설 1) 굴, 모시조개(바지락) – Venerupin 2) 홍합(섭조개) – Saxitoxin 3) 복어 – Tetrodotoxin 4) 감자 – Solanine 5) 맥각 – Ergotoxin 6) 독버섯 – Muscarin 7) 곰팡이독소(mycotoxin) – Aflatoxin

18. 5)

해설 1) 저온작업 – 참호족(trench foot)
2) 자외선 – 백내장(cataract)
3) 이상고압 – 잠함병(caisson disease)
4) 진동 – 레이노드병(Raynaud disease)
5) 소음작업 – 생리적 장애(physiological disorder) 교감신경의 흥분에 의한 불안, 두통, 위장장애 등.

19. 4)

20. 3)

해설 2019년 국가예방접종 대상 백신(17종)
BCG(피내용), B형간염, DTaP(디프테리아/파상풍/백일해), Td(파상풍/디프테리아), Tdap(파상풍/디프테리아/백일해), IPV(폴리오), DTaP-IPV(디프테리아/파상풍/백일해/폴리오), DTap-IPV/Hib(디프테리아/파상풍/백일해/폴리오/b형헤모필루스인플루엔자), Hib(b형헤모필루스인플루엔자), 폐렴구균, MMR(홍역/유행성이하선염/풍진), 수두, 일본뇌염(불활성백신), 일본뇌염(약독화 생백신), A형간염, HPV(사람유두종바이러스 감염증), IIV(인플루엔자)

제5회

1. 4)

해설 1) 대륙성기후는 일교차가 크다.
2) Dorno ray는 2,800~3,200Å이다.
3) DI=85는 모든 사람이 불쾌감을 느낀다.
4) 일산화탄소는 헤모글로빈과 잘 결합한다.(CO의 2중작용)
5) 산소의 정상적인 체적백분율은 20.93%이다.

2. 4)

해설 이산화탄소의 서한량(恕限量, 許容量): 0.1%(1000 ppm)

3. 5)

해설 1) 기온역전(temperature inversion)이 일어나면 대기오염은 심해진다.
2) 링겔만비탁표(Ringelmann chart)는 매연 농도를 측정하는데 이용한다.
3) 미나마타병(Minamata disease)은 수은이 하수를 오염시켜 발생하였다.
4) 대기오염사례 중 미국의 Los Angeles형은 자동차배기가스가 주요 원인이었다.
5) 가스상의 대기 오염물질에는 황산화물, 질소산화물, 일산화탄소 등이 있다.

4. 4)

5. 3)

해설 분석역학(analytic epidemiology)
1) 단면적 연구(cross-sectional study)는 상관관계연구이다.
2) 코호트 연구에서 cohort는 같은 특성을 지닌 인구집단이다.
3) 환자-대조군 연구(case-control study)는 비용이 적게 든다.
4) 환자-대조군 연구는 현재 질병에 이환된 집단을 대상으로 한다.

6. 1)

해설 1) 유행성 일본뇌염의 전파체는 작은빨간집모기이다.
2) 소아마비와 홍역의 병원체는 바이러스(virus)이다.
3) 수두(chicken pox)와 결핵(TB)은 제2급 감염병이다.
4) 검역감염병 중 콜레라의 감시기간은 5일(120시간)이다.
5) 중증급성호흡기증후군(SARS)의 주 증상은 고열이다.

7. 5)

해설 1)~4)는 2급 감염병이며 5)는 1급 감염병임

8. 2)

해설 1) 간흡충증(clonorchiasis)의 제2중간 숙주는 참붕어이다.
2) 폐흡충증(paragonimiasis)의 제1중간 숙주는 다슬기이다.
3) 아니사키스증(anisakiasis)의 감염은 해산어류의 생식이다.
4) 무구조충증(beef tapeworm)은 일명 민촌충증이라고도 한다.
5) 질트리코모나스(trichomonas vaginalis)는 원충류(cestoda)이다.

9. 3)

해설 Alma-Ata(1978) 선언의 내용
1) 과학적 방법에 의한 지역사회의 수용
2) 주민의 적극적인 참여
3) 국가나 자치단체의 재정지원

4) 국가 보건의료체계로의 계속성 유지
5) 질병의 예방과 치료는 물론 신체적 정신적 건강증진과 사회적 안녕

10. 5)

해설 1) 생물학적인 출생과 사망에 의한 것이 폐쇄형 인구이다.
2) 말더스주의(Malthusism)는 인구 억제를 위한 이론이다.
3) 출생률과 사망률이 모두 낮은 인구 구성은 벨형(bell form)이다.
4) 순 재생산율(net reproduction rate)이 1.0이면 인구의 증감이 없다. 즉, 1.0은 인구증감이 없고, 1.0 이하는 인구감소, 1.0 이상은 인구증가를 의미함.
5) 생명표(life table)에는 사망확률, 생존확률, 생존자 수, 사망자수, 정지인구, 기대여명 등이 포함된다.

11. 4)

해설 1) 괴혈병(scurvy) – 비타민 C 결핍증
2) 각기병(beriberi) – 비타민 B_1(thiamin)결핍증
3) 펠라그라(pellagra) – 비타민 B_3(niacin)결핍증
4) 콰시오커(kwashiorkor) – 만성 단백질 결핍증
5) 야맹증(night blindness) – 비타민 A 결핍증

12. 1)

해설 Rudder의 접촉감염지수는 두창 및 홍역 – 95%, 백일해 – 60~80%, 성홍열 – 40%, 디프테리아 – 10%, 폴리오 – 0.1%임

13. 4)

해설 1) 20℃에서 5일간 측정한다.
2) 물에 녹아있는 산소량은 용존산소(DO)이다
3) 과망간산칼륨 등 산화제를 사용하는 것은 COD이다.
4) BOD의 정의는 수중의 유기물을 호기성 미생물이 분해하여 안정화하는데 필요한 산소량이다
5) BOD(BOD5)가 높으면 분해 가능한 유기물질이 많은 것이며 따라서 하수의 오염도가 높은 것이다
* 미생물(微生物, microorganism)에 의해 완전 분해되고, 산화제에 의해 완전분해 될 경우 BOD와 COD는 같아짐

14. 3)

해설 1) 근로손실 일 수/연근로시간수 × 1,000 = 강도율
2) 재해건수/평균 근로자 수 × 1,000 = 건수율
3) 재해건수/연 근로시간 수 × 1,000,000 = 도수율
4) 연재해일 수/연 근로시간 수 × 100 = 재해일수율
5) 재해자 수/근로자 수 × 100 = 재해율을 나타낸다.
* 도수율(frequence rate, 度數率)은 산업 재해 지표의 하나로 근로 시간에 대한 재해 발생 빈도를 나타내며, 전 근로자가 백만 시간당 근무하는데 발생한 재해 건수이다.

15. 4)

16. 4)

해설 MPN(최확수법: most probable number)이란 대장균군의 최확수 산출방법이며 세균검사법이다.
또한 대장균지수(coli index)는 대장균을 검출한 최소 검수량의 역수이다.

17. 3)

해설 1) 아니사키스(anisakis) – 바다생선 생식
2) 말레이 사상충증(filariasis, elephantiasis) – 모기
3) 무구조충(beef tapeworm) – 쇠고기 생식
4) 요코가와 흡충증(yokogawa fluke) – 은어, 황어 등
5) 이질 아메바(entamoeba histolytica) – 경구감염

18. 1)

해설 Imhoff tank와 부패조(septic tank)는 하수처리방법 중 혐기성분해처리 방법이다.
하수처리방법 중 활성오니방법은 호기성 세균의 산화작용(oxidation, 酸化作用)이다.

19. 3)

해설 * 공공부조의 내용
– 생활보호와 의료보호가 있음
– 국가최저(사회최저)의 원칙 적용
– 공공부조 대상자에게는 재정을 부담시키지 못함
– 국가 및 지방자치단체의 재정으로 국민의 최저생활보장(재정적 부담)

20. 3)

제 6 회

1. 1)

2. 1)

해설 생균: 두창, 탄저, 광견병, 결핵, 황열, 폴리오(sabin), 홍역
사균: 장티푸스, 파라티푸스, 콜레라, 백일해, 일본뇌염, 폴리오(salk)
순화독소: 디프테리아, 파상풍

3. 4)

해설 항아리형은 평균수명이 높은 국가에서 나타나며 인구감소형임. 출생률이 사망률보다 낮아 14세 이하가 65세 이상의 2배 이하인 인구형.

4. 5)

해설 결합형잔류염소가 0이 되는 점을 불연속점이라 하며 염소소독된 물에 세균이 일시적으로 증가되는 것을 부활현상이라 한다.

5. 4)

6. 1)

7. 4)

8. 1)

해설 – Retinol equivalent(RE)은 비타민 A의 단위임.

9. 4)

10. 2)

해설 출생 및 인구통계
1) 조출생률(crude live-birth rate) – 보통출생률이며 사산이 포함되지 않음.
일정 국가의 출생수준을 설명하는 지표이며 연앙인구 1,000명 당 출생아수임
2) 일반출생률(general fertility rate) – 가임여성(15~49세) 인구 1,000명 당 출생률임
3) 재생산율(reproduction rate) – 한 여성이 일생동안 몇 명의 여자아이를 출산하는가를 나타냄
(1) 총재생산율(gross reproduction rate) – 재생산율 중 모성의 사망을 고려하지 않은 경우의 통계임
(2) 순재생산율(net reproduction rate) –재생산율 중 모성의 사망을 고려한 경우이며 인구의 양적인 변화를 설명함.
순재생산율에 따른 인구의 증감에서 1.0은 인구증감이 없고, 1.0 이하는 인구감소, 1.0 이상은 인구증가를 나타냄.

4) 합계생산율(합계출산율, total fertility) - 한 여성이 일생 동안 몇 명의 아기를 출산하는가를 나타냄(출산력 수준임)
* 인구통계 중 출산통계
1) 조출생률 2) 일반출생률
* 인구통계 중 인구의 생산율통계
1) 합계생산율 2) 총재생산율 3) 순재생산율
* 인구통계 중 사망통계
1) 조사망률 2) 영아사망률 3) 보정영아사망률
4) 신생아사망률(알파 인덱스)α-index): α-index가 1에 가까우면 보건수준이 높은 것임
5) 모성사망률 6) 사산율 7) 주산기 사망률 8) 유아사망률
9) 사인별 사망률 10) 출생사망지수 11) 출생사망성비

11. 1)

해설 포괄적 보건의료(coprehensive health care)란 지역사회 주민을 대상으로 질병의 조기발견과 치료는 물론 건강증진 및 예방 그리고 재활 등을 포괄하는 개념이다.

12. 3)

해설 산악의 분지에서는 일교차가 크지만, 수목이 많은 산림지역은 적으며 해안보다는 내륙이 크고 고위도에서 일교차가 크다.

13. 1)

해설 1) 흄(fume) - 0.001~1 μm의 미립자
2) 분진(dust) - 먼지이며 10 μm 이상을 강하성 분진이라 함.
3) 매연(smoke) - 1 μm 이하의 탄소입자
4) 스모그(smog) - smoke(연기)와 fog(안개)의 합성어임.
5) 미스트(mist) - 연무(액적)라고도 하며 2~200 μm 크기의 액체입자상 물질

14. 2)

해설 질소와 인 등의 물질은 부영양화(eutrophication)물질이다. 정상적인 호수는 빈영양화(oligotrophic)되었다고 하며, 이러한 호수의 물은 깨끗하다. 그러나 시간이 지나면서 중간단계인 중 영양상태(mesotrophic)를 거쳐 영양염류가 풍부하여 조류 번성(algal blooming)이 가능한 부영양화(eutrophication) 상태가 된다. 부영양화된 호수의 물은 탁하고 오염된 것이다.

15. 5)

16. 4)

17. 1)

18. 3)

19. 2)

20. 2)

해설 PPP(polluters, pay, principle)란 공해문제의 해결을 위한 환경오염의 오염자 부담원칙이다.

제7회

1. 1)

해설 1) 살모넬라와 같이 계절에 관계없이 발병한다.
2) 황색포도상구균이 생성하는 체외독소인 장독소이다.
3) 독소는 열에 강하여 120℃에서 20분간에도 사멸되지 않는다.
4) 잠복기는 평균 3시간(1~6시간)이며 급성 위장염증상을 보인다.
5) 창상감염 가스괴저(gas gangrene)의 원인은 Welchii균 식중독이다.

2. 4)

해설 1) 급성감염병은 발생률이 높고 유병률은 낮다.
2) 만성감염병은 발생률이 낮고 유병률은 높다.
3) 유행기간이 짧을 때는 발생률과 유병률이 같다.
4) 수인성감염병의 역학적 특성은 집단(폭발)적이다.
5) 병원체에 대한 주민의 면역이 약하면 치명률이 높다.

3. 5)

해설 1) 어느 시점(기간)의 환자수/인구: 시점(기간) 유병률 공식임. 유병률은 발병시기와 관계없이 조사 당시 전체 지역 주민 중 특정 질병에 이환되어 있는 환자이며 시점 유병률과 기간 유병률이 있음
2) 연간 발병자수/위험에 폭로된 인구: 발병률 공식임
(즉, 식중독이나 감염병 등 위험요인에 폭로된 인구 중 발병한 환자수)
3) 어느 기간의 환자 발생수/그 지역의 전체 인구: 발생률에 대한 설명임(즉, 일정 기간 중에 새로 발생한 환자수이며 질병발생의 위험도를 추정할 수 있음)
4) 연간 특정 질병에 의한 사망수/특정 질병에 이환된 환자수: 치명률에 대한 설명임
5) 위험에 폭로된 집단의 발병률/비 폭로집단의 발병률을 비교위험도(위험비)라 하며, 귀속위험도(기여위험도)란 위험에 폭로된 집단의 발병률-비 폭로집단의 발병률임
* 급성감염병의 경우 발생률은 높고 유병률은 낮음.
* 만성감염병의 경우 발생률은 낮고 유병률은 높음.
* 발생률은 동적관찰이며, 유병률은 정적관찰에 해당함.
* 질병의 이환기간이 짧은 경우 유병률과 발생률의 차이가 거의 없음.

4. 5)

해설 감염병 질환에 이환된 후 임상적증상이 소실되었으나 병원체를 배출하는 것을 회복기 보균자(병후 보균자)라하며, 장티푸스, 세균성 이질, 디프테리아 등이 있다.
잠복기 보균자는 특정 질병의 잠복기간에 병원체를 배출하는 것이며 홍역, 수막구균성 수막염, 백일해, 유행성이하선염, 등이 있다.
건강보균자는 폴리오, 디프테리아, 일본뇌염 등이 있으며 환자에는 은닉환자, 간과환자, 전구기환자, 현성환자 등이 있다.

5. 5)

해설 1) 급성호흡기계 질환이다.
2) 완쾌 후 영구면역을 획득한다.
3) 병원체는 바이러스이다.
4) 마진(痲疹)이라고도 하며, 주기변화에 속한다.
5) 코플릭반점(Koplik's spot)은 홍역의 특징적인 반점으로 구강에 모래알 크기로 나타난다.

6. 5)

해설 신증후군출혈열의 병원체인 Hantaan Virus의 종(species)에는 Seoul virus(도시형 출혈열의 병원체), Puumula virus(Scandinavia형 출혈열의 병원체), Prospect Hill virus 등이 있다.
병원소는 설치류인 등줄쥐(apodemus agarius)이며 등줄쥐에 기생하는 좀진드기를 통한 전파와 등줄쥐의 배설물이 건조되는 경우 호흡기를 통한 전파도 가능하다.

7. 2)

해설 PPD(purified protein derivates)는 결핵균으로 만들어진 순화단백 물질이며 결핵 감염여부를 판정하는 데 이용된다. PPD 주사 후 72시간에 판독하며 직경이 10 mm 이상이면 양성으로 판단한다. 성홍열은 dick test, 장티푸스는 widal test, 한센병은 lepromin test, 디프테리아는 shick test가 이용된다.

8. 4)

해설 폐흡충의 충란이 수중에서 2~3주 후 부화하여 miracidium(섬모유충)이 되고 제1중간 숙주인 다슬기에 들어가 sporocyst → redia → daughter redia로 진행되어 cercaria가 된다. Cercaria 상태로 수중에 머물다가 제2중간 숙주인 가재에 침입하여 인체에 감염될 수 있는 상태인 meta cercaria가 되며 종말숙주는 사람, 호랑이, 늑대 등이다.

9. 2)

10. 3)

해설 (1) Nairobi(1982)선언: 스톡홀름 유엔인간환경회의 10주년에 1982년 나이로비에서 개최된 유엔환경계획(UNEP)의 이사회이며 Stockholm(1972)선언을 재확인
(2) Montreal(1987)선언: 1987년 제정된 오존층 파괴 물질(CFC)의 생산과 규제에 대한 의정서(몬트리올 의정서)
(3) Stockholm(1972)선언: 환경보전에 대한 국제적 노력에서 인간환경선언과 '오직 하나뿐인 지구(The only one earth)'의 슬로건을 채택
(4) Johannesburg(2002)선언: 리우선언 10년간의 지속가능발전 추진의지 표명 및 미래세대에 대한 책임을 확인하였으며 빈곤과 환경문제에의 해결방안인 지속가능개발에 관한 실천목표와 전략을 채택함
(5) Rio de Janeiro(1992)선언: 리우선언(Rio declaration)에서 21세기 행동강령 의제21(Agenda 21)이 채택되었으며 기본적인 이념은 환경적으로 건전하고 지속적인 개발임

11. 5)

12. 4)

해설 1) 인공 능동면역은 효과의 지속력이 길다.
2) 인공 수동면역은 효과가 빠르게 나타난다.
3) 인공 능동면역은 효과 개시 기간이 늦다.
4) 인공 수동면역의 부작용으로 혈청병이 나타난다.
5) 인공 수동면역은 면역효과에 대한 지속력이 짧다.
혈청병(serum sickness)이란 인체에 이종족(異種族) 혈청을 주사하는 경우의 임상적 증상 (부작용)이며 주로 이종항혈청(異種抗血淸; 대개 말의 글로불린)에 의해 나타난다.

13. 1)

해설 1) Niacin – 비타민 B_3
2) Thiamin – 비타민 B_1
3) Calciferol – 비타민 D
4) Tocopherol – 비타민 E
5) Koagulation – 비타민 K
펠라그라(pellagra)는 비타민 B군 중 니코틴산(니아신 : niacin)의 부족으로 발생하며 옥수수를 주식으로 하는 지방에서 호발한다. 4대 증상은 4Ds로 피부병(dermatitis), 설사(diarrhea), 치매(dementia), 사망(death) 등이다.

14. 4)

해설 연앙인구는 7월1일이며, 우리나라의 국세조사(national census)는 5년마다 11월 1일에 실시한다.

15. 5)

해설 사망률에서 α-index에 대한 내용.
1) 영아기를 신생아 시기와 그 이후의 시기로 구분한다.
2) 그 해의 영아사망수/어느 해의 신생아사망수로 나타낸다.
3) α-index가 1에 가까우면 보건수준이 높은 것을 의미한다.

16. 2)

해설 PPD(purified protein derivative)는 결핵 반응검사이며 5-Tu PPD와 250-Tu PPD를 이용한 결핵반응 검사 등이 있다.

17. 5)

해설 나병은 나균(Mycobacterium leprae)에 의해 감염되는 만성 전염성 질환이며 한센병(Hansen's disease)이라고도 한다. 진단은 레프로민(lepromin) 반응에 대해 많은 균이 검출되는지 확인한다.

18. 1)

해설 1) 간흡충증의 제1중간 숙주는 쇠우렁, 제2중간 숙주는 잉어, 참붕어
2) 폐흡충증의 제1중간 숙주는 다슬기, 제2중간 숙주는 가재, 게 등임
3) 유구조충의 감염은 돼지고기 생식과 관련 있으며 중간숙주가 하나임
4) 무구조충의 감염은 쇠고기 생식과 관련 있으며 중간숙주가 하나임
5) 광절열두조충의 제1중간 숙주는 물벼룩, 제2중간 숙주는 송어, 연어 등임

19. 4)

해설 1) 에너지의 단위는 Calorie임.
2) 12시간 이후에 측정해야 함.
3) 성인의 기초대사량은 모두 다름.
4) 수면 시의 비교에너지 대사량(RMR)은 기초대사량의 0.9임.
5) 운동 등 신체활동에 의해 항진된 에너지대사를 활동대사(activity metabolism)라고 함.

20. 5)

제 8 회

1. 4)

2. 5)

해설 1) 거실의 쾌적한 보건적 온도는 18℃±2℃이다.
2) 인간의 쾌적한 보건적 습도(기습)는 40~70%이다.
3) 기온은 지상 1.5 m에서 대기의 건구온도를 의미한다.
4) 복사열은 발열체로부터 거리의 제곱에 비례하여 온도가 감소한다.
5) 실외에서의 쾌적한 기류(바람)는 1 m/sec 이하이고 실내에서는 0.2~0.3 m/sec이다.
* 4대 온열인자: 기온, 기습, 기류, 복사열
* 공기 $1m^3$가 포화 상태에서 함유할 수 있는 수증기량과 현재 그 속에 함유된 수증기량과의 차이를 포차라고 한다.

3. 5)

4. 2)

5. 2)

해설 1) 프레온가스(CFCs)는 성층권에서 오존층을 파괴하는 물질이다.
2) CO_2(이산화탄소)는 CH_4(메탄) 등과 함께 6대 온실가스 중의 하나이다.
6대 온실기체는 이산화탄소(CO_2), 메탄(CH_4), 아산화질소(N_2O), 수소불화탄소(HFCs), 과불화탄소(PFCs), 육불화황(SF_6)이다.
3) Belgium의 Meuse valley 대기오염은 공장 및 가정 배기

가스가 원인물질임.
자동차배기 가스는 미국의 Los Angeles형 대기오염임(침강역전에 의한 대기오염 사례임).
4) Itai Itai Disease는 카드뮴 중독이다. 메틸수은 중독은 미나마타병(Minamata disease임)이다.
5) 엘리뇨(El Niño) 현상은 동태평양의 수온이 5개월 이상 0.5℃ 이상 높게 지속되는 것이다.
* 적도 동태평양에서 저수온 현상이 강화되면 엘니뇨의 반대현상인 라니냐(La Nina)가 나타난다.

6. 2)

해설 1) 중성대(neutral zone)는 천정 가까이에 형성되어야 환기량이 크다.
2) 의복의 방한력이 가장 좋은 것은 4 CLO이며 보통 작업복은 1 CLO이다.
3) MPN(Most Probable Number, 최확수법)은 대장균군에 대한 검사법이다.
4) 물의 소독에서 부활현상이란 염소처리 후 일시적으로 세균이 증가하는 현상이다
5) 방역용 석탄산(phenol)은 3~5%의 수용액을 사용하며 고온일수록 효과가 더 크다.

7. 2)

8. 4)

해설 1) 신뢰도가 높은 장점이 있다.
2) 시간과 노력 및 비용이 많이 든다.
3) 연구대상자의 중도 탈락 가능성이 높다.
4) 시간의 흐름에 따른 정보를 얻을 수 있다.
5) 비교위험도와 귀속위험도를 측정할 수 있다.

9. 1)

해설 1) 단면적 연구(cross-sectional study)는 가설을 검증하는 상관관계연구이다.
2) 전향성 코호트 연구(cohort study)는 질병에 이환되지 않은 집단을 연구한다.
3) 후향성 코호트 연구(cohort study)는 과거 기록이 확실한 집단을 대상으로 연구한다.
4) 환자-대조군 연구(case-control study)는 적은 대상자로도 가능하고 비용이 적게 든다.
5) 환자-대조군 연구는 질병에 이환되어 있는 환자군과 질병이 없는 집단을 대상으로 연구한다.
- 일반적으로 코호트연구는 대부분 전향적 코호트이며 특성이 동일한 집단에 대하여 시간 경과에 따라 전향적(prospective cohort study)으로 추적 관찰하는 연구이다.

10. 1)

해설 1) 역학의 현상에는 시간적, 지리적, 생물학적, 사회적 현상 등이 있다.
2) 질병의 발생(유행)형태에서 pandemic은 범세계적으로 유행하는 것이다.
3) 질병 유행의 추세변화(secular trend)는 수십 년을 주기로 반복되는 현상이다.
4) 기술역학(descriptive epidemiology)은 질병과 관계되는 내용을 기록하는 것이다.
5) 코호트 연구(prospective cohort study)는 분석역학(analytical epidemiology)이다.

11. 5)

12. 4)

13. 1)

해설 바이러스성 식중독은 로타 바이러스, 장관 아데노 바이러스, 노로 바이러스 등이 있다.

14. 2)

15. 3)

16. 5)

해설 1)~3)은 감염형식중독이며 4)~5)는 독소형식중독임
독소형식중독 중 신경독소는 클로스트리움 보툴리누스균이며 포도상구균과 웰치균 및 세레우스균 식중독은 장독소임

17. 1)

해설 소음성 난청의 특징 중 하나로 4,000 Hz 음역에서 청력장애가 현저히 심해지는 것을 C5-dip 현상이라고 한다.

18. 5)

해설 1) 순수한 물의 DO는 20°C에서 9.17 mg/L이다.
2) 자연수 중의 COD는 BOD보다 높은 값을 나타낸다.
3) 생물화학적 산소요구량(BOD)이 높으면 수질오염이 심해진다.
4) 생물화학적 산소요구량(BOD)의 측정은 20°C에서 5일간 측정한다.
5) 용존산소(DO)는 물에 녹아있는 산소이며 BOD가 높으면 DO는 낮다.

19. 3)

20. 5)

제9회

1. 5)

해설 면역(immunity)이란 생체의 내부환경이 외부인자인 항원에 대하여 방어하는 시스템이며 특정 병원체나 독소에 대해 저항성을 갖는 현상으로 선천면역과 후천면역으로 구분
(1) 능동면역(active immunity): 외부에서 침입한 세균이나 바이러스 등에 대해 인체 스스로 대항할 수 있는 항체를 만들어 생긴 면역 즉, 병원체나 독소 등의 항원 자극에 의해 숙주가 스스로 항체를 형성하는 면역
* 자연능동면역(natural active immunity): 병원체 감염 후 형성되며 병원체의 종류에 따라 지속시간에 차이가 있음
* 인공능동면역(artificial active immunity): 사균 및 약독화 생균, 순화독소(toxoid) 등 예방접종에 의해 형성된 면역
(2) 수동면역(passive immunity): 다른 숙주에 의해 형성된 면역항체를 받아 형성된 면역이며 자연수동면역과 인공수동면역으로 구분
* 자연수동면역(natural passive immunity): 모체로부터 태반이나 모유 수유를 통해 얻어지는 면역이며 지속기는 3~6개월 정도
* 인공수동면역(artificial passive immunity): 면역효과가 가장 큰 회복기 혈청이나 면역항체를 포함한 감마글로불린(γ-globulin), 항독소 등을 주사하여 획득되는 면역
* 능동면역(active immunity)과 수동면역(passive immunity)의 특징
능동면역은 면역력이 강하고 오랜 시간 지속되며, 수동면역은 면역효과는 빠르지만 면역력이 약해 지속시간이 짧고 혈청병(serum disease)이 발생할 수 있음

2. 4)

해설 양: 탄저, 파상열

개: 광견병(공수병), 톡소플라즈마
말: 탄저, 유행성뇌염, 살모넬라증
고양이: 톡소플라즈마, 살모넬라증
소: 탄저, 결핵, 파상열, 살모넬라증
돼지: 탄저, 파상열, 일본뇌염, 살모넬라증
쥐: 페스트, 발진열, 서교증, 렙토스피라, 쯔쯔가무시증, 살모넬라증

3. 2)

해설 주사기나 곤충의 흡혈에 의한 병원체 탈출이며 사상충증과 일본뇌염 및 말라리아는 흡혈 절지동물(모기), B형 및 C형 간염과 AIDS 등은 주사기를 통해 탈출

4. 1)

5. 1)

해설 (1) 런던스모그의 특징
* 환경: 무풍상태, 저온고습, 복사성(방사성)기온역전, 가정난방, 공장 등의 석탄연소에 의한 배출가스
* 원인물질: 매연, 황산화물

(2) LA스모그의 특징
* 환경: 해안분지, 침강성 기온역전, 자동차 등 석유연소에 의한 배출가스
* 원인물질: O_3, PAN, PBN, aldehyde 등(LA스모그를 광화학스모그라 함)

6. 5)

해설 몬트리올 의정서(Montreal protocol)의 공식 명칭은 오존층 파괴물질에 관한 몬트리올 의정서이며, 1987년 9월 채택되어 1989년 1월 발효되었음.

7. 3)

8. 5)

9. 5)

10. 5)

해설 디프테리아(Diphtheria), 백일해(Pertussis), 파상풍(Tetanus)의 혼합백신임

11. 4)

12. 2)

해설 (1) 지용성 비타민 부족증
Vitamin A: 야맹증, 안구건조증, 거친피부, 뼈발육지연
Vitamin D: 구루병(rickets), 골연화증, 어린이 충치 등
Vitamin E: 불임, 유산, 근육 쇠약, 빈혈 등(일명 토코페롤임)
Vitamin F: 발육부전(發育不全, underdevelopment), 피부건조 등
Vitamin K: 혈액응고의 지연 등(항출혈 작용이 있는 지용성 비타민임)

(2) 수용성비타민 부족증
Vitamin B_1(thiamine): 각기병(beriberi), 식욕저하
Vitamin B_2(riboflavin): 구각염, 구순염, 눈 관련질환
Vitamin B_3(niacin, nicotinic acid): 펠라그라(pellagra)
Vitamin B_6(pyridoxine, adermin): 피부염(발진), 위축성 설염(glossitis)
Vitamin B_{12}(cobalamin): 악성빈혈, 피로감, 무기력증, 보행장애(균형감각장애)

13. 4)

14. 2)

15. 1)

16. 4)

17. 3)

18. 3)

해설 수도꼭지에서의 먹는 물 유리잔류염소는 항상 0.1 mg/L(결합잔류염소는 0.4 mg/L) 이상일 것. 다만, 병원성 미생물에 의하여 오염되었거나 오염될 우려가 있는(홍수 등 비상시) 경우에는 유리잔류염소가 0.4 mg/L(결합잔류염소는 1.8 mg/L) 이상이어야 함(수도시설의 청소 및 위생관리 등에 관한 규칙)

19. 5)

해설 Creutzfeldt-Jakob disease(CJD, 크로이츠펠트-야콥병)은 산발성 크로이츠펠트-야콥병(sporadic CJD), 유전(가족성 크로이츠펠트-야콥병, familial CJD), 변종 크로이츠펠트-야콥병, variant CJD: vCJD) 등이 있음

20. 5)

제⑩회

1. 5)

2. 5)

3. 1)

해설 Ringelmann chart

카드번호(비탁도)	백색점유율	매연농도
0(0도)	100%	0%
1(1도)	80%	20%
2(2도)	60%	40%
3(3도)	40%	60%
4(4도)	20%	80%
5(5도)	0%	100%

링겔만비탁표(링겔만 차트, Ringelman chart)는 대기의 환경기준 중 배출 허용기준이며 Card번호(농도), 흑색의 폭, 백색의 폭, 백색의 부분, 매연농도(%) 등이 표현된다. 따라서 링겔만비탁표(Ringelmann chart, 링겔만차트)는 매연의 농도를 측정하는 기준표이며 배출되는 매연의 검은 정도를 비교하기 위하여 0~5도 범위(6종류)로 분류하고 우리나라는 2도 이하로 규정하고 있음.

4. 1)

해설 활성탄과 황산동($CuSO_4$)은 조류(algae, 藻類)제거에 사용되는 물질임

5. 4)

해설 공업중독
(1) 납중독(연중독): 빈혈, 관절통, 중추신경장애
-납중독의 4대 증상
* 빈혈 및 피부창백
* 소변에 coproporphyrin 검출
* 호염기성 과립적혈구 수 증가
* 치은(잇몸)에 푸른색의 선(연선, lead line)

(2) 카드뮴중독: 이따이이따이병, 콩팥기능 저하, 골연화증 등
(3) 유기수은중독: Hunter – Russel syndrome(미나마타병)
(4) 크롬중독: 비중격천공, 피부궤양, 기관지염 등 호흡기계질환
(5) 벤젠중독: 조혈기능장애(RBC, WBC감소 등), 두통, 현기증, 호흡곤란

6. 3)

7. 5)

8. 3)

9. 4)

해설 1) 리우환경선언의 기본 개념은 환경적으로 건전하고 지속가능한 개발이다.
2) 링겔만비탁표(Ringelmann chart)는 매연의 농도를 측정하는 데 이용한다.
3) 기온역전(temperature inversion)이 일어나면 대기오염은 더욱 심화된다.
4) 이따이이따이병(Itai-itai disease)은 카드뮴이 지하수를 오염시켜 발생하였다.
5) 대기오염사례 중 벨기에의 Meuse valley형은 공장배출 가스 누출로 발생하였다.

10. 2)

11. 5)

12. 1)

해설 (1) 1차 대기오염물질
발생원으로부터 직접 대기 중으로 배출된 물질이며 매연, CO_2, CO, NH_3, SO_2, Pb, Zn, Hg 등이 있음
(2) 2차 대기오염물질
1차 오염물질이 대기 중에서 화학적인 반응으로 생성된 물질이며 황산염, 질산염 등의 입자성 물질과 O_3, H_2O_2, PBN, PAN, 케톤, 알데히드 등의 광화학 산화물이 있음

13. 2)

14. 5)

15. 5)

16. 2)

17. 5)

해설 급성감염병은 발생률이 높고 유병률이 낮은 것이 특징이며, 만성감염병은 발생률이 낮고 유병률은 높다.

18. 5)

19. 3)

20. 1)

제⑪회

1. 5)

2. 5)

해설 BOD에 가장 많은 영향을 주는 것은 유기물질이다.
따라서 BOD는 유기물질을 간접적으로 측정하는 것이며 온도, 산소, 탁도, 측정기간 등의 영향을 받는다.

3. 1)

4. 1)

5. 4)

해설 무구조충증과 유구조충증은 중간숙주가 하나이며 회충증은 중간숙주가 없다.

6. 2)

7. 5)

8. 5)

9. 5)

10. 4)

11. 4)

12. 1)

13. 5)

14. 1)

15. 4)

16. 2)

17. 3)

18. 1)

19. 5)

20. 3)

제⑫회

1. 5)

2. 2)

3. 1)

4. 5)

5. 1)

6. 5)

7. 3)

8. 5)

9. 1)

10. 1)

해설 1. 1) 콜레라 – 5일
2) 황열 – 6일
3) 페스트 – 6일
4) 중증급성호흡기증후군 – 10일
5) 중동호흡기증후군(MERS) – 14일
2. 검역감염병의 종류 및 격리기간(감시기간)
1) 콜레라(5일)
2) 페스트(6일)
3) 황열(6일)
4) 중증 급성호흡기 증후군(SARS)(10일)
5) 동물인플루엔자 인체감염증(10일)
6) 신종인플루엔자(감시기간은 유행 시 지정)
7) 중동 호흡기 증후군(MERS)(14일)
8) 폴리오(21일)
9) 에볼라(21일)

11. 1)

12. 3)

13. 1)

해설 공중보건의 발달과정 중 확립기에 관한 내용은 John Snow의 콜레라에 대한 역학조사, Otto Von Bismark의 사회보장제도, Robert Koch의 콜레라균, 결핵균, 파상풍균, 탄저균 분리 배양, Max Von Pettenkofer의 위생학 교실창립, Louis Pasteur의 닭콜레라균 백신, 돼지단독 백신, 공수병 백신, 탄저균 백신, 저온살균법 등이다.

14. 2)

15. 2)

16. 5)

17. 1)

해설 현재의 연령 별 사망수준이 계속 유지된다는 가정에서 특정한 출생 코호트(birth cohort)가 연령이 많아짐에 따라 소멸되어 가는 과정을 나타낸 표(table)

18. 5)

19. 1)

20. 2)

제13회

1. 1)

해설 1) 만성감염병은 발생률이 낮고 유병률은 높다.
2) 급성감염병은 발생률이 높고 유병률은 낮다.
3) 유행기간이 짧을 때는 발생률과 유병률이 거의 같다.
4) 병원체에 대한 주민의 면역이 약하면 치명률이 높다.
5) 수인성감염병의 역학적 특성은 집단적이며 폭발적이다.
6) 결핵, 한센병 등 만성감염병의 경우 발생률은 낮고 유병률은 높다.

2. 2)

3. 1)

4. 4)

5. 5)

6. 5)

7. 4)

8. 4)

9. 5)

해설 Johan Peter Frank의 의사경찰체계, 스웨덴의 국세조사 등도 요람기에 해당함

10. 3)

해설 1) OT(Old Tuberculin: OT) – 피하주사 후 48시간 후에 판정
2) OT(Old Tuberculin: OT) – 피하주사 후 10 mm 이상 양성판정
3) PPD(Purified protein derivates) – 피하주사 후 72시간에 판정
4) PPD(Purified protein derivates) – 피하주사 후 10 mm 이상 양성판정
5) PPD(Purified protein derivates) – 피하주사 후 10 mm 이상 양성판정

11. 5)

해설 실내의 기온이 실외의 기온보다 높을 경우 압력의 차이에 의해서 실내로 들어오는 공기는 하부로, 나가는 공기는 상부로 이동하는데 이때 중간부분에 압력 차이가 0인 지점을 중성대(neutral zone)라 함.

12. 5)

13. 5)

14. 5)

15. 5)

해설 격리 기간은 검역감염병 환자 등의 감염력이 없어질 때까지로 한다. (감염병의 예방 및 관리에 관한 법률)
검역감염병 환자는 완치 시까지, 병원체 감염의심 환자는 병원체를 배출하지 않을 때까지이며, 감염병 종류별로 격리기간이 다르다.

16. 4)

17. 4)

18. 1)

해설 영구면역형성: 홍역, 두창, 유행성이하선염, 수두, 성홍열, 백일해, 발진티푸스, 장티푸스, 황열, 페스트, 일본뇌염, 폴리오
약한 면역형성: 폐렴, 디프테리아, 인플루엔자, 세균성이질
무면역 형성: 말라리아, 임질, 매독

19. 5)

해설 1) Dick test: 성홍열
2) Widal test: 장티푸스
3) Schick test: 디프테리아
4) Tuberculin test: 결핵
5) Lepromin test: 한센병

20. 3)

제14회

1. 5)

2. 1)

3. 3)

해설 1) OR: Operation Research이며 2차대전 시 군사작전에서 응용된 시스템
2) SA: System Analysis이며 체계에 대한 분석을 통한 행정(보건)행정 시스템
3) PPBS: 장기적인 계획(Planning), 계획 달성을 위한 구조화(Programming), 예산을 편성하는(Budgeting) 등의 체계적인 시스템
4) PERT: Program Evaluation and Review Technique이며 프로젝트의 일정, 비용 등을 합리적으로 계획하고 관리하는 시스템
5) POSDCoRB: 기획(Planning), 조직(Organizing), 인사(Staffing), 휘(Directing), 조정(Coordinating), 보고(Reporting), 예산(Budgeting)이며 귤릭(Gulick)이 제시

한 행정관리 시스템
6) CPM: Critical Path Method이며 핵심경로기법으로 목표일 단축 및 비용 최소화를 달성하기 시스템

4. 1)

5. 4)

해설 감염병 의사 환자(感染病擬似患者): 감염병의 예방 및 관리에 관한 법률에서 감염병병원체가 인체에 침입한 것으로 의심되나 감염병 환자로 확정되기 전 단계에 있는 사람

6. 2)

7. 4)

8. 4)

9. 3)

10. 5)

해설 호기성 하수처리방법은 산소를 공급하는 방법이며 살수여과법과 활성오니처리법이 대표적이다.
살수여과법은 살수여상법이라고도 하며, 활성오니처리법은 활성슬러지(sludge, 汚泥)법이라고도 한다.
이외에도 관개법, 산화지법, 회전원판법(rotating biological contactor) 등의 호기성 하수분해처리방법이 있다.
부패조와 임호프탱크는 혐기성 하수처리방법으로 부패조는 단순한 탱크이며 부패조의 단점을 보완하여 상층에는 침전실, 하층에는 슬러지 소화실로 구분한 것이 임호프탱크이다.

11. 1)

12. 5)

13. 5)

해설 문항은 제4급 감염병에 관한 내용으로 1)~4)는 제3급 감염병이며 5)는 4급 감염병임.

14. 5

해설 문항은 제3급 감염병에 관한 내용으로 2)는 3급 감염병이고 나머지는 제4급 감염병이다.

15. 2)

16. 2)

17. 4)

18. 1)

19. 3)

20. 1)

제15회

1. 5)

2. 3)

3. 1)

4. 1)

5. 5)

해설 1)~4)는 제2급 감염병이며 5)는 제1급 감염병임

6. 1)

해설 3)은 제2급 감염병이며, 나머지는 제1급 감염병임

7. 5)

해설 1)~4)는 제4급 감염병이며 5)는 제3급 감염병임

8. 5)

해설 1)~4)는 제3급 감염병이며 5)는 제4급 감염병임

9. 1)

10. 2)

11. 5)

12. 2)

13. 5)

14. 1)

15. 5)

해설 GMO(Genetically Modified Organism& GEO: Genetically Engineered Organism)는 유전자 변형 식품, 유전자 재조합 식품이다. HACCP(Hazard Analysis and Critical Control Point)는 식품안전관리인증기준이다.

16. 5)

해설 1) Scurvy(괴혈병): cause by vitamin C deficiency
2) Rickets(구루병): cause by vitamin D deficiency
3) Beriberi(각기병): caused by a vitamin B1 deficiency (thiamine deficiency)
4) Pellagra(펠라그라): caused by a lack of the niacin (vitamin B3)(inadequate dietary nicotinic acid)
5) Marasmus(마라스무스): severe malnutrition (deficiency) characterized by energy deficiency (with protein)
* 마라스무스(marasmus)와 콰시오커(Kwashiorkor) 단백질-열량결핍증(protein energy malnutrition, PEM)은 단백질과 열량이 모두 부족한 경우 발생하며 특히 열량결핍 시 마라스무스(marasmus)가 발생하고, 단백질 결핍 시 콰시오커(Kwashiorkor)가 발생

17. 3)

18. 4)

19. 5)

해설 성접촉 매개 감염병에서 매독, 임질, 연성하감, 클라미디아 감염증 등은 세균성이며, 성기단순포진, 후천성면역결핍증(AIDS)은 바이러스성, 질트리코모나스는 원충성(기생충)이다.

20. 1)

해설 감염병의 예방 및 관리에 관한 법률 제2조제6호에 따른 기생충감염병의 종류는 다음과 같다.
1) 회충증 2) 편충증 3) 요충증 4) 간흡충증 5) 폐흡충증 6) 장흡충증 7) 해외유입기생충감염증

제16회

1. 4)

2. 4)

3. 4)
4. 2)
5. 5)
6. 1)
7. 4)
8. 3)
9. 1)
10. 5)
11. 2)
12. 1)
13. 4)
14. 2)
15. 5)
16. 3)
17. 5)
18. 3)
19. 3)
20. 1)

제 17 회

1. 3)
2. 4)
3. 4)
4. 5)
5. 1)
6. 5)
7. 3)
8. 2)
9. 5)
10. 3)
11. 1)
12. 2)
13. 3)
14. 2)
15. 4)
16. 4)
17. 5)
18. 2)
19. 4)
20. 3)

제 18 회

1. 1)
2. 1)
3. 3)
4. 4)
5. 5)
6. 3)
7. 4)
8. 4)
9. 2)
10. 5)
11. 1)
12. 2)
13. 3)
14. 4)
15. 5)
16. 4)
17. 3)
18. 1)
19. 5)
20. 2)

제 19 회

1. 5)
2. 2)
3. 5)
4. 3)
5. 4)
6. 3)
7. 3)
8. 3)

9. 4)
10. 3)
11. 3)
12. 1)
13. 5)
14. 5)
15. 1)
16. 4)
17. 1)
18. 3)
19. 4)
20. 3)

제20회

1. 1)
2. 4)
3. 4)
4. 2)
5. 2)
6. 5)
7. 3)
8. 4)
9. 1)
10. 2)
11. 4)
12. 4)
13. 2)
14. 5)
15. 5)
16. 2)
17. 2)
18. 3)
19. 3)
20. 3)

국가고시 준비를 위한

공중보건학 핵심정리

발 행	2007년 9월 20일 1판 발행
	2009년 2월 20일 2판 발행
	2020년 3월 12일 3판 발행
	2022년 3월 31일 4판 발행
공 저	강성진 · 김함겸 · 마상철
발행인	윤 진 영
발행소	도서출판 대학서림
주 소	(03076) 서울시 종로구 혜화로 2길 8
전 화	(02) 763 – 1220, 745 – 1220
F A X	(02) 744 – 1210
등록번호	제1-88호

값 20,000원

ISBN 978-89-6940-288-2 93510

www.daihaks.com

저자와의 협의에 의해 인지를 생략합니다.